AF360392

SUITE

DE LA

MATIÉRE MÉDICAL

DE M. GEOFFROY,

Par M. ***, Docteur en Médecine.

TOME PREMIER.

SECTION II.

DES PLANTES DE NOTRE PAYS.

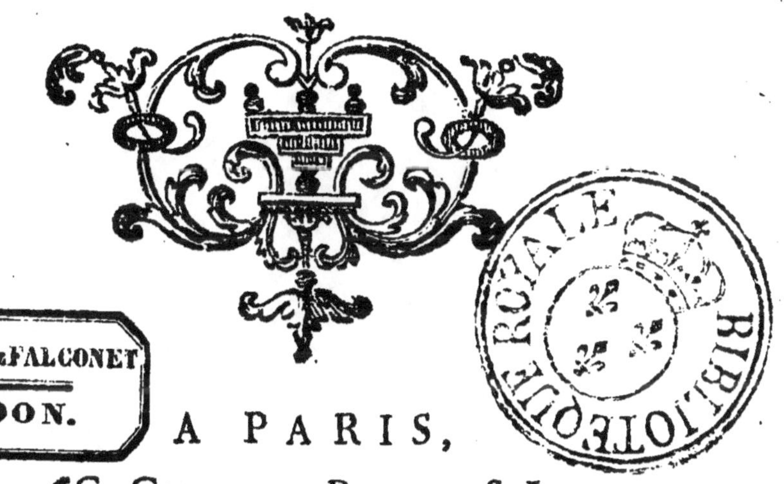

A PARIS,

Chez {
G. CAVELIER, Pere, rue S. Jacques.
DESAINT & SAILLANT, rue S. Jean de Beauvais.
LE PRIEUR, rue S. Jacques.

M. DCC. L.

AVEC PRIVILEGE DU ROY.

AVERTISSEMENT.

TOUT le monde convient de l'excellence de l'Ouvrage de feu M.
Geoffroy sur la Matiére Médicale ; & c'est
avec raison qu'on regrette de ce qu'il ne
l'a pas terminé pendant sa vie. Depuis
long-temps on souhaitoit qu'il se trou-
vât quelqu'un qui voulût bien en donner
la suite : mais la difficulté étoit de trouver
une personne, qui en se chargeant d'un
pareil travail osât se mettre en paralléle
avec M. *Geoffroy*, & risquer une entre-
prise qui ne pouvoit manquer de paroître téméraire. Cette considération nous
a long-temps arrêté. D'un côté notre
insuffisance, & de l'autre l'excellence de
l'Ouvrage que nous avions à continuer,
nous tenoient suspendus entre la crainte
de ne pas réussir, & l'envie de nous rendre utiles au Public : & il est hors de
doute que le premier motif l'eut emporté, sans le secours d'un illustre Médecin, dont le nom seul fait l'éloge ; nous
voulons dire M. *Bernard de Jussieu*, qui
nous a aidé de ses lumiéres, & qui a
bien voulu revoir notre travail. Ainsi
c'est en partie à ce sçavant Naturaliste
qu'on doit l'Ouvrage qui paroît dans le

Public ; nous lui en cédons avec plaisir
toute la gloire, & nous nous bornons à
la satisfaction d'avoir tâché de nous rendre utiles.

Quant à ce qui regarde la forme de
l'Ouvrage, nous nous sommes rappro-
chés, autant que nous l'avons pu, de
celle que M. *Geoffroy* lui avoit donnée, à
l'exception d'un retranchement que
nous avons cru devoir faire, & dont il
faut que nous rendions compte. Ce retranchement est le détail chymique des
Analyses des Plantes, que notre Auteur
insére à chaque article. Nous avons reconnu par expérience que le Public ne
retiroit aucun avantage de ce détail. Qui
en effet, excepté quelque Chymiste de
profession, s'embarrasse de sçavoir si
une Plante contient tant d'huile, tant
de phlegme, tant de sel, & tant de terre ? On se contente ordinairement de ne
pas ignorer le résultat de l'Analyse, sans
se mettre en peine du procédé Chymique qui y a conduit. Ce sont les propriétés des Plantes qui intéressent, &
rien autre chose : nous sçavons même
que M. *Geoffroy* dans ses derniéres années avoit changé de vues à cet égard,
& que s'il eût eu à recommencer sa Matière Médicale, il auroit supprimé cet-

te partie de son Ouvrage, qui lui auroit épargné un travail long & pénible , lequel dans le fond ne produit aucun profit. De plus , on convient aujourd'hui que la voie des Analyses ne fait pas si bien connoître les vertus des Plantes que leur simple infusion , ou leur poudre prise en substance. On n'ignore pas que deux Plantes dont les qualités sont opposées dans l'usage , donnent les mêmes principes étant analysées , & que leur vertu dépend moins de ces principes pris séparément que de leur combinaison , & de la manière dont la Nature les a modifiés dans la Plante ; modification , que l'action du feu même détruit ordinairement ; aussi depuis long-temps a-t-on abandonné cette Méthode , tant à cause de son insuffisance en elle-même , que de son inutilité en Médecine. Au reste , nous donnons ici à l'article de chaque Plante le résultat de ces mêmes Analyses tirées des Regîtres de l'Académie Royale des Sciences , & des Traités des Auteurs Chymiques qui se sont appliqués particulièrement à ce genre de travail ; & ce résultat est plus que suffisant pour faire connoître les principes dont la plante est composée. Dans tout le reste de l'Ouvrage nous n'avons point perdu

de vue notre modèle, & nous avons
puifé dans les meilleures fources, pour
ajoûter à ce que l'expérience nous a fait
connoître des propriétés des plantes que
nous avons décrites. Nous fouhaitons
que le Public approuve notre travail.
Cela nous engagera à rendre dans la
fuite ce Traité complet, en donnant
l'Hiftoire des Animaux qui y manque.

Fin de l'Avertiſſement.

TABLE ALPHABETIQUE

Des Plantes Indigénes contenues dans le Traité des Végétaux.

SECTION II.

M.

MELISSA, *Mélisse.*	Pap. 1
Melo, *Melon.*	12
Melongena, *Melongène.*	17
Menianthes, *Ménianthe.*	21
Mentha, *Menthe.*	26
Mercurialis, *Mercuriale.*	42
Mespilus, *Nesflier.*	49
Milium, *Millet.*	59
Millefolium, *Millefeuille.*	68
Momordica, *Pomme de Merveille.*	72
Morus, *Meurier.*	76
Moschatellina, *Moscatelline.*	83
Muscus, *Mousse.*	86
Myagrum, *Cameline.*	95
Myrrhis, *Cerfeuil musqué.*	98
Myrtus, *Myrte ou Meurte.*	102

N.

NApellus, *Napel.*	115
Napus, *Navet.*	125
Narcisso-Leucoium, *Perce-Neige.*	132
Nasturtium, *Cresson.*	139
Napeta, *Herbe au Chat.*	157
Nerion, *Laurier-Rose.*	160
Nicotiana, *Nicotiane.*	164
Nigella, *Nielle.*	189
Nigellatrum, *Nielle des Bleds.*	192
Noli me tangere, *Balsamine jaune.*	195
Nummularia, *Nummulaire.*	199
Nymphæa, *Nénuphar.*	202

O.

OCimum, *Basilic.*	212
Oreoselinum, *Persil de Montagne.*	271

TABLE.

Origanum, *Origan.* 273
Ornithopodium, *Ornithopode.* 281
Orobus, *Orobe.* 283
Oryza, *Ryz.* 286
Oculus Bovis, *Oeil de Beuf.* 219
Œnanthe. 222
Olea, *Olivier.* 225
Olivella, *Canelée.* 237
Onobrichis, *Sain-foin* ou *gros foin.* 241
Onopordon, *Chardon commun.* 246
Ophioglossum, *Ophioglosse.* 252
Ophrys, *Double feuille.* 255
Opulus, *Obier* ou *Opier.* 257
Orchis, *Satirion.* 260
Oxycocchus, *Canneberge.* 295

P.

PÆonia, *Pivoine.* 299
Paliurus, *Paliure.* 308
Panicum, *Panic.* 311
Papaver, *Pavot.* 314
Parietaria, *Pariétaire.* 328
Pastinaca, *Panais.* 335
Pellibossa, *Lisimachie.* 343
Perfoliata, *Percefeuille.* 346
Periploca, *Scammonée.* 351
Persicaria, *Persicaire.* 354
Pervinca, *Pervenche.* 368
Petasites, *Petasite.* 373
Petroselinum, *Persil.* 379
Peucedanum, *Queue de pourceau.* 391
Phaseolus, *Haricot.* 395
Phillyrea, *Philaria.* 400
Phytolacca, *Moreille.* 403
Pilosella, *Piloselle.* 406
Pimpinella, *Pimprenelle.* 411
Pinguicula, *Grassette.* 420

Fin de la Table.

SUPPLEMENT

SUPPLEMENT AU TRAITÉ
DE LA
MATIÉRE MÉDICALE
DE M. GEOFFROY.

SUITE DE LA SECTION II.

DES PLANTES INDIGENES,

dont on se sert en Médecine.

MELISSA.

Mélisse.

ON compte, plusieurs espèces de Mélisse ; mais pour l'usage de la Médecine on n'en distingue que de deux sortes, sçavoir la Mélisse des jardins, & la Mélisse des bois.

Mélisse cultivée ou des jardins, Mélisse Citronnée, herbe de Citron, Citronade ou Citronelle, Poncirade, Piment des ruches ou des Mouches à miel ; *Melissa sive Melissophyllon verum, Citrago vel Citronella*, Offic. *Melissa hortensis*, C. B. P. 229. *Melissa vulgaris odore Citri*, J. B. 3. 232. *Melissa*, Dod. 91. *Melissa vulgaris*, Park., Raii hist. 570. *Melissophyllum vulgare*, Lugd. 957. *Melissophyllum vulgare vel adulterinum*, Fuchs. *Melissa nostras*, Camer. hort. *Melissa domestica*, Trag. *Mellitis*, Plin. *Meliphyllon, Mellifolium, Citraria vel Cedronella, Apiastrum, herba pigmentaria*, Quorumd.

Sa racine est ligneuse, ronde, longue, fibreuse, profonde. Elle pousse ses tiges à la hauteur d'une coudée & plus, quarrées, presque lisses, rameuses, dures, roides, fragiles. Ses feuilles sont oblongues, d'un verd-brun, assez semblables à celles du Calament, ou du Baume des jardins, luisantes, hérissées d'un petit poil folet, dentelées sur leurs bords, d'une odeur de Citron fort agréable, & d'un goût un peu âcre. Des aisselles des feuilles sortent des fleurs verticillées, qui ne forment point d'anneaux entiers autour de la tige ; elles sont en gueule, petites, blanches, ou d'un rouge-pâle ; chacune d'elles est un tuyau découpé par le haut en deux lèvres, ſoutenu par un calice velu, canelé, diviſé en deux parties. Quand la fleur eſt paſſée, il lui ſuccède quatre ſemences jointes enſemble, preſque rondes, ou oblongues, enfermées dans le calice de la fleur. On la cultive dans les jardins, & quelquefois on la trouve dans les hayes proche des Villages aux environs de Paris. Elle fleurit en Juin, Juillet & Août. L'Hiver elle ſe ſéche ſur la ſurface de la terre ; mais ſa racine ne périt point. Elle eſt d'un grand uſage en Médecine. Il faut avoir attention de la ramaſſer pour les Boutiques dans le Printemps avant la fleur ; car dès qu'elle vient à fleurir, elle ſent la punaiſe. Elle contient beaucoup d'huile exaltée, & de ſel eſſentiel.

La Méliſſe eſt cordiale, céphalique, & fortifie l'eſtomac ; elle excite les mois aux femmes ; on s'en ſert dans l'apopléxie, l'épilepſie & les étourdiſſemens. On l'employe encore avec ſuccès dans la Mélancolie, les fiévres malignes & la Peſte. On tient dans les Boutiques une huile diſtillée de la plante ſéche, que l'on prend à la doſe de trois à ſix gouttes ; un extrait de ſa décoction qui ſe donne depuis un demi - gros juſqu'à un gros ; & une Conſerve de ſes fleurs, dont on ufe à la dofe de demi-once à une once. C'eft à *Avicenne* & aux autres Arabes, que nous fommes redevables de la connoiffance des vertus de cette plante, les Médecins Grecs & *Galien* n'en ayant prefque rien dit. Si l'on en croit *Paracelfe* & les Chymiftes, fa quinteffence eft capable de renouveller le baume du fang, & de faire rajeunir; ils en rapportent des expériences qu'on n'a jamais pu vérifier; ainfi il faut nous en tenir à quelque chofe de moins merveilleux, mais de plus certain. *Simon Paulli* affûre que de fon temps rien n'étoit plus ordinaire que l'ufage que les femmes du Nord faifoient de l'infufion des feuilles de Méliffe pour fe procurer les Règles, & que même il leur fuffifoit fouvent d'en mettre dans leur chauffure; il affûre auffi avoir guéri de la jauniffe, & d'une affection mélancolique invétérée, une Demoifelle avec le remède fuivant continué pendant quelque temps :

> Prenez de la Conferve de Méliffe, une once; de celles de Bourrache & de Buglofe, de chacune une demi-once; de la Confection Alkermès, un gros.

Mêlez le tout avec une fuffifante

quantité de Syrop des cinq Racines apéritives, pour prendre à la dose d'un gros & demi soir & matin.

On prend l'infusion des feuilles à la manière de Thé, à la dose d'une pincée lorsqu'elles sont sèches, & d'une petite demi-poignée lorsqu'elles sont fraîches, dans un demi-septier d'eau ; ou bien l'on en fait bouillir légèrement une poignée dans un Bouillon au veau sans sel ; c'est un des meilleurs Remèdes qu'on puisse donner contre les vapeurs. Sa préparation ordinaire est son eau distillée, laquelle est simple, ou composée. L'eau de Mélisse simple se fait en prenant une certaine quantité de ses feuilles qu'on pile, & dont on remplit une Cucurbite étamée, y ajoûtant un peu d'eau. On distille ensuite au Bain-Marie, ou au Bain de Sable, jusqu'à la moitié de la liqueur ; on a par ce moyen l'eau de Mélisse simple, qui se donne comme les autres, depuis quatre onces jusqu'à huit dans les Potions Cordiales & Hystériques. Mais à l'égard de l'eau de Mélisse Composée ou Magistrale, elle est beaucoup plus spiritueuse, à cause des Aromates qui en-

trent dans ſa Compoſition & de l'Eſprit de Vin dans lequel on la ſait infuſer. La meilleure préparation eſt la
ſuivante.

Prenez des feuilles récentes de Méliſſe, quatre onces ; des Zeſtes d'é-
corces récentes de Citron, deux
onces ; de la Noix Muſcade & de
la Coriandre, de chacune une once ; des Cloux de Girofle, de la
Canelle & de la Racine d'Angeli-
que de Bohême, de chacun demi-
once.

Pilez tout ce qui ſe doit piler, & faites macérer pendant trois jours
dans deux livres d'Eſprit de Vin
rectifié, & une livre d'eau de Méliſſe ſimple.

Diſtillez enſuite le tout au Bain-Marie juſqu'à ſiccité.

Cette eau eſt fort eſtimée contre l'A-
popléxie, la Léthargie & l'Epilepſie,
contre les Vapeurs, les Coliques, la
ſuppreſſion des Ordinaires, & celle des
Urines. On en donne une cuillerée, ou
pure, ou mêlée dans un verre d'eau,
ſuivant les différentes maladies, ou leur
violence ; elle a les mêmes vertus appliquée en Epithême ſur la région du

Cœur. On prépare de ſa graine une émulſion, qui convient dans les fièvres malignes.

Gaſpard Hoffman dans ſon Traité *de Medicament. Officin.* veut avec raiſon que l'on cueille les feuilles de la Mé-liſſe au Printemps & avant qu'elle fleu-riſſe, parce qu'autrement elles ſentent la punaiſe ; & de plus quand on les cueille en Automne, elles ont moins de ſel vo-latil huileux, ou du moins il eſt plus épaiſſi & moins débarraſſé des autres principes ; ce qui diminue leur qualité cordiale.

On fait de ſes jeunes pouſſes pilées & mêlées avec des œufs & du ſucre, des eſpèces de gâteaux que l'on fait manger aux femmes, dont les Lochies ne cou-lent pas aſſez abondamment, & l'on fait prendre ſa décoction mêlée avec du Ni-tre, pour remédier aux indigeſtions, ou ſuffocations, qui arrivent pour avoir trop mangé de Champignons.

Foreſtus recommande la Méliſſe pour les palpitations de Cœur, & pour les Syncopes ; *Rondelet*, pour la Paralyſie, le Vertige & l'Epilepſie ; & *Rivière*, pour la Manie.

Prenez des feuilles de Méliſſe, une poignée.

A iiij

Coupez-les par petits morceaux, &
faites-les infuser dans quatre onces
d'Esprit de vin.

Ajoutez-y des Perles préparées, un
demi-gros.

La dose est de deux cuillerées trois
fois le jour, dans la Manie.

Prenez des eaux de Mélisse simple,
& de Menthe simple, de chacune
deux onces ; des eaux de fleurs
d'Orange, & de Canelle orgée, de
chacune deux gros ; des Confec-
tions d'Hyacinthe & Alkermès, de
chacune un gros ; du Syrop d'œillet, une demi-once.

Mélez le tout pour une Potion à
prendre à la cuillère dans les défaillances, syncopes, & autres cas,
où il faut fortifier.

La Mélisse entre dans le syrop d'Armoise de *Rhasis*, dans la poudre de l'E-
lectuaire *Lætificans* du mêmé, dans le
Catholicon simple, dans l'eau Vulnéraire, l'eau Sans-pareille, l'eau Générale, l'eau du Lait Aléxitère, &c.

Mélisse sauvage ou bâtarde, Mélisse
de montagne ou des bois, Mélisse puante ou qui sent la punaise ; *Melissa sylvestris, sive Melissophyllum*, Offic. *Me-*

liffa, Trag. Fuchs. Ger. Lobel. *Meliffo-phyllon*, Park. *Lamium montanum Meliffæ folio*, C. B. P. 231. *Meliffa adulterina*, quorumdam, *amplis foliis & floribus non grati odoris*, J. B. 3. 233. *Meliffa humilis latifolia, maximo flore purpurafcente*, I. R. H. 193. *Herba facra*, quorumdam, Lugd. 1336. *Lamium Pannonicum primum albo flore*, Cluf. hift. 37. *Herba fana*, Agripp. *Lamium*, Plin.

Sa racine eft fibreufe, un peu âcre & amère. Ses tiges font hautes d'un pied, & davantage, quarrées, velues, genouillées, remplies de moëlle. Ses feuilles font femblables à celles du Galeopfis ordinaire, oblongues, ridées, hériffées ou revêtues de petits poils, à peu près comme celles de la Méliffe des jardins, d'un verd noirâtre & un peu luifant, d'un goût âcrimonieux. Ses fleurs naiffent entre les feuilles de chaque nœud, trois à trois ou quatre à quatre, dans des tuyaux ou calices oblongs, lâches, velus, toutes tournées en devant, longuettes, fans odeur, affez reffemblantes aux fleurs de Lamium, mais plus grandes, quelquefois d'un blanc purpurin ou d'un pourpre clair, dont la lèvre inférieure eft fort allongée. Sa

graine eſt groſſe , noirâtre & inégale.
Cette eſpèce ne ſent point le miel, ni le
citron ; au contraire elle ſent mauvais.
Elle fleurit en Mai & Juin dans les bois
de haute-futaie , & ailleurs. On la trouve communément dans les environs de
Paris , à Meudon , à Verſailles & à
Montmorency. Non ſeulement elle diffère de la précédente par ſes tiges beaucoup plus baſſes , moins rameuſes , par
ſes feuilles plus velues, plus longues, par
ſes fleurs plus grandes , & par ſon odeur
qui n'eſt point agréable ; mais encore ,
ſelon M. *Lemery*, ſes racines ſont ſi ſemblables à celles de l'Ariſtoloche menue ,
que pluſieurs Droguiſtes donnent cel-
les-ci pour celles-là.

Cette plante eſt vulnéraire , & elle
nous fournit un très-bon Remède contre la ſuppreſſion d'urine , dont nous
devons la connoiſſance à l'illuſtre M.
Tournefort , qui la donne dans ſon *Hiſtoire des Plantes des environs de Paris*. En
voici la deſcription.

Mettez deux livres de cette plante
dans un alembic avec autant d'Herniole ou Turquette ; ſoupoudrez-les de ſel ;
ajoûtez-y un peu d'eau , & les laiſſez en
digeſtion pendant trois jours. Après
quoi diſtillez-les au Bain-Marie ; coho-

bez l'eau diſtillée juſqu'à trois fois ſur de nouvelles herbes pilées, qui auront été également miſes en digeſtion & gardez la dernière eau dans une bouteille bien bouchée. On en donne quatre onces de quatre heures en quatre heures dans la ſuppreſſion d'urine, mêlées avec autant de vin blanc ; & il faut oindre en même temps le bas-Ventre, le Périnée, & la région desReins avec l'huile ſuivante: faites infuſer au ſoleil pendant trois jours dans de l'huile d'Olive, ou faites-y bouillir légèrement une poignée de Cloportes, dix Cantharides, & un ſcrupule de ſemence d'Ammi. On peut en même temps donner des lavemens avec la décoction de Mauve, de notre Méliſſe & d'Herniole. *Garidel*, dans ſon *Hiſtoire des Plantes des environs d'Aix*, vante auſſi beaucoup ce Remède, & dit en avoir toujours vu de merveilleux effets.

Il faut cependant remarquer que ces Remèdes ne peuvent être utiles, que lorſque la rétention d'urine n'eſt pas accompagnée d'inflammation ni de fièvre, autrement ils pourroient nuire, parce que ce ſont des Diurétiques chauds, qui chariant une plus grande quantité de ſables & de graviers vers les Reins augmenteroient l'engorge-

A vj

ment & l'inflammation de ces parties,
s'ils ne s'y ouvroient pas un libre paf-
fage.

MELO.

Melon.

IL y a diverſes ſortes de Melons qu'on
élève ſur couches dans nos jardins.
Nous ne prétendons parler ici que du
plus commun.

Melon commun, *Melo vulgaris*, C.
B. P. 310. *Melones*, J. B. 2. 242. *Melo
ſive Melopepo vulgò*, *Cucumis Galeni*,
Dod. 663. *Melo*, Brunfels. Trag. *Me-
lopepo*, Geſn. *Pepo*, Matth. Fuchs. Ger.
Park. Raii Hiſt.

Le Melon, ainſi appellé de μῆλον,
malum, pomme, à cauſe de la reſſemblance, eſt une plante qui pouſſe ſur
terre des tiges longues, ſarmenteuſes,
rudes au toucher, ainſi que ſes feuilles,
qui ſont plus petites, plus rondes &
moins anguleuſes que celles du Concombre. Des aiſſelles des feuilles naiſſent des fleurs jaunes, ſemblables à celles du Concombre, un peu plus grandes que celles de la Pomme d'Amour,
nombreuſes, dont les unes ſont ſtériles

& les autres fertiles. A ces dernières il fuccède des fruits d'abord un peu velus, mais qui perdent leur velu en grandiffant, ventrus, qui ont une figure tantôt allongée, & tantôt plus ramaffée, plus grands ou plus petits, renflés, brodés & canelés; couverts d'une écorce plus dure que celle du Concombre, affez épaiffe, de couleur verte & cendrée. Elle renferme une chair jaunâtre ou rougeâtre dans la maturité, humide, glutineufe ou mucilagineufe, coulante quand le fruit eft trop meur, d'une faveur agréable, douce comme du fucre, & qui fent quelquefois le Mufc. L'intérieur du fruit eft divifé en plufieurs loges remplies d'un grand nombre de femences prefque ovales & applaties, médiocres; blanches revêtues d'une écorce dure comme du parchemin, femblables en quelque façon à des Pignons, & contenant une amande douce, huileufe, favoureufe. Les loges où font enchaffées les femences & qui font le cœur du Melon, font compofées d'une moëlle liquide rougeâtre & de bon goût.

On cultive cette plante fur des couches dans les jardins pour l'excellence de fon fruit que tout le monde connoît.

Comme le froid lui est contraire, il faut qu'une Melonnière soit à l'abri des mauvais vents : c'est pourquoi les Melons des pays chauds sont bien meilleurs que ceux des pays froids.

Le Melon contient beaucoup de phlegme, d'huile & de sel essentiel & volatil. Sa chair est humectante ; elle tempère les ardeurs du sang, & réjouit le cœur ; en un mot elle fournit un aliment agréable & aisé à digérer, quand on en mange avec modération : mais l'excès en est très-dangereux ; il produit des vents & des coliques fâcheuses suivies quelquefois de Dyssenteries & de cours de ventre difficiles à guérir. On voit aussi des fièvres quartes très-opiniâtres naître de l'usage immodéré du Melon. D'ailleurs les Vieillards & ceux qui sont d'un tempérament pituiteux & mélancolique, doivent s'en abstenir : cependant on peut éviter ses mauvais effets, & le rendre plus facile à digérer, en le mangeant avec du poivre & du sel ; quelques-uns se servent de sucre, & boivent un peu largement de bon vin par-dessus.

La semence de Melon est une des quatre semences froides majeures, & s'emploie de la même manière ; on en

fait des Emulſions , de l'Orgeat , &
d'autres boiſſons rafraîchiſſantes , comme l'eau de poulet émulſionnée , qu'on
ordonne utilement dans les fièvres ardentes , dans les chaleurs d'entrailles ,
dans la difficulté d'uriner , & dans tous
les cas où il faut calmer la violente fer-
mentation du ſang & des humeurs. On
prend pour cela un poulet entre deux
âges ; on lui coupe les extrémités ; on
le vuide , & on l'écorche. On le remplit enſuite d'une once des quatre ſemences froides majeures ; on y ajoûte
quelquefois une cueillerée de Ris , ou
d'Orge mondé , & une douzaine d'A-
mandes douces , lorſqu'on veut le rendre plus humeſtant & plus nourriſſant.
On fait enſuite bouillir ce poulet dans
quatre pintes d'eau à la conſomption du
tiers ; on coule le Bouillon avec une légère expreſſion , & l'on en fait prendre
au Malade cinq ou ſix verres tièdes
dans la journée , entre les Bouillons ordinaires.

Quand on preſcrit des émulſions , la
doſe des ſemences froides eſt ordinairement d'une once de toutes enſemble
pour une pinte ou trois chopines d'eau ,
meſure de Paris ; on y ajoute une douzaine d'Amandes douces pelées dans

l'eau chaude ; & en pilant le tout dans un mortier de marbre, on verſe peu à peu deſſus une pinte ou trois chopines d'eau d'Orge, ou de Ris, ſelon l'indication ; on paſſe la liqueur avec expreſ-ſion, & ſur chaque livre ou chopine d'émulſion on met une once de ſyrop de Violette, de Nénuphar, de Guimau-ve, ou Diacode, ſuivant les différentes indications qu'on a d'adoucir, de rafraî-chir, ou de calmer, & de procurer du ſommeil.

 Prenez des quatre ſemences froides majeures, une demi-once ; des Amandes douces pelées dans l'eau chaude, quatre paires.

Pilez le tout dans un mortier de mar-bre en verſant peu à peu deſſus huit onces d'eau d'Orge.

Paſſez enſuite par un linge, & édul-corez la colature avec une demi-once de ſyrop Diacode, pour une priſe d'émulſion à prendre à l'heu-re du ſommeil dans les douleurs, les agitations, ou l'inſomnie.

On peut ajouter à cette émulſion un gros d'eau de fleurs d'Orange, pour la rendre plus agréable.

 Prenez des quatre ſemences froides majeures, un gros ; des Amandes douces pelées dans l'eau chaude, nº. quatre.

Pilez le tout, en verſant peu à peu deſſus ſix onces de décoction d'une pincée de Véronique mâle, & autant de Lierre terreſtre.

Paſſez l'émulſion, & édulcorez-la avec deux ou trois gros de ſyrop Violat, pour une priſe à donner à l'heure du ſommeil dans la Phthiſie.

MELONGENA.

Melongène.

IL y a pluſieurs eſpèces de Melongène ; nous nous contenterons de décrire celle qui eſt la plus uſitée.

Melongène, Merangène, Mayenne, Aubergine ; *Melongena , Melanzan, mala inſana*, Offic. *ſolanum pomiferum fructu oblongo* ; C. B. P. 167. *Melongena Veteribus*, J. B. 3, 618. *Mala inſana*, Dod. 458. Ger. Lonic. *Mala inſana Syriaca*, Park. *Melongena fructu oblongo-violaceo*, i. R. H. 151. *Melanzana fructu pallido*, Hort. Eyſt. *ſolanum hortenſe & Pyea inſana*, Cæſalp.

Melongena , Matth. Cord. Hift. Adv.
Lob.

Sa racine qui eft fibreufe & peu profonde, pouffe une tige ordinairement fimple, d'environ un pied de haut, de la groffeur du doigt, cylindrique, rougeâtre, couverte d'un certain duvet qui s'en peut aifément détacher, rameufe dès le commencement, dont les rameaux nombreux & placés fans ordre partent des aiffelles des feuilles. Ses feuilles font fort amples, de la grandeur de la main, & même plus grandes, affez reffemblantes aux feuilles de chêne, finuées ou pliffées fur leurs bords, mais non crenelées ou dentelées, vertes , mais couvertes fuperficiellement d'une certaine poudre ou laine menue & blanche comme de la farine, portées fur des queues longues d'un empan & très-groffes ; leurs nervures font rougeâtres , comme la tige, quelquefois épineufes. A l'oppofite des feuilles fortent des fleurs tantôt feules, tantôt deux à deux , ou trois à trois , fur la même tige ou la même branche ; & ces fleurs font des rofettes à cinq pointes, en façon d'étoile , amples , finuées, blanchâtres ou purpurines , foutenues par des calices hériffés de petites épines rougeâtres & divifés en cinq fegmens pointus. Quand les fleurs font paffées, il leur fuccède des fruits environ de la groffeur d'un œuf ou d'un Concombre, cylindriques, folides, liffes, de couleur purpurine, ou verdâtre, doux au toucher, remplis d'une pulpe ou chair fucculente & blanchâtre, dans laquelle font renfermées plufieurs femences blanchâtres, applaties, qui ont pour l'ordinaire la figure d'un petit rein, & reffemblent affez à la graine du Poivre d'Inde. On cultive cette plante dans les jardins tant pour la curiofité que pour l'utilité. Dans les pays chauds, & fpécialement dans nos Provinces Méridionales de France, on mange fes fruits en falade, ou cuits, comme des Concombres. Elle contient beaucoup d'huile & de phlegme, mais peu de fel.

Rai foutient avec *Marcggrave* contre *Jean de Laët*, que notre Melongène eft la même que le *Belingela* des Portugais, le *Tongu* des habitans d'Angola, & le *Macumba* de ceux de Congo ; il ajoute que comme fes fruits approchent des Mandragores, quelques-uns des Modernes ont foupçonné que c'étoit la Mandragore mâle de *Théophrafte* ; & que s'imaginant qu'ils étoient mortels

pour le manger, ils les ont appellés *Ma-*
la infana, comme qui diroit fruits ou
pommes mal faines ou folles, quoiqu'ils
n'excitent aucune fureur, & que les
Italiens & les Efpagnols en ufent dans
leurs falades & leurs ragoûts. Selon
Marcggrave, ils ont le goût de Citron.

On ne fe fert guères de cette plante en Médecine qu'à l'extérieur, dans
les Cataplafmes anodyns & réfolutifs,
dans les Hémorrhoïdes, les Cancers,
les Brûlures, & les Inflammations. Son
ufage intérieur n'eft pas cependant pernicieux ; car les habitans des Antilles
font bouillir fon fruit, après l'avoir pelé;
enfuite ils le coupent par quartiers, &
le mangent avec de l'huile & du poivre.
Ailleurs on le confit au vinaigre, pour
le manger en falade, de même que nos
Cornichons. *Belon* rapporte qu'en Egypte on le fait cuire fous la cendre, ou
dans l'eau, & qu'on l'y fert journelle-
ment fur les tables. Mais nous ne con-
feillons pas à quiconque aime fa fanté,
d'en faire jamais beaucoup d'ufage ; car
prefque tous les Auteurs conviennent
que c'eft un aliment non-feulement
froid & infipide, mais auffi mauvais que
les Champignons ; il excite des vents,
des indigeftions & des fièvres : ainfi il

vaut mieux se priver volontairement
d'un plaisir qu'on paye bien chérement,
lorsqu'il est capable d'intéresser la santé.

Prenez des sucs de Mayenne, de Morelle & d'herbe à Robert, de chacun deux onces; du plomb brulé,
une once; de l'onguent populeum,
deux onces.

Faites macérer le tout pendant quelque temps, & mêlez-le ensuite
exactement dans un mortier de
plomb, en l'agitant avec un pilon
de même métal.

On se sert de cet onguent avec succès
dans les Cancers, dans les Ulcères chancreux, & contre les Hémorrhoïdes.

Prenez des sucs de Mayenne, de
Morelle, & de l'huile de Lis, de
chacun trois onces.

Agitez le tout dans un mortier de
plomb avec un pilon de même métal ; & faites-en des injections à
plusieurs reprises dans les Cancers
de Matrice.

MENIANTHES.

Ménianthe.

ON connoît dans les boutiques bien des fortes de Treffles. Celui-ci eft diftingué de tout autre, & fait un genre à part.

Ménianthe, Treffle de marais, Treffle d'eau ou aquatique, Treffle de Caftor; *Trifolium paluftre*, *Trifolium fibrinum five Caftoris*, Offic. *Trifolium paluftre*, C. B. P. 327. J. B. 2. 389. Dod. 580. *Menyanthes paluftre latifolium & triphyllum*, I. R. H. 117. *Trifolium majus*, Tabern. icon. 520. *Trifolium aquaticum*, *five paludofum*, Officinarum, Park. Ger. *Trifolium fibrinum Taberna-Montani & Germanorum*, Raii Hift. 1099. *Menianthes paluftre Theophrafti*, Lugd. Hift. *Limonium pratenfe*, Trag. 705. *ifopyrum*, Gefn. *Menianthes foliis ternatis*, Linn. Flor. Lappon. 50. *Trifolium Anti-Arthriticum*, Ephemer. German. *Trifolium Antifcorbuticum*, Quorumd.

Sa racine eft genouillée, longue, blanche, traçante, garnie de fibres qui plongent par intervalles. Ses feuilles font attachées au nombre de trois fur une large & longue queue, grandes, ref-femblantes à celles des fèves en figure & en grandeur, liffes & douces au toucher. Il s'élève d'entr'elles une tige à la hauteur d'un pied & demi, unie, grèle, verte, qui porte un bouquet de fleurs en entonnoir, d'une blancheur purpurine, lefquelles avant que de s'ouvrir font extérieurement rouges, & qui étant ouvertes fe découpent en cinq fegmens pointus, dont la furface interne eft revêtue de filamens très-déliés, blancs & crêpus, comme d'un petit duvet. Ces fleurs font foutenues par des calices formés en godet & dentelés. De chaque fleur fortent cinq étamines blanches, dont les fommets font jaunes ; le Piftile qui occupe le milieu, eft plus court & plus verd. Lorfque les fleurs font paffées, il leur fuccéde des fruits arrondis ou oblongs, qui renferment des femences ovales, femblables à celles de l'Helianthème ou fleur du Soleil, d'un brun jaunâtre, & d'un goût amer.

Cette plante croît naturellement dans les marais & autres lieux aquatiques en terre maigre ; hors de l'eau, elle ne dure pas long-temps. Elle fleurit en Mai & Juin ; & on la trouve en plufieurs en-

droits aux environs de Paris. Elle varie
pour la grandeur, suivant les lieux; ses
feuilles sont quelquefois arrondies, &
d'autres fois pointues.

La même plante analysée, outre quelques liqueurs acides, donne du sel volatil concret, assez de terre, ● beaucoup d'huile; elle contient du sel Armoniac enveloppé de souphre & de parties terrestres: ainsi elle est propre contre le Scorbut, la Goute, la Caxéxie &
l'Hydropisie. Dans le paroxysme de la
Goute, il faut faire boire au Malade de quatre heures en quatre heures un verre de la décoction de cette plante; cela soulage efficacement le Malade. Il faut en même temps en appliquer le marc sur la partie affectée. Sa semence s'employe contre la toux invétérée & l'Asthme humide; elle incise puissamment, & détache les humeurs glaireuses, qui farcissent les bronches du Poumon. Cette plante, il est vrai, comme toutes celles qui abondent en Alxali volatil, est assez désagréable au goût: mais cependant elle l'est beaucoup moins que l'herbe aux cuillers, dont on fait tant de cas dans le Scorbut; & *Simon Paulli* lui donnoit la préférence dans cette Maladie, dans l'Hydropisie

dropisie & dans la Goute ; il en donnoit ordinairement le suc mêlé avec le
petit lait, & cela avec bien du succès.
On tire encore de la même plante un
extrait, un sel ; & l'on en fait un syrop,
qui ont les mêmes qualités , & qui se
prennent commodément sans causer de
dégoût aux Malades. C'est ainsi que cela
se pratique en Allemagne, où elle est
en si grand crédit, que les Médecins du
pays l'employent comme une Panacée
dans presque toutes les Maladies déses-
pérées. On peut consulter là-dessus les
Ephémérides d'Allemagne, Decurie 2me.
année 11. où les grandes propriétés de
cette plante sont décrites avec étendue.

    Prenez des racines de Treffle d'eau
        lavées & ratissées , une once.

    Faites-les bouillir doucement dans
        trois livres d'eau, que vous rédui-
        rez à deux.

    Ajoutez-y sur la fin des feuilles de
        cette plante & de Cresson de fon-
        taine , de chacune une poignée.

    Retirez le vaisseau du feu après quel-
        ques bouillons, & passez la liqueur
        par un linge.

    On donnera de quatre heures en qua-
tre heures un verre tiède de cette dé-

coction dans le Scorbut, la Goute &
l'Hydropisie.

Prenez du petit lait clarifié, une
livre.

Ajoutez-y quatre cuillerées de suc de
Trefle d'eau.

Partagez le tout en deux prises à donner matin & soir dans la Goute
& le Scorbut.

MENTHA.

Menthe.

LE nombre des Menthes usitées dans
les boutiques est assez considérable. M. *Geoffroy* a déja parlé ailleurs du
Pouliot-Thym. Il nous reste encore à
en décrire six autres différentes espèces,
sans y comprendre la Menthe-Coq qui
ne doit point entrer dans ce genre ; sçavoir, 1°. la Menthe cultivée la plus commune ou le Baume de nos jardins ; 2°. la
Menthe frisée ou crépue ; 3°. la Menthe à épi & à feuille étroite ; 4°. la
Menthe aquatique ou le Baume d'eau
à feuille ronde ; 5°. la Menthe sauvage
ou le *Menthastrum* ; 6°. enfin le Pouliot commun.

La Menthe commune ou le Baume

des jardins, l'herbe du Cœur ; *Mentha Cardiaca sive vulgatissima ; Mentha hortensis rubra, sisymbrium hortense vel Balsamita*, Offic. *Mentha hortensis verticillata Ocymi odore*, C. B. P. 227. *Mentha verticillata minor acuta, non crispa, odore Ocymi*, J. B. 3. 216. *Mentha quarta*, Dod. 95. *Mentha fusca sive vulgaris*, Park. *Mentha Cardiaca*, Camer. Hort. Ger. Raii Hist. 530. *Mentha vulgaris serpens rotundifolia*, Schvvenckf. *Calamintha ocymoides*, Tarbern. icon.

Sa racine est traçante & garnie de fibres qui s'étendent au loin & au large ; elle pousse des tiges qui s'élèvent à la hauteur d'un pied & demi, quarrées, un peu vélues, roides, rougeâtres. Ses feuilles sont arrondies, opposées deux à deux, & d'une odeur forte ; elles paroissent d'abord assez semblables à celles du moyen Basilic ; mais celles du haut de la tige sont plus longues, plus pointues, & d'un verd plus foncé que celles du Pouliot-Thym, incisées de dentelures plus longues & plus aigues, de sorte qu'elles approchent des feuilles de la Menthe-Coq. Des aisselles des feuilles naissent des anneaux de petites fleurs en gueule purpurines, qui forment un épi, & font découpées en deux lèvres courtes, fendues, de maniére que ces fleurs femblent être un tuyau à cinq découpures ; quatre graines menues fuccèdent à chaque fleur, dont le Piftile eft plus long que dans le Pouliot-Thym, & la couleur plus pâle.

Selon *Jean Bauhin*, l'agréable & douce odeur de Bafilic & le goût de Méliffe, font aifément diftinguer cette plante des autres efpèces de Manthe ; fon odeur tient en effet du Baume & du Citron. On la cultive dans les jardins, où elle vient abondamment comme toutes les autres efpèces de Menthe ; elle fleurit en Juillet & Août. On la trouve auffi quelquefois le long des hayes proche des Villages, où elle fe multiplie d'elle-même, y ayant été portée parmi les ordures des jardins. Sa vertu balfamique lui a fait donner, comme à la Menthe-Coq, le nom de Baume, en latin *Balfamita*. Elle a les mêmes propriétés que la Menthe frifée ; elle arrête les mois immodérés, & on la recommande particuliérement contre les fleurs blanches. L'huile dans laquelle on a fait infufer de fes feuilles & de fes fleurs eft très bonne pour toutes fortes de playes & de contufions, étant appliquée deffus avec une compreffe.

Toutes les efpèces de Menthe contiennent abondamment un fel volatil aromatique huileux, & ont à peu près les mêmes vertus. Elles font propres en général à rétablir les fonctions de l'eftomac, à faciliter la digeftion, à arrêter le vomiffement, à corriger les aigres & les rapports ; on s'en fert pour pouffer les mois & les urines, pour diffiper les vents, & foulager la douleur de Colique; elles font utiles dans les obftructions des vifcères, & quelques Auteurs les regardent comme Hépatiques. Voilà leurs vertus en général. On préfére cependant entre toutes les autres la Menthe domeftique ou le Baume de jardin dont nous venons de parler, & les efpèces fuivantes. -

La Menthe frifée ou crépue, le Baume frifé; *Mentha crifpa*, Offic. *Mentha crifpa verticillata*, C. B. P. 227. *Mentha crifpa verticillata folio rotundiore*, J. B. 3. 215. *Mentha prima*, Dod. 95. *Mentha altera*, Camer. Epift. 478. *Mentha cruciata*, Lob. icon. 507. *Mentha crifpa*, Park. Raii Hift. 531. *Mentha fativa rubra*, Ger.

Sa racine eft rampante & traçante, comme celles des autres efpèces de Menthe. Ses tiges font auffi quarrées, & ont pour l'ordinaire plus de trois pieds de haut ; elles font roides, droites, purpurines près de terre, velues, concaves dans les aiffelles des feuilles, qui en naiffent par intervalles, & qui font d'un verd-noirâtre, arrondies, ridées, crépues & comme gaudronnées, dentelées fur leurs bords, liffes, ou tant foit peu velues. Ses fleurs naiffent des aiffelles des feuilles, verticillées ou par anneaux, femblables à celles du Pouliot commun, d'un bleu-pâle.

On la cultive dans les jardins, où elle fe multiplie beaucoup. Cette efpèce de Menthe nous donne de très-bons Remèdes ; elle eft ftomachique & céphalique ; & on l'employe avec un grand fuccès pour arrêter le vomiffement. On donne pour cet effet douze à quinze grains de fon extrait, & autant de Confection d'Hyacinthe aux enfans de quinze à vingt mois, dont les vomiffemens font caufés par les aigres de l'eftomac ; on augmente la dofe jufqu'à un fcrupule pour les adultes. Le fel volatil huileux de la Menthe fond facilement ces coagulations laiteufes. On fçait que cette plante a la vertu de réfoudre le lait coagulé, & de faire paffer le lait aux Accouchées, fi on l'applique en cataplasme sur les Mammelles. Le cataplasme que l'on prépare avec égales parties de Menthe & de Rue, & un scrupule de semence de Carvi, bouillis dans le vinaigre, est d'un très-bon usage dans cette occasion. L'eau distillée de cette plante & son syrop ont les mêmes vertus que l'extrait. On en tire aussi une huile par distillation, & une autre par infusion, dont on fait un liniment sur la région de l'estomac dans le vomissement & les foiblesses de ce viscère. On prépare une Conserve de ses sommités tendres. *Dioscoride, Galien*, suivis de plusieurs anciens Auteurs assurent que la Menthe excite l'appétit Vénérien : *Hippocrate* au contraire & *Pline*, suivis d'un grand nombre d'autres, assurent qu'elle l'émousse, & qu'elle empêche la génération. *Simon Paulli* concilie ces différens sentimens, en établissant que la Menthe récente excite à l'amour, mais qu'elle empêche la fécondité ; la séche empêche l'un & l'autre, c'est-à-dire qu'elle produit l'impuissance & la stérilité. Ce dernier Auteur assûre aussi que la Menthe arrête le sang, appliquée extérieurement ; ce qu'il confirme par sa propre expérience, ayant vu le sang arrêté subitement ensuite d'une faignée faite au pied, qui étoit trempé dans l'eau où l'on avoit fait infufer la Menthe ; ce que Rai rapporte à la *Mentha Danica crifpa, aut fpeciofa Germanica*, Park. & non pas aux autres efpéces : fuppofé toutefois que cet effet vînt de la Menthe, ce qu'il laiffe indécis. *Ettmuller* avec plufieurs bons Praticiens croit que la Menthe eft aftringente, qu'elle arrête les fleurs blanches & le cours des Régles immodérées.

La Menthe à épi & à feuille étroite, la Menthe de Notre-Dame, ou la Menthe Romaine ; *Mentha Romana, Mentha anguftifolia five acuta*, Offic. *Mentha anguftifolia fpicata*, C. B. P. 227. *Mentha fpicata folio longiore, acuto, glabro, nigriori*, J. B. 3. 220. *Mentha Romana*, Ger. Raii Hift. 532. *Mentha Romana anguftifolia, five Cardiaca*, Park. *Mentha fativa vel hortenfis quarta*, Dod. *Mentha Romana Officinarum, five præftantior anguftifolia*, Lob. icon. 507. *Mentha acuta*, Tabern. *Mentha hortenfis oblongo folio*, Cæfalp. *Mentha odorata anguftifolia*, Camer. *Mentha hortenfis prima*, Gefn. *Mentha farracenica*, Quorumd.

Sa racine eft longue, fibreufe, rampante ; & elle fe multiplie confidérablement en traçant çà & là. Ses tiges font hautes de trois pieds, rougeâtres, quarrées, rameufes, de façon que la pofition des rameaux inférieurs eft en forme de croix par rapport aux fupérieurs, auffibien que les feuilles ; & cette fituation des feuilles lui eft commune avec toutes les plantes verticillées, quoiqu'elle ne foit pas fi apparente dans la plupart. Ses feuilles font oblongues, affez étroites, pointues, d'un verd-brun, tant foit peu velues, dentelées en leurs bords. Ses fleurs forment au haut de la tige & des branches un épi un peu long ; elles font affez petites, difpofées en gueule ou en tuyau découpé par le haut en deux lèvres, blanchâtres, femées de petits points rouges, foutenues par des calices faits en cornets & dentelés tout autour. Quand les fleurs font paffées, il leur fuccède à chacune quatre fémences menues, oblongues, renfermées dans le calice de la fleur.

On cultive cette plante dans les jardins ; elle rend une odeur forte & trèsagréable ; fon goût eft âcre & aromatique ; elle fleurit l'Eté. Ses propriétés font les mêmes que celles des autres Menthes. On l'emploie utilement pour les fomentations, pour les bains & les

B v

demi-bains, lorfqu'il eft queftion d'é-
chauffer, de réfoudre, & de faire fuer.
Son fuc bu dans du vinaigre arrête le
fang, le hoquet, le vomiffement bilieux,
& tue les vers. Ses feuilles trempées dans
le lait l'empêchent de fe cailler dans
l'eftomac. L'odeur de toute la plante
fortifie le cerveau & la mémoire, réjouit le cœur, & arrête les Hémorrhoïdes.

La Menthe aquatique, la Menthe
rouge ou le Baume d'eau à feuilles ronde; *Mentha aquatica*, *Sifymbrium five
Balfamum paluftre*, Offic. *Mentha rotundifolia paluftris*, *feu aquatica major*, C.
B. P. 227. *Mentha aquatica*, *five Sifymbrium*, J. B. 3. 223. Ger. emac. *Sifymbrium*, Dod. 97. *Calamintha aquatica*, Tab. icon. 353. *Mentha aquatica rubra*, Park. *Sifymbrium fylveftre*,
Gefn. hort. *Sifymbrium agrefte aquaticum*, Adv. Lob. 218. *Mentha floribus
capitatis*, *foliis ovatis ferratis petiolatis*,
Linn. hort. Cliff. 306.

Sa racine eft rampante & garnie de
fibres nombreufes; elle jette des tiges
menues, quarrées, velues, creufes au-
dedans, ou remplies d'une moëlle fongueufe. Ses feuilles qui en naiffent d'efpace en efpace, font femblables à cel-

les de la Menthe frifée, dentelées pareillement fur leurs bords, quoique non crépues, foutenues par de courtes queues, d'une forte odeur de Pouliot, d'une couleur brune qui tire fur le rouge, quelquefois affez vertes. Ses fleurs occupent le haut de la tige, & font ramaffées en groffes têtes arrondies; elles font d'un pourpre lavé, découpées en quatre parties; chaque fleur a quatre étamines faillantes, dont les fommets font d'un rouge plus foncé. Ses femences font menues & noirâtres.

Cette plante aime les lieux humides; elle vient partout le long des ruiffeaux, dans les prairies & les endroits marécageux, elle eft très-commune aux environs de Paris; elle fleurit en Juillet, & reverdit au Printemps.

Les feuilles de la Menthe aquatique font âcres, amères, aromatiques ; elle eft fort ftomacale & diurétique; on peut s'en fervir à la manière du Thé. Cette Menthe eft chaude, & d'une odeur fort pénétrante. Son fuc bu dans du vin pouffe les urines & les graviers ; arrête le vomiffement, le hoquet; diffipe les tranchées, & les gonflemens d'eftomac. On applique fes feuilles fur le front dans la douleur de tête, & con_

B vj

tre les piqûûres des Guêpes & des Mouches à miel. *Camerarius* vante fon eau diftillée contre la fuffocation, la difficulté de refpirer & l'engorgement des Poumons.

La Menthe fauvage ou le Menthaftre, le Baume d'eau à feuille ridée; *Mentha alba feu Menthaftrum*, Offic. *Mentha fylveftris rotundiore folio*, C. B. P, 227. *Menthaftrum folio rugofo rotundiore fpontaneum, flore fpicato, odore gravi*, J. B. 3. 219. *Menthaftrum* Ger., Raii Hift. 532. *Mentha Caballina folio rotundiore, five Menthaftrum*, Trag. Cord. Tabern. *Menthaftrum foliis orbiculatis*, Gefn. *Mentha agreftis, five equina*, Quorumd.

Sa racine eft fibreufe, rampante, vivace; elle pouffe fes tiges à la hauteur d'une coudée, quarrées & velues. Ses feuilles font prefque rondes, ridées, revétues d'une laine blanche. Ses fleurs font femblables à celles du Baume dés jardins, d'une couleur blanche-rougeâtre, foutenues par des calices dentelés, & forment une efpèce d'épi. Quand les fleurs font paffées, il leur fuccède une femence menue & noire.

Cette plante a un goût amer, âcre & aftringent; elle répand une odeur extrêmement forte & aromatique, mais beaucoup moins agréable que celle du Baume des jardins ; elle croît abondamment aux environs de Paris le long des riviéres, des ruiſſeaux, & dans tous les endroits humides, de même que la précédente ; elle fleurit en Juillet.

La Menthe ſauvage tue les vers, comme les autres Menthes ; elle eſt utile dans l'Aſthme, pour provoquer les Mois & contre la dureté de l'ouie ; elle entre auſſi dans les Bains utérins & nervins. Pluſieurs appliquent dans la Sciatique cette plante pilée en maniére de Cataplaſme ſur la partie malade ; on aſſure qu'elle y excite des veſſies, qui venant à crever calment la douleur. M. *Tournefort* dans ſon *Hiſtoire des Plantes des environs de Paris*, dit que la ptiſane de cette Menthe eſt bonne pour les Vapeurs.

Le Pouliot commun, le Pouliot Royal ; *Puleium, Pulegium Regale vel Regium*, Offic. *Pulegium latifolium*, C. B. P. 222. *Pulegium*, J. B. 3. 256. Dod. 282. *Pulegium vulgare*, Park. *Pulegium vulgatum*, Anguill. *Pulegium regium*, Ger. adv. Lob. *Pulegium fœmina*, Fuchſ. *Puleium*, Ciceroni & Columellæ. *Pulleum*, Martiali.

Sa racine eſt traçante & fibreuſe ; elle jette force tiges longues de près d'un pied, quarrées, velues, les unes élevées, les autres courbées, rampantes ſur terre & s'y enracinant par de nombreuſes fibrilles qui ſortent de leurs nœuds. Ses feuilles approchent de celles de l'Origan ; elles ſont douces au toucher, noirâtres, d'une odeur douce, mais forte, & d'un goût brûlant. Des aiſſelles des feuilles ſortent des rameaux, ou d'autres petites feuilles très-menues. Ses fleurs ſont verticillées ou diſpoſées par anneaux autour des tiges, de couleur bleuâtre ou purpurine, quelquefois d'un rouge-pâle, rarement blanches ; & les anneaux ſont preſſés, formant comme un long épi. Ce ſont des fleurs en gueule découpées en deux lèvres. Quaud les fleurs ſont paſſées, il leur ſuccéde des ſémences menues.

Cette plante aime les lieux incultes où les eaux ont croupi durant l'hiver ; elle croît abondamment par-tout au bord des marais & des étangs, ainſi que dans les foſſés humides le long des grands chemins ; elle fleurit en Juillet & Août ; & comme elle eſt plus aromatique quand elle eſt en fleur, c'eſt alors qu'il la faut ramaſſer.

Le Pouliot est d'une odeur très-pé-
nétrante, & d'une saveur très-âcre &
très-amère ; il rougit beaucoup le papier bleu ; ce qui fait conjecturer qu'il
contient un sel volatil - aromatique
huileux encore chargé d'acide, au lieu
que dans le sel volatil huileux artificiel cet acide est arrêté par le sel de Tartre. Ainsi cette plante est apéritive, hystérique, propre pour les Maladies de
l'estomac & pour celles de la poitrine,
quand il s'agit de la débarrasser de ces
matières gluantes qui occupent une partie des bronches & des vésicules du
Poumon. On en voit tous les jours de
très-bons effets dans la toux opiniâtre
& dans les Rhumes invétérés. *Rai* assure d'après *Boyle* que le suc de Pouliot
est un très-bon Remède pour appaiser
la toux convulsive des enfans. *Chesneau*
ordonnoit un verre de la décoction de
cette plante adoucie avec un peu de sucre contre l'enrouement, & conseilloit
qu'on le prît le soir en se couchant. Le
Pouliot facilite l'expectoration, & soulage considérablement les Astmatiques.
On le prend à la manière du Thé ; on
en met une bonne pincée dans un demi-
septier d'eau, lorsqu'il est sec, ou bien
une demi-poignée, quand il est récent ;

car il est bon de remarquer que les plantes odorantes & aromatiques sont plus efficaces étant séches qu'étant fraîches : la plus grande partie du phlegme s'étant évaporée, les principes volatils & les huiles éthérées qui se trouvent dans ces plantes, se développent plus aisément & avec plus d'effet.

Tragus estime le vin blanc où le Pouliot à bouilli, pour les fleurs-blanches & les pâles-couleurs. On se sert aussi extérieurement de sa décoction pour calmer la douleur de la Goute, pour nettoyer les dents, & pour adoucir la démangeaison de la peau. *Montanus* faisoit prendre la poudre de Pouliot avec autant de miel & d'eau pour les maladies des yeux. *Palmer*, Médecin Anglois, a assûré M. *Rai* que cette plante récente enfermée dans un sachet & mise dans le lit chasse les puces, en la renouvellant lorsqu'elle est séche. C'est apparemment de l'étymologie de son nom latin qu'il a tiré cette vertu après les Anciens, qui ne lui ont donné le nom de *Pulegium*, que parce que sa fleur récente brûlée tue par son odeur cet insecte.

La Menthe entre dans le syrop de Mélisse sauvage, dans le syrop antiscorbutique de *Charas*, dans la poudre *Dia-*

gal nga, & dans la poudre *Xylo-Aloes*
du même Auteur.

Prenez du fel d'Abfinthe, un fcrupule ; du fyrop de Limon , une
once ; de l'eau de Menthe frifée,
deux onces.

Mêlez le tout pour une Potion , qu'on
peut répéter deux ou trois fois le
jour, dans le vomiffement.

Prenez du fuc de Pouliot tiède, trois
onces ; du Sucre Candi, trois gros.

Mêlez le tout enfemble , pour donner à la cuillère dans la toux violente & convulfive des enfans.

Prenez des feuilles de Pouliot , une
demi-poignée.

Faites-les bouillir dans affez d'eau
pour avoir fix à huit onces de décoction.

Paffez par un linge fans expreffion.

Ajoûtez-y un peu de Sucre Candi ,
& prenez cela le foir en vous couchant, réitérant cette potion pendant quelques jours, dans l'enrouement & les Rhumes invétérés.

Epithème contre le vomiffement.

Prenez une rôtie de pain.
Imbibez-là de fuc de Menthe , &
foupoudrez-la de Maftic.

Cet Epithème s'applique chaudement fur la région de l'eſtomac, &
fe renouvelle de trois heures en
trois heures.

Poudre contre les Fleurs-Blanches.

Prenez des feuilles de Menthe, de la
Mumie, du Corail rouge préparé,
du Karabé & des ſemences d'*A-*
gnus-Caſtus, de chacun un gros.
Faites du tout une poudre à prendre
à la doſe d'un gros le matin à jeûn,
en buvant par-deſſus une ou deux
taſſes d'infuſion d'Ortie blanche.

MERCURIALIS.

Mercuriale.

ON connoît dans les boutiques pluſieurs eſpèces de Mercuriale; mais
nous ne décrirons ici que les deux plus
communes, & en même temps les plus
uſitées; ſçavoir la mâle & la femelle.

Mercuriale mâle Foirole, Vignoble
ou Vignette; *Phyllum, Mercurialis mas*,
Offic. *Mercurialis teſticulata, ſive mas*,
Dioſcoridis & Plinii, C.B.P. 121. *Mer-*
curialis mas, J. B. 2. 977. Dod. 658.
Mercurialis mas, Anguill. Matth. Fuchſ.

Ger. Park. *Mercurialis fructum ferens*, Cæsalp. *Phyllon Arrhenogonon*, Theophrasti, Cord. Linozoftis *Parthenium*, *Hermupoa*, *five Mercurii Herba*, Plin.

Sa racine eft tendre, fibreufe annuelle; elle pouffe fes tiges à la hauteur d'environ un pied, anguleufes, genouillées, liffes & polies, rameufes. Ses feuilles reffemblent affez à celles de la Pariétaire ; elles font oblongues, unies, d'un verd-brun & luifant, un peu larges : pointues, dentelées fur leurs bords, d'une faveur nitreufe, un peu chaude & nauféabonde. Des aiffelles des feuilles fortent des pédicules courts & menus, qui portent de petites bourfes en forme de Tefticules, ou des fruits à deux Capfules un peu applaties, rudes & velues, qui contiennent chacune une petite femence ovale ou ronde.

Cette plante croît par-tout le long des chemins, dans les Cimetières, dans les jardins potagers, les vignobles, & autres lieux humides & ombrageux ; elle eft du nombre des cinq fameufes plantes émollientes.

Dans la defcription des Mercuriales les Auteurs ont fuivi l'opinion commune, en prenant la Mercuriale ftérile pour la femelle, & la fertile pour la mâle : au lieu qu'il seroit plus raisonnable & plus conforme à l'analogie des choses naturelles d'appeller la stérile mâle, & la fertile fémelle; car en tout genre la fémelle est celle qui porte du fruit.

Mercuriale fémelle ou à épi; *Mercurialis fæmina*, Offic. *Mercurialis spicata, sive fæmina*, Dioscoridis & Plinii, C. B. P. 121. *Mercurialis fæmina*, J. B. 2. 977. Dod. 658. Anguill. Matth. *Mercurialis vulgaris & prima* Trag. *Mercurialis florens* Cæsalp. *Phyllon Thelygonon* Theophrasti, Cord.

La Mercuriale fémelle est toute pareille à la Mercuriale mâle en ses tiges & en ses feuilles, de même qu'en sa racine : mais au lieu que la précédente ne fleurit point stérilement celle-ci porte des fleurs à plusieurs étamines soutenues par un calice à trois ou quatre feuilles, & ramassées en épi. Ces fleurs ne sont suivies d'aucun fruit ni semence.

Cette plante fleurit tout l'Eté, & se trouve presque par-tout en abondance comme la précédente. Elles sont l'une & l'autre en vigueur dans le même temps, & périssent l'hiver pour l'ordinaire.

On se sert indifféremment en Médecine des deux espéces de Mercuriale décrites ci-deſſus ; l'une & l'autre ont un goût d'herbe ſalé. On croit que la Mercuriale contient un ſel nitreux ; mais M. *Tournefort* croit avec plus de vrai-ſemblance que le ſel de cette plante eſt de la nature du ſel Ammoniac , qui eſt enveloppé de beaucoup de ſouphre & d'aſſez de terre ; elle eſt apéritive, laxative, & une des cinq plantes émollientes. Dans l'Hydropiſie , la Cakéxie , les vapeurs & les pâles couleurs, on fait boire l'eau dans laquelle la Mercuriale a infuſé à froid pendant vingt-quatre heures. Pluſieurs Auteurs après *Quercetan* l'eſtiment beaucoup dans les obſtructions de Matrice ; & l'on ſe ſert de la décoction de cette plante en demi-bain contre cette Maladie , ayant ſoin en même temps de faire prendre tous les jours trois onces de ſon ſuc dépuré avec deux gros de Teinture de Mars. On prépare avec ſon ſuc un miel , qu'on ordonne à la doſe de deux onces dans les lavemens contre ces mêmes Maladies. Elle nous fournit auſſi un ſyrop ſimple , & un compoſé ; le ſimple ſe donne à la doſe de deux ou trois onces pour lâcher le ventre, pour pouſſer les urines & les vuidanges ; le compoſé que l'on nomme auſſi le ſyrop

de Calabre ou de Longue-vie, se prépare ainsi.

Prenez du suc de Mercuriale, huit
livres ; des sucs de Bourrache &
de Buglose, de chacun deux livres.

Passez toutes ces liqueurs par un linge avec une forte expression, &
faites-les bouillir ensuite pendant
un quart-d'heure, en les écumant
toujours. Après que vous les aurez bien écumées, passez-les par
une chausse de drap ou de Bazin,
& mêlez-y autant pésant de bon
miel blanc, que vous aurez soin de
faire bouillir & d'écumer.

Il faut avoir fait infuser auparavant
sur les cendres chaudes pendant deux
jours dans trois livres de bon vin blanc,
six onces de racines de Glayeul ordinaire & quatre onces de racines de Gentiane coupées par petites tranches. Passez ensuite cette infusion par un linge
sans presser, & mêlez-la avec le suc des
herbes & le miel.

Faites bouillir le tout ensemble dans
une poële à confire, jusqu'à ce
que le syrop soit d'une consistance
assez épaisse, ayant soin d'enlever

toute l'écume qui s'y amasse en bouillant. Toute cette quantité de liqueur doit être réduite à quatre pintes ou huit livres de syrop.

On estime particuliérement ce syrop pour rétablir les estomacs foibles & ruinés ; on le dit encore bon dans toutes les maladies du Poumon, de même que dans la migraine & les vertiges. Il tient le ventre libre, préserve de la Sciatique & du Rhumatisme, & dissipe les Bouffissures qui menacent d'Hydropisie : Cependant *Garidel* dit avoir éprouvé qu'il ne convient pas à ceux qui sont d'un tempérament sec & mélancolique, ni même aux bilieux.

La dose est de deux cuillerées, que l'on prend trois heures avant le repas. On peut continuer suivant le besoin pendant quinze jours ; mais il est à propos quelquefois d'en interrompre l'usage pendant huit ou dix jours, pour le reprendre ensuite, s'il le faut.

Rai assure que les Verrues frottées du suc de cette plante se desséchent promptement. Ce que les anciens disent de la vertu de la Mercuriale mâle pour engendrer des garçons, & de celle de la femelle pour engendrer des filles, nous paroît fabuleux & absolument

faux. Autrefois la Mercuriale se man-
geoit en potage ; mais aujourd'hui elle
n'entre plus dans les cuisines comme
aliment.

La Mercuriale entre dans le Léni-
tif, le Catholicon, & quelques autres
compositions. Quelques-uns font bouillir une poignée de cette plante dans un
bouillon au Veau, qu'ils prennent à
jeun pour lâcher le ventre. On en fait
bouillir quelques feuilles avec la panade
des enfans pour le même effet, & pour
prévenir leurs Coliques.

Prenez des feuilles de Mercuriale &
de Mauve, de chacune une poignée.
Faites-les bouillir dans deux livres
d'eau à la réduction de moitié.
Passez la liqueur par un linge, &
ajoûtez-y une once ou deux de
Miel Mercurial, pour un lavement
à donner dans les Constipations,
les Cakéxies & les bouffissures de
ventre.

MESPILUS.

MESPILUS.

Nefflier.

IL y a plusieurs sortes d'arbrisseaux compris sous le nom générique de *Mespilus* ; mais nous n'en connoissons que trois d'usités dans les boutiques, qui sont le Nefflier commun, l'Epine-blanche, & le Buisson ardent.

Nefflier, Mesplier ou Nesplier, Meslier ; *Mespilus vulgaris*, Offic. *Mespilus Germanica folio Laurino non serrato, sive Mespilus sylvestris*, C. B. P. 453. *Mespilus vulgaris*, J. B. 1. 69. *Mespilus*, Dod. 801. *Mespilus vulgaris, sive minor*, Park. *Mespilus foliis integris*, Raii hist. 1460. *Epimelis*, Theophr. & Dioscor.

C'est un arbrisseau ou un arbre de médiocre grandeur, dont le tronc est ordinairement tortu, & les branches dures, solides & difficiles à rompre. Ses feuilles sont grandes & faites à peu près comme celles du Laurier ordinaire, ou du Cerisier, plus longues & plus étroites que celles du Pommier, lanugineuses & blanches en dessous, plus vertes en dessus, quoiqu'aussi un peu velues,

tantôt dentelées, & tantôt fans dentelures fur les bords. Ses fleurs naiffent
chacune féparément; elles font grandes,
à plufieurs petales ou feuilles mouffes,
difpofées en rofe, blanches ou d'un
rouge lavé, fendues en deux dans leur
milieu, femblables à celles du Cognaf-
fier, foutenues par un calice découpé
en plufieurs parties. Quand la fleur eft
paffée, ce calice devient un fruit gros
comme une petite pomme, ou une poire fauvage, prefque rond, roux ou rougeâtre quand il eft meur, velu, charnu, d'un goût très-acerbe avant la maturité, terminé par un efpéce de couronne formée des pointes du Calice comme un Ombilic large & creux, qui auparavant foutenoient la fleur. Ce fruit
qu'on appelle Neffle a la peau tendre,
une chair dure, blanche, & une faveur
âpre; mais il s'amollit en meuriffant, &
acquiert une faveur douce, vineufe,
fort agréable, de forte qu'il peut fervir
à garnir les defferts fur les tables. Il
contient quatre ou cinq offelets pierreux très-durs, oblongs, boffus ou iné-
gaux en leur furface, rougeâtres: dans
chacun defquels on trouve une femence oblongue.

On cultive aujourd'hui le Nefflier

presque par-tout dans les jardins & les vergers; il vient aussi naturellement en France dans les hayes & les bois, en particulier aux environs de Paris, comme à Meudon & à Montmorency. Les pieds qui n'ont point été greffés, sont ordinairement épineux, & ne donnent que de petits fruits: mais par la culture ces fruits deviennent plus gros & plus excellens. On ente fort bien le Nefflier sur le Poirier sauvage, ou sur l'Epineblanche. Il fleurit en Avril & Mai. Son fruit est dans sa perfection à la fin de Septembre, ou un peu plus tard. La Neffle meurit rarement sur l'arbre; mais on la cueille en Automne, quand elle a atteint sa grosseur parfaite, & alors on la met sur de la paille, où elle s'amollit, & devient bonne à manger.

Les Neffles contiennent beaucoup de phlegme, d'huile & de sel acide terrestre; ce qui les rend astringentes, & propres par conséquent dans les cours de Ventre & dans la Dyssenterie. On les confit au sucre ou au miel, ou bien on les laisse meurir sur la paille; car elles nuisent à l'estomac, lorsqu'elles ne sont pas amollies. Les branches tendres de Nefflier étant concassées & bouillies dans de l'eau font une ptisane qui se donne avec fuccès dans les mêmes maladies. *Schroder* prétend que les femences font diurétiques & propres contre la Gravelle : pour cela on en peut faire infufer un gros pendant la nuit dans un demi-feptier de vin blanc , pour prendre le matin à jeun pendant quelques jours. La décoction des Neffles qui ne font pas encore meures , ou des feuilles de cet arbriffeau , nous donne un très-bon gargarifme contre les inflammations de la gorge & les fluxions fur les gencives & fur les dents. On fait auffi un cataplafme avec les Neffles féches , la noix Mufcade , les cloux de Girofle & un peu de Corail , le tout pulvérifé & incorporé avec le fuc de Rofes pour appliquer fur la région de l'eftomac dans les vomiffemens. *Foreftus* , Médecin digne de foi , affure avoir vu quelquefois des Diarrhées invétérées & qui avoient réfifté à toutes fortes de remèdes , être guéries par l'ufage des Neffles.

Les Neffles entrent dans le fyrop de Myrte compofé de *Mefué* , & les feuilles de Nefflier font employées dans l'Onguent de *la Comteffe* propofé par *Varignana.*

Epine blanche, Aubépin, Aubépine, Noble Epine ; *Oxyacantha*, *Spina acuta vel alba*, *five Spinus albus*, Offic. *Mespilus apii*, *folio sylvestris spinosa*, *five Oxyacantha*, C. B. P. 454. *Oxyacantha vulgaris*, *five Spinus albus*, J. B. 1. 49. *Oxyacanthus*, *five Spina acuta*, Dod. 751. *Oxyacanthus*, Ger. Raii hist. 1458. *Oxyacantha vera veterum*, Schwenckf. *Spina Appendix vulgaris*, Park. *Cratagus foliis obtusis bis trifidis*, Linn. Hort. Cliff. 188.

Sa racine est longue, & descend profondément en terre. Son tronc est médiocrement gros, mais très-ferme, rameux, armé d'épines fortes & piquantes, beaucoup plus dures encore que le bois, couvert d'une écorce rougeâtre, ou brune-cendrée, suivant l'âge. Ses branches sont fermes & pliantes, très-propres à représenter toutes sortes de figures sous la taille du Jardinier. Ses feuilles ont la figure de celles de l'Ache, & sont d'un goût visqueux. Ses fleurs qui sont très-odorantes naissent ramassées en tas ou bouquets, attachées à des pédicules qui ont presque un pouce & demi de longueur, blanches, en rose à cinq petales, & à étamines rougeâtres comme dans le Poirier. Ses fruits

font un peu plus gros que les Bayes de
Myrte, ronds, rouges dans la maturité,
pendant comme en ombelles, & ayant
un ombilic noir, remplis d'une pulpe
molle, glutineuſe, douçâtre, qui contient un ou deux oſſelets durs & blancs,
ronds quand il n'y en a qu'un, & mon-
trant une petite cavité courbe dans l'intérieur par où ils ſe joignent quand il
y en a deux. Ils varient pour la figure;
mais la plus commune eſt l'orbiculaire.
Rarement s'en trouve-t-il trois dans
une même Baye.

Cet Arbriſſeau vient par-tout dans
les hayes le long des chemins, tant dans
les pays froids que dans les pays chauds.
Tout terrain & tout climat lui conviennent. Il fleurit en Mai, & parfume l'air
de la douce & agréable odeur de ſes
fleurs; ſon fruit meurit en Septembre,
& reſte opiniâtrément attaché aux branches, quoique dépouillées de leurs feuilles; & cela bien avant dans l'hiver, où
il ſert de nourriture aux oiſeaux, ſur-
tout aux Merles & aux Grives.

L'Aubépine eſt très-commode pour
les hayes vives, à raiſon de la denſité
de ſes branches & de ſes épines roides
& pointues, parce qu'elle endure très-
patiemment le froid, & que ne traçant

point par ſes racines elle n'occupe pas un large terrain ; ce qui ne cauſe point au Laboureur une peine journalière, comme fait le Prunier ſauvage. Cet Arbriſſeau eſt encore favorable ſur tout autre pour faire des hayes qui ſe tondent en toutes ſortes de figures & de compartimens. Son bois excelle pour la dureté & l'égalité ; il va immédiatement après le Buis, & l'on en fait grand cas pour les ouvrages du Tour.

Il y a pluſieurs eſpèces d'Aubépine à gros fruit aigrelet, qu'on nomme *Azerole* ; car l'Azerolier ne diffère de notre Epine blanche que par la groſſeur & la ſaveur de ſes Bayes. On les cultive par curioſité dans les jardins, de même que l'Aubépine à fleur double.

Cet Arbriſſeau donne par l'Analyſe Chymique, outre pluſieurs liqueurs acides, un peu d'eſprit urineux, point de ſel volatil concret, mais beaucoup d'huile & de terre. Ainſi il y a apparence que l'Epine blanche contient un ſel ſemblable au ſel de Corail, enveloppé dans beaucoup de ſouphre, & mêlé avec un peu de ſel Ammoniac ; ce qui la rend aſtringente, & propre pour arrêter les Diarrhées & les Pertes de ſang. *Tragus* aſſure que l'eau diſtillée des fleurs de

l'Epine blanche, ou l'esprit que l'on en
tire en les diſtillant avec le vin dans lequel elles ont macéré pendant trois
jours, ſoulage beaucoup les Pleuréti-
ques & ceux qui ont la Colique. Le
même *Tragus*, *Mathiole* & quelques autres regardent les fruits de cet Arbriſſeau comme aſtringens, & les eſtiment
propres à arrêter toutes ſortes de flux ;
ce qui ſemble confirmé par Lobel, qui
dit que le goût de ce fruit a quelque
choſe d'âpre & d'aſtringent : ce que l'on
ne doit cependant entendre que des
fruits qui ne ſont pas encore parvenus
à leur parfaite maturité ; car au contraire les fruits meurs ſont doux & viſqueux, & c'eſt ce qui a fait croire à
Anguillara qu'ils étoient laxatifs, quoique cela ne ſoit pas véritable. *Rai* aſſure d'après tous les Botaniſtes que l'eau
diſtillée de ces fruits, ou la poudre des
fruits deſſéchés, ou leur infuſion dans
du vin, chaſſe le ſable & le calcul des
Reins & de la Veſſie.

Buiſſon ardent, arbre de Moyſe ; *Py-*
racantha, Offic. *Oxyacantha Dioſcori-*
dis, ſive Spina acuta Pyri folio, C. B.
P. 454. *Pyracantha quibuſdam*, J. B. 1.
51. *Meſpilus aculeata Amygdali folia,*

I. R. 5. 642. *Oxyacantha Theophrasti,*
Ger. *Rhamnus tertius Dioscoridis ,* Lob.
icon. 182. *Pyracantha ,* Park. Raii Hist.
1459. *Pyracantha pyrastri folio ,* Adv.
Pen. & Lob.

C'est une espéce d'Aubépin , ou un
Arbrisseau épineux, couvert d'une écorce noirâtre , dont les branches sont armées d'épines roides , les unes longues
d'un pouce , & les autres plus courtes,
lesquelles regardent pour l'ordinaire en
haut. Ses feuilles ressemblent en quelque sorte à celles du Poirier sauvage ,
ou à celles de l'Amandier , ou même
de l'Arbousier; les unes sont oblongues
& un peu pointues ; les autres presque
rondes, agréablement dentelées en leurs
bords, lisses, surtout celles d'en-bas ; car
celles d'en-haut sont quelquefois un peu
lanugineuses, presque destituées de ce
verd luisant qui paroît sur le dessus des
autres. Ses fleurs sont à plusieurs feuilles ou petales disposées en rose , de couleur jaune-rougeâtre. Ses fruits sont semblables à ceux de l'Aubépin , arrondis ,
d'une couleur dorée qui tire sur l'écarlate, ramassés en grappes , garnis d'une
espèce de couronne , aigrelets , & renferment quatre ou cinq petits grains ou

C v

femences d'un jaune-blanchâtre, triangulaires, un peu luifans.

Cet Arbriffeau croît naturellement
dans les hayes en Provence & en Italie.
On le cultive ailleurs dans les jardins
où il fait un bel ornement, tant en plein
vent qu'en paliffades le long des murs,
étant toujours verd & ne quittant point
fes fruits durant tout l'hiver. Il fleurit
en Mai, & fes bayes meuriffent en Automne. Les enfans en font amoureux,
& en mangent quand elles font bien
meures ; elles ont la même faveur & les
mêmes propriétés que celles de l'Epine
blanche connues des gens de la Campagne fous le nom de *Senelles* ou *Sinel-
les*, & appellées en Languedoc *Pommet-
tes de Paradis*. On a prétendu que notre
Arbriffeau étoit le Buiffon où Dieu ap-
parut à *Moyfe*, & lui ordonna de défaire
fes fouliers, parce qu'il étoit en terre
fainte ; & que c'eft à raifon de cette pré-
rogative que fon fruit refte perpétuellement à l'arbre ; ce que d'autres ont
attribué à l'Aubépin.

Le fruit du Buiffon ardent eft aftringent & propre pour arrêter les Cours
de ventre ; & par conféquent on peut
le fubftituer à celui de l'Epine blanche.

MILIUM.

Millet.

ON diſtingue dans les boutiques pour l'uſage de la Médecine deux ſortes de Millet ; le petit, & le grand nommé Sorgo.

Petit Millet ou Mil commun, jaune ou blanc : *Milium vulgare*, Offic. *Milium ſemine luteo, vel albo*, C. B. P. 26. J. B. 2. 446. Dod. 506. *Milium aureum & album*, Camer. *Milium vulgare album*, Park. *Milium*, Ger. Raii Hiſt. 1251.

Ses racines ſont nombreuſes, fibreuſes, fortes, blanchâtres ; elles jettent pluſieurs tiges ou tuyaux à la hauteur de deux ou trois pieds, de moyenne groſſeur, entrecoupés de nœuds. Ses feuilles ſont amples, larges de plus d'un pouce, ſemblables à celles du Roſeau, revêtues d'un duvet épais à l'endroit où elles enveloppent la tige ; mais après qu'elles s'en ſont détachées, elles deviennent inſenſiblement liſſes & polies. Ses fleurs naiſſent en bottes ou en bouquets aux ſommités des rameaux, de couleur ordinairement jaune, quelquefois noirâtre ; elles font compofées de trois étamines qui fortent du milieu d'un calice le plus fouvent à deux feuilles. Quand les fleurs font tombées, il leur fuccède des graines prefque rondes ou ovales, jaunes ou blanches, dures, luifantes, renfermées dans des efpèces de coques minces, tendres, qui étoient enveloppées par le calice de la fleur.

Cette plante fe cultive dans les Campagnes ; elle croît dans les terreins fablonneux, ombrageux & humides ; il lui faut une terre meuble & légére, mais graffe & humectée ; car le Millet craint une terre féche & cretacée. On doit attendre le Printemps pour le femer, parcequ'il demande un temps doux & tiéde. On le met ordinairement en terre à la fin de Mars. Il a cela de commode pour le Laboureur, que quatre à cinq feptiers fuffifent à femer un arpent ; car il ne feroit pas bien, fi on le femoit plus dru. Il eft en parfaite maturité au bout de trois mois, & c'eft un très-grand fecours dans la cherté des vivres, vu qu'il réfifte contre toutes les intempéries de l'air. La récolte en eft immanquable, quand la ftérilité ou la difette des autres grains augmente.

Rai prétend que quoique tous les Botaniftes confondent le Millet blanc avec le jaune, comme n'en étant qu'une variété, c'eft néanmoins une efpèce diftincte. La raifon qu'il en rapporte, c'eft qu'il en différe nonfeulement par la couleur des grains, mais auffi en grandeur, pour le temps de la fleur, & par fes épis ; car il eft beaucoup plus élevé que le jaune, montant à la hauteur de deux ou trois coudées ; outre quil a le tuyau plus gros, & entrecoupé d'un plus grand nombre de nœuds, les feuilles plus larges & beaucoup plus longues, d'un verd plus pâle, l'épi plus courbé, & blanchâtre, lequel fe développe plus tard ; ce qui ne lui arrive guéres qu'à la fin de Juillet.

Le Millet contient beaucoup d'huile, & un peu de fel volatil & effentiel. La femence de cette plante fournit un aliment très-utile dans certains pays ; on la dépouille de fon écorce, & on la fait cuire avec le lait, comme on fait le Ris dont elle a les vertus. Le Millet eft très-adouciffant, rafraîchiffant & anodin ; il convient aux maladies de poitrine & dans la toux opiniâtre ; il tempère le mouvement du fang ; mais il refferre un peu le ventre, & caufe quelquefois des vents. On ne peut pas nier qu'il ne foit de difficile digeftion : Auffi n'en fait-on du pain que dans les années de difette. On a coutume en Italie d'en faire des gâteaux avec le lait, qui font fort bons étant mangés chauds & récens, mais qui deviennent gluans & défagréables lorfqu'ils font gardés quelque temps. La farine de Millet mangée en foupe eft fort bonne pour embarraffer les corps pointus & piquans, comme aiguilles ou fragmens de verre, qu'on pourroit avoir avalés par mégarde.

Quant à l'ufage médicinal du Millet, tous les Auteurs conviennent que la décoction eft diurétique & diaphorétique. C'eft de cette décoction mêlée avec du vin qu'on fait la célèbre *décoction de S. Ambroife* ; on mêle fur trois onces de décoction deux onces de vin blanc. On s'en fert pour faire fuer dans les fièvres tierces & intermittentes, & pour aider à l'éruption de la Rougeole & de la petite Verole. Plufieurs y ajoûtent les racines de fcabieufe ou de fenouil avec les raifins fecs. La farine de Millet peutêtre employée dans les cataplafmes anodyns & réfolutifs. Le Millet concaffé & torréfié, mêlé avec le fel décrepité & enfermé dans un fachet, eft très-propre pour calmer les douleurs tant de la tête que du ventre & des autres parties, qui ont pour cause une humeur visqueuse retenue dans ces parties, si l'on y applique le sachet bien chaud. On sçait que le Millet est d'un très-grand usage pour nourrir les Poulets, les Pigeons & les petits Oiseaux.

> Prenez du Millet, des Raisins passes, & des Figues grasses, de chacun une demi-once.
>
> Faites bouillir le tout dans trois livres d'eau que vous réduirez à deux.
>
> Passez la liqueur par un linge sans expression, & donnez-là chaudement verre à verre dans tous les cas où il faut pousser doucement les sueurs, ou exciter les urines.

Grand Millet noir, Blé barbu, ou Sorgo ; *Milium indicum, Melica sive Sorghum,* Offic. *Milium arundinaceum subrotundo semine, Sorgo nominatum,* C. B. P. 26. *Sorghi,* J. B. 2. 447. *Melica sive Sorgum,* Dod. 508. Park. *Sorgum,* Ger. *Panicum indicum,* Gesn. Hort. *Sorgum, seu Milium indicum,* Raii Hist. 1252. *Sagina vel Panicum Loculare,* Quorumd.

Sa racine confifte en de groffes fibres fortes, qui s'enfoncent çà & là en terre, afin que les tuyaux qu'elles foutiennent puiffent plus aifément réfifter au vent; elle jette plufieurs tuyaux femblables à ceux des Rofeaux à la hauteur de huit ou dix pieds, & quelquefois de treize, gros comme le doigt, noirâtres, robuftes, noueux, remplis d'une moëlle blanche & douçeâtre, à la manière du Sureau, lefquels rougiffent quand la femence meurit. De chaque nœud il fort des feuilles longues d'une coudée, larges de trois ou quatre doigts, comme celles du Rofeau; les feuilles d'en-haut font armées de petites dents pointues, qui coupent les doigts, quand on les manie en defcendant. Ses fleurs naiffent aux fommités des tiges en manière de bottes ou de bouquets droits, longs d'environ un pied, larges de quatre ou cinq pouces; ces fleurs font petites, jaunes, oblongues & pendantes, compofées de plufieurs étamines qui fortent du milieu d'un calice à deux feuilles. Quand les fleurs font tombées, il leur fuccède des femences nombreufes, plus groffes du double que celles du Millet ordinaire ou du Chanvre, prefque rondes ou ovales, de couleur pour l'ordinaire rougeâtre , ou d'un roux tirant fur le noir, plus rarement blancheâtres ou jaunes , enveloppées d'une double capfule ; & après qu'elles ont été fecouées, il refte des pédicules comme de gros filamens , dont on fait des broffes.

Toute la plante reffemble au Rofeau tant pour la figure que pour la grandeur ; de forte qu'un champ où elle a atteint fa jufte hauteur paroît de loin planté de Rofeaux. Le Sorgo excelle entre tous les Panis & les Millets, il aime une terre graffe & humide ; ce qui fait qu'on le feme quelquefois dans ces fortes de terres pour en corriger la trop grande fertilité. Des Indes il a été d'abord apporté en Efpagne , en Italie & dans d'autres pays chauds , où on le cultive principalement ; il eft du nombre des grains d'Eté , & meurit en Automne. Sa femence eft femblable au Panis pour le goût & les propriétés. On l'employe à nourrir les volailles & les beftiaux ; on en fait auffi du pain , mais il eft friable , peu nourriffant & fort rude. En général , dans les pays chauds on s'en fert plus pour engraiffer les poules & les pigeons , que pour la nourriture des hommes. *Céfalpin* en dit une chofe affez extraordinaire; c'eſt que ſi les Bœufs mangent la plante en verd, ils enflent & meurent : au lieu que s'ils la mangent féche, elle leur profite.

Il y a un autre Millet d'Inde qui ne différe du précédent qu'en ce que ſa femence eſt applatie, groſſe comme un grain d'Orobe, & fort blanche. L'un & l'autre ſervent aux mêmes uſages. Mais quoique le **Sorgo** ne s'employe d'ordinaire que pour engraiſſer les volailles & les beſtiaux; cependant les gens de la Campagne en Italie, par la facilité qu'il y a à le faire venir, & voulant éviter la longueur du travail que demande le froment, le fément & en font du pain qui eſt noir, de difficile digeſtion, aſtringent, & fournit peu de nourriture. On fait avec la moëlle des tiges un remède contre les Ecrouëlles fort vanté par *Matthiole*, & dont on peut voir la deſcription dans l'*Hiſtoire générale des Plantes de Jean Bauhin*, tom. 2. *pag.* 448. Le même Auteur donnoit avec ſuccès dans les pertes rouges du Sexe un gros de la poudre des fleurs de cette plante infuſé dans un verre de vin rouge, pris le matin à jeun & continué pendant quelque temps; il recommande dans les Diarrhées & les Dyſſenteries les coques qui enveloppent les femences, données en poudre à la même dofe dans un jaune d'œuf.

MILLEFOLIUM.

Millefeuille.

ON ne connoît guères dans les boutiques qu'une forte de Millefeuille, qui eft la plus commune & à fleur blanche. C'eft auffi la feule que nous entreprenons de décrire.

Millefeuille, herbe au Charpentier ou herbe à la Coupure ; *Stratiotes, five Militaris herba, Achillea,* Offic. *Millefolium vulgare album,* C. B. P. 140. *Millefolium ftratiotes pennatum terreftre,* J. B. 3. 136. *Millefolium, feu Achillea,* Dod. 100. *Militaris, five Millefolium flore albo,* Adv. Lob. 333. *Stratiotes millefolia major,* Lugd. Hift. 769. *Millefolium vulgare,* Trag. Park. *Millefolium terreftre vulgare,* Ger. *Achillea fideritis,* Diofcor. *Achillea foliis pinnato-pinnatis,* Linn. Flor. Lappon. 243. *Myriophyllon, five Chiliophyllon, Gracorum, Panaces heracleon, Lumbus five fupercilium Veneris, Carpentaria,* Quorumd.

Sa racine eſt ligneuſe, fibreuſe, noi-
reâtre, traçante; elle jette des tiges nombreuſes à la hauteur d'un pied ou d'un
pied & demi, roides quoique menues,
cylindriques, canelées, velues, rougeâtres, moëlleuſes, rameuſes vers leurs ſommités. Ses feuilles ſont rangées ſur une
côte, découpées menu, reſſemblantes en
quelque manière à celles de la Camomille, mais plus roides, aîlées ou repréſen-
tant des plumes d'oiſeau, d'une odeur
aſſez agréable, & d'un goût un peu âcre.
Ses fleurs naiſſent à la cime des branches
en ombelles ou bouquets fort ſerrés,
ronds; chaque fleur eſt petite, radiée,
blanche ou un peu purpurine, odorante, ſoutenue par un calice écailleux,
cylindrique, ou oblong. Lorſque les
fleurs ſont paſſées, il leur ſuccéde des
ſemences menues.

Cette plante croît preſque par-tout
le long des grands chemins, dans les
lieux incultes, ſecs, dans les cimetières, dans les pâturages; & par conſé-
quent elle eſt extrèmement commune.
Elle fleurit en Mai, Juin, & pendant
tout l'Eté. Quelques-uns regardent la
Millefeuille à fleur purpurine comme
une eſpèce particulière; mais quoique
moins commune, elle ne différe de la

précédente que par la couleur de la fleur ; ce n'eſt qu'une variété de la Millefeuille ordinaire à fleur blanche.

La Millefeuille eſt un peu âcre, amère, aromatique, & rougit conſidérablement le papier bleu. Il ſemble que la partie acide du ſel naturel de la terre ſe débarraſſant des autres principes au travers de la tiſſure de cette plante, y forme avec les parties terreſtres un ſel alumineux uni avec un peu d'huile eſſentielle aromatique. Par l'analyſe Chymique on tire pluſieurs liqueurs acides de la Millefeuille, beaucoup de terre, nul ſel volatil concret, peu d'eſprit urineux. Ainſi cette plante eſt vulnéraire, réſolutive & aſtringente. On l'emploie intérieurement & extérieurement pour arrêter toutes ſortes d'Hémorrhagies, ſoit en infuſion & en décoction, ſoit pilée & appliquée ſur les playes & ſur les coupures ; d'où vient le nom d'*Herbe au Charpentier* qu'on lui a donné, auſſi bien qu'aux autres plantes qui ont la propriété d'arrêter le ſang, comme la Brunelle, la grande Conſoude, l'Orpin, &c. La Millefeuille eſt très-utile contre les Hémorrhoïdes, & les fleurs-blanches trop abondantes. Son ſuc déterge d'une manière ſurprenante les ulcères internes, fur-tout ceux qu'on appelle vomiques du Poumon. Dans les Hémorrhagies, les cours de ventre & l'incontinence d'urine, on met une petite poignée de cette plante dans le Bouillon, ou bien on la prend comme du Thé; l'expérience en fait voir d'excellens effets dans tous ces cas : mais les femmes & les filles fujettes au flux Hémorrhoïdal, n'en doivent pas trop long-temps continuer l'ufage, qui leur cauferoit une fuppreffion de Régles plus fâcheufe que les Hémorrhoides. M. *Chomel*, dans fon *Traité des Plantes ufuelles*, dit avoir donné plufieurs fois avec fuccès le fuc de la Millefeuille à la dofe de fix onces avec autant de fuc d'Ortie, le tout pris en deux dofes à une heure l'une de l'autre, pour arrêter les Hémorrhagies furvenues par l'ouverture de quelque vaiffeau fanguin qui fe dégorgeoit dans le canal inteftinal. Il accompagnoit cette potion de lavemens faits avec une forte décoction des mêmes plantes. On peut donner dans les mêmes cas la poudre de Millefeuille à deux gros, qu'on mêle avec de la pâte pour en faire des Bifcuits aftringens. *Taberna-Montanus* dit que l'eau diftillée de Millefeuille eft bonne contre l'Epilepfie, & que le vin

ou l'Hydromel fait avec cette plante
arrête toutes sortes de flux déréglés.
Simon Paulli assûre avoir connu des femmes enceintes, qui s'étoient garanties de
l'avortement par l'usage de sa décoction.
Les feuilles de la Millefeuille légèrement pilées & mises dans le trou de l'o-
reille calment très-souvent la douleur
de dents. La Millefeuille entre dans
l'eau vulnéraire, dans le Baume poly-
chrefte de *Bauderon*, dans le Mondificatif d'Ache, dans le *Martiatum*, & dans
quelques emplâtres aftringens.

Prenez de la poudre de Millefeuille,
    deux gros ; du suc de Plantin, six
    onces.

Mêlez le tout ensemble pour une po-
    tion à prendre tiède, que l'on peut
    répéter deux fois dans le jour, con-
    tre le crachement ou vomiffement
    de fang.

Prenez du suc de Millefeuille, quatre
    onces ; du sucre en poudre, une
    once.

Mêlez le tout pour une potion à
    donner tiède le matin à jeun pen-
    dant quelques jours dans les Règles
    immodérées.

MOMORDICA.

Pomme de Merveille.

PARMI les plantes qui portent le nom de Balſamines, la Pomme de Merveille, appellée dans les boutiques *Balſamine mâle*, fait un genre tout différent de la Balſamine ordinaire.

Pomme de Merveille, Balſamine mâle ou rampante ; *Balſamina mas , Pomum mirabile , ſeu Momordica ,* Offic. *Balſamina rotundifolia repens , ſive mas ,* C. B. P. 306. *Balſamina Cucumeraria ,* J. B. 2. 251. *Momordica vulgaris ,* I. R. 5. 103. *Charantia ,* Dod. 670. *Balſamina , ſive Pomum mirabile vel Hieroſolymitanum ,* Trag. 898. *Momordica ,* Caſt. Dur. 61. *Balſamina mas ,* Ger. Park Camer. Raii Hiſt. 647. *Cucumis puniceus ,* Cord. Hiſt. *Balſamina mas fructu puniceo , & Momordica fructu luteo rubeſcente ,* Hort. Eyſt. *Garantia ſive Charatia , Mamortica , viticella , Balſamina Cucumerina ſeu Pomifera , Herba Laſſulata ,* Quorumd.

Sa racine eſt petite, fibreuſe, ſemeſtre, c'eſt-à-dire , qui ne dure que ſix
mois

mois en terre ; elle pouſſe des tiges menues, ſarmenteuſes, à la hauteur de
deux ou trois pieds, anguleuſes, canelées, qui par le ſecours des vrilles qu'elles pouſſent à chaque feuille s'attachent
comme par autant de mains à des perches
ou échalas qu'on plante proche d'elles
pour les ſoutenir. Ses feuilles ſont ſemblables à celles de la Bryone, ou plutôt à celles de la vigne, mais plus petites, plus joliment découpées, d'un verd
gai & agréable, liſſes attachées à des
queues longues d'environ un pouce ou
un pouce & demi, d'une ſaveur légèrement amère & âcre. Des aiſſelles des feuilles naiſſent des fleurs formées en baſſins
taillés ou découpés en cinq parties juſqu'à leurs centres, leſquelles ſont quelquefois même ſéparées les unes des autres, de couleur jaune-blanchâtre avec
des étamines jaunes. Après la chûte des
fleurs, il leur ſuccède des fruits oblongs, arrondis en forme de Concombre, plus ou moins renflés vers leur
milieu, parſemés en leurs ſurfaces de
tubercules épineux, leſquels prennent
en mûriſſant une couleur rouge, ou jaune-rougeâtre. Ces fruits ne ſont point
charnus, & s'ouvrant d'eux-mêmes comme par une maniére de reſſort, ils laiſ-

fent voir une cavité qui renferme beaucoup de femences, grandes comme celles de la Citrouille, plus longues que
larges, d'une couleur rouge-brune, légèrement crénélées, & enveloppées d'u-
ne coëffe.

On cultive cette plante dans les jardins ; elle croît plus aifément en Italie &
dans les pays chauds qu'en Allemagne
& en Angleterre, où elle ne fleurit ordinairement qu'au mois d'Août, & où
fon fruit ne mûrit que rarement & avec
peine.

La Pomme de Merveille eft vul-
raire & anodyne : ce font là fes principales vertus, & pour lefquelles on la
met en ufage. Cette plante paffe pour
être fi vulnéraire & balfamique, qu'on
l'a nommée *Balfamina* par excellence.
On fait infufer fon fruit meur, en ôtant
les femences, dans de l'huile d'Amandes douces, ou de bonne huile d'O-
live ; on expofe la bouteille au Soleil
pendant un mois, ou bien on la met au
Bain-Marie. C'eft un excellent Remède
pour la piquûre des tendons, pour ôter
l'inflammation des playes, pour les Hé-
morroïdes, les gerfures des Mammelles, les engelures, la brûlure, & la chûte du fondement. Ce Baume en lini-

ment ou en injection soulage considérablement les femmes qui ont des ulcères dans la Matrice ou dans le Vagin.
On trouve dans les *Ephémérides d'Allemagne, Décurie première années 6. & 7.
pag. 99.* une observation du célébre
Georges Volkamer qui assûre avoir donné très-souvent avec succès dans les ac-
couchemens difficiles l'huile de Pomme de Merveille faite comme il est dit
ci-dessus, en lavement à la dose d'une
once mélée avec les anodyns, faisant
faire en même temps un liniment sur les
parties naturelles d'un ongent fait avec
la pulpe de ce même fruit incorporée
avec le beurre ; ce qui calmoit la douleur, relâchoit les parties, & les dispo-
soit à l'accouchement. D'autres Auteurs
assûrent que ce même liniment, après
l'usage des Bains pris pendant quelque
temps, est un très-bon Remède contre
la stérilité.

Prenez des feuilles de Mauve ou de
Guimauve une poignée.

Faites-les bouillir dans du lait, ou
de l'eau commune, à la réduction d'environ une chopine.

Passez la liqueur par un linge, &
ajoûtez à la colature deux jaunes
d'œuf & une once d'huile de Pom-

me de Merveille, pour un lave-ment à donner dans les tranchées violentes qui précédent les accou-chemens laborieux.

MORUS.

Meurier.

ON ne connoît dans les boutiques que deux espèces de Meurier, le noir & le blanc.

Meurier noir, *Morus nigra, Mora Celsi, Mora Celsa sive excelsa*, Offic. *Morus fructu nigro*, C. B. P. 459. *Morus nigra*, J. B. 1. 118. Cord. *Morus*, Dod. 810. Brunf. Trag. Matth. Ger. *Morus nigra vulgaris*, Park. Raii Hist. 1429. *Morus rubra*, Anguill.

Ses racines sont nombreuses, gran-des, robustes, peu profondes, mais qui se répandent au large. Son tronc est assez gros, tortu, noueux couvert d'u-ne grosse écorce rude, assez souple. Son bois est dur, ferme, jaune vers le cœur. Ses feuilles sont larges comme la main, presque rondes, un peu pointues, sem-blables quelquefois à celles de Vigne, sinuées, dentelées en leurs bords, un peu dures & rudes au toucher, velues, d'un goût douceâtre & visqueux : elles servent, au défaut du Meurier blanc, de pâture aux vers à soye. Ses chatons sont verdâtres, lanugineux, & portent plusieurs fleurs à quatre feuilles, du milieu desquelles s'élèvent quelques étamines : ces chatons ne laissent aucun fruit après eux. Ses fruits qu'on appelle meures, naissent en des endroits séparés sur le même pied ; ils sont verds & austéres au commencement, puis ils deviennent rougeâtres, acides & astringens, attachés à de courts pédicules, plus grands & plus longs que ceux de la ronce dont les grains sont plus arrondis. Enfin ils acquiérent en mûrissant une couleur noire, & sont remplis d'un suc visqueux & doux, qui teint en couleur de sang les mains & les lèvres. *Matthiole* dit que quand ils sont mûrs il leur reste toujours une médiocre austérité. On trouve aussi dans les meures des semences presque rondes.

Cet arbre croît dans les jardins ; & *Jean Bauhin* observe que la force des rayons du soleil agit puissamment sur lui : en effet, dès que ses feuilles ont commencé à pousser, il les pousse si vivement que tout cela s'exécute quelquefois en une seule nuit, & même avec un certain bruit, comme l'a remarqué *Pline* d'après *Théophraste*. Les Anciens ont appellé le Meurier le plus sage & le plus prudent de tous les arbres, parce qu'il laisse passer le froid, & qu'il bourgeonne tout le dernier ; au lieu que l'Amandier passe pour être le plus fou de tous les Arbres domestiques, en ce qu'il se hâte trop de fleurir. Le Meurier perd aussi ses feuilles des premiers.

Les Meures noires sont employées comme alimens & comme Remèdes ; elles contiennent beaucoup d'huile, de phlegme & de sel essentiel. Avant leur maturité, elles sont détersives & astringentes, propres en gargarisme pour les maux de gorge & les ulcères de la bouche. Lorsqu'elles sont mûres, elles humectent, rafraichissent, amolissent le ventre, adoucissent la Poitrine, & excitent l'expectoration. On en fait un Rob & un Syrop simples, un Rob & un Syrop composés. Le Rob simple, connu sous le nom de *Diamorum*, se fait avec le suc des meures & le miel. On en met une cuillerée dans un verre d'eau, pour adoucir les âcretés de la gorge, de la poitrine, & pour appaiser la soif dans les

fiévres ardentes. Pour faire le rob composé , on y ajoûte du Verjus , de la
Myrrhe & du safran. Le syrop se fait
de la même manière , en substituant
seulement le sucre en la place du miel.
Cordus le faisoit avec le suc de Meures , le suc du fruit de ronces, de fram-
boises, de fraises , & du Miel. Ces fruits
dans leur maturité se servent au dessert
sur nos tables ; ils rafraîchissent , mais
ils fournissent peu de nourriture, & se
corrompent promptement dans l'estomac. Ainsi ils ne conviennent point à
ceux qui ont ce viscére foible & relâché. Il faut même avoir attention de
les cueillir avant le lever du Soleil ; car
ordinairement les araignées , & d'autres
insectes courent dessus pendant le jour,
les piquent , s'en nourrissent , & y déposent leurs œufs ; ce qui peut causer
beaucoup de maladies venimeuses. On
remarque même que les pays qui abondent le plus en ces sortes de fruits, sont
plus sujets à des maladies malignes &
pestilentielles. *Schroder* assûre que la
décoction des feuilles & de l'écorce de
Meurier prise en gargarisme appaise la
douleur des dents ; & quelques Auteurs
assûrent que ces mêmes feuilles pilées
avec du vinaigre font un excellent To-

pique contre la brûlure. On se sert aussi communément de l'écorce & de la racine de cet arbre comme vermifuges, & on les fait entrer dans les poudres & autres compositions propres contre les vers.

> Prenez de l'eau de fontaine, ou du petit lait, une livre; du crystal minéral, un gros; du syrop de Meures, une once.
>
> Mêlez le tout pour un Gargarisme rafraîchissant.
>
> Prenez de l'écorce de Meurier, de la racine de Fougère fémelle, des sommités de Tanaisie, & de la Coralline, de chacune un demi-gros; de l'Æthiops minéral, deux gros.
>
> Melez le tout après l'avoir pulvérisé; & incorporez-le avec le syrop d'Absinthe, pour former une Opiate vermifuge, dont la dose sera d'un scrupule à deux scrupules le matin à jeun pendant quelque temps.

Meurier blanc, *Morus alba*, Offic. *Morus fructu albo*, C. B. P. 459. *Morus alba*, J. B. 1. 119. *Morus candida*, Dod. 810. *Morus fructu albo minori, ex albo purpurascente*, I. R. H.

Morus alba, Ger. Park., Raii Hist. 1429.

Ses racines font plus grandes & plus étendues que celles du Meurier noir ; on remarque aussi que l'arbre croît plus haut. Ses feuilles font oblongues, plus étroites, plus tendres, dentelées comme celles du Meurier noir, découpées quelquefois comme les feuilles de Vigne, mais si joliment, felon *Jean Bauhin*, qu'elles fembleroient le difputer aux fleurs de lys de la Couronne de France peintes par la main d'un habile Peintre. Il jette plufieurs chatons attachés à des pédicules un peu longs femblables à ceux du précédent. Ses fruits font blancs ou purpurins dans la maturité, petits, d'une faveur douce comme du miel, felon *Matthiole*, mais réellement d'un goût affez fade & défagréable.

En général le Meurier aime les lieux chauds, fablonneux maritimes, & le plat pays. *Pline* obferve qu'on n'a guères vu de Meuriers fur les montagnes. Cependant il peut vivre dans les pays froids, puifqu'il croît affez aifément en Angleterre. Il fleurit tard : mais fon fruit mûrit promptement, plutôt ou plus tard, fuivant la température du lieu. Cet

D v

arbre dure long-temps ; fon bois eft dur, folide, & fe durcit dans l'eau comme le Chêne.

Le Meurier blanc eft plus tendre & plus délicat en tout que le noir , fi l'on excepte le fruit qui eft beaucoup plus infipide & plus propre par fa fadeur à exciter des naufées, qu'à nourrir. On a cru fauffement que fon origine venoit de ce qu'on enta des branches de Meurier noir fur le Peuplier blanc. Pendant que le Meurier blanc eft encore jeune & petit, fes feuilles font découpées ; mais quand il a atteint fa grandeur parfaite, elles font entières. Ses feuilles étant plus tendres & plus délicates , elles font auffi plus recherchées pour la nourriture des vers à foye. *Céfalpin* penfe que cet arbre étoit autrefois étranger en Italie , de même que les vers à foye pour lefquels on le cultive. Aujourd'hui rien n'eft plus commun ; il foifonne prefque par-tout , principalement en Efpagne, en Italie , & en France. On le cultive avec foin dans les Campagnes de Languedoc , de Provence , de Dauphiné , en Touraine, & ailleurs , pour la nourriture de ces petits animaux qui font d'un très-grand revenu , & qui aiment la feuille du Meurier blanc plus que tou-

te autre. Comme l'humidité leur est nuisible, non seulement on préfére les feuilles anciennes aux nouvelles, mais on observe encore de les cueillir le matin
lorsque la rosée a été dissipée par les
rayons de Soleil ; ou si elles sont humides , on les essuye & on les seche avec
foin auparavant.

Les fruits du Meurier blanc ne sont
d'aucun usage en Médecine , ni en aliment. Le goût , comme nous l'avons déja observé , en est fade, insipide , & plus
propre à soulever l'estomac qu'à lui être
agréable. L'écorce & la racine de cet arbre sont vermifuges , de même que dans
le Meurier noir.

MOSCHATELLINA.

Moscatelline.

ON ne connoît dans les boutiques
qu'une seule plante de ce genre
établi par M. Tournefort d'après Jean
Bauhin.

Moscatelline , Herbe du Musc ou
herbe musquée, *Moschatella*, Offic. *Ra-*
nunculus nemorosus Moschatellina dictus,
C. B. P. 178. *Moschatellina foliis Fu-*
maria bulbosa, J. B. 3. 206. *Ranuncu-*

lus minimus septentrionalium herbido muscoso flore, Lob. icon. 674. *Ranunculus nemorosus Moschatella dictus*, Park. Raii Hist. 684. *Moschatella*, Cord. Thal. Camer. *Radix cava minima viridi flore*, Ger. *Fumaria bulbosa minima*, Tabern. icon. *Adoxa*, Linn. Hort. Cliff. 153. *Muscatella , Muscatellina, Alabastrites, Denticulata, Tuberosa minima*, Quorumd.

Sa racine est longue d'environ un pouce, assez grosse, blanche, revêtue de plusieurs petites écailles, qui ont la figure de la dent d'un chien, creuses en dedans, pleines de suc, sans aucune saveur manifeste, ou d'un goùt douceâtre ; elle jette en sa partie supérieure beaucoup de fibres plus ou moins menues, blanches, longues, par lesqu'elles elle tire sa nourriture en rempant sous terre assez au large. De sa racine s'élévent deux ou trois queues longues comme la main, menues, molles, délicates, de couleur verte-pâle, qui soutiennent des feuilles découpées comme celles de la Fumeterre bulbeuse d'un verd de mer. Il sort d'entr'elles un pédicule qui n'est guères plus haut que les feuilles, & qui porte à sa cime cinq petites fleurs herbeuses, cha-

cune d'une feule pièce, avec plufieurs
petites étamines jaunes qui en occupent
le milieu. Toutes ces fleurs étant ramaffées enfemble, repréfentent un Cube;
un peu au-deffous de la fleur font deux
petites feuilles oppofées qui tiennent à
deux courts pédicules. Ces fleurs & ces
feuilles ont dans les temps humides une
odeur de Mufc. Lorfque la fleur eft tombée, il lui fuccède un fruit mou, fucculent, qui renferme pour l'ordinaire quatre femences affez femblables à celles du
Lin. Ce fruit paffe pour avoir l'odeur &
le goût de Fraife dans fa maturité; mais
avant ce temps-là on le trouve d'abord
un peu aigrelet, puis un peu âcre.

Cette plante croît dans les hayes om-
brageufes, parmi les broffailles, & fous
les arbres dans un terrain leger & fablonneux; elle fleurit dès la fin de Mars, ou
au commencement d'Avril. On la trouve aux environs de Paris; mais après
qu'elle eft défleurie, fes feuilles ne durent pas long-temps fur la furface de
la terre. C'eft une des plantes qui paf-
fent le plus vite. Comme fon fruit eft
compofé d'une pulpe molle & pleine
de fuc, on peut la regarder comme
une plante Baccifére proprement dite.
Elle contient beaucoup d'huile & de

phlegme, & un peu de fel effentiel. On attribue à fa racine une vertu déterfi-ve, vulnéraire, réfolutive : mais on l'employe rarement en Médecine, & toujours extérieurement.

Muscus.

Mouffe.

QUOIQUE le genre des Mouffes foit des plus étendus, nous n'en décri-rons ici que trois ; favoir, 1°. La Mouf-fe terreftre la plus commune. 2°. La Mouffe rempante appellée pied de Loup. 3°. La Mouffe membraneufe ou le Noftoch.

Mouffe terreftre ordinaire ou la plus commune ; *Mufcus terreftris vulgatior, Mufcus querno viliffimo vilior,* Offic. *Mufcus vulgatiffimus,* C. B. P. 360. *Mufcus terreftris & hortenfis,* J. B. 3. 764. *Mufcus terreftris vulgaris,* Dod. Lob. icon. *Mufcus fquamofus major, five vulgaris,* I. R. H. 553. *Mufcus terreftris latioribus foliis major, feu vulgaris,* Raii Hift. 122. *Mufcus hortenfis,* Trag.

Cette Mouffe qui eft la plus commu-ne de toutes les Mouffes, & que tout le monde connoît, eft une plante rempante qui couvre les terres maigres, ftériles, humides, & fe trouve dans les bois, dans les forêts, fur les pierres, dans les déferts. Ses feuilles font longues, me-nues comme des cheveux bien fins, molles, vertes, & quelquefois jaunâtres, attachées comme des plumes fur une côte. Elle contient beaucoup d'huile & de phlegme, peu de fel effentiel; el-le eft aftringente, propre pour arrêter les Hémorrhagies, étant appliquée def-fus.

Jean Bauhin dit que les Empiriques fe fervent de cette Mouffe pour arrêter le fang, ayant appris cette propriété des Ours, qui étant bleffés arrêtent le fang de leurs playes en fe roulant deffus. Les Conftructeurs de navires font auffi ufage de notre Mouffe pour calfeutrer leurs vaiffeaux. Le même Auteur ajoûte qu'on peut détruire cette plante qui infecte les jardins & les prez humides dont elle étouffe l'herbe, en répandant deffus au mois de Mars de la Cendre qui aura fervi à paffer la leffive.

Mouffe rempante à maffue, Mouffe des bois, appellée pied ou patte de Loup; *Lycopodium, Plicaria, cingula-ria,* Offic. *Mufcus terreftris repens, five clavatus*, C. B. P. 360. *Muscus terrestris repens à Trago pictus*, J. B. 3. 766. *Muscus squamosus vulgaris repens clavatus*, I. R. H. 553. *Muscus clavatus, sive Lycopodium*, Ger. Park. Raii Hist. 120. *Lycopodium*, Tabern. icon. 814. *Lycopodium caule repente, foliis patulis, pedunculis spicâ geminâ terminatis*, Linn. Flor. Lappon. 326. *Pes Lupinus, vel Leoninus, vel ursinus*, Quorumd.

Cette Mousse rempe sur terre au loin & au large, s'y enracinant d'espace en espace par des fibres longues, ligneuses, & un peu grosses qui partent des différens rameaux à droit & à gauche; elle jette en effet plusieurs branches ou fléaux garnis de petites feuilles aiguës, pressées, toujours vertes, presque semblables à celles de la Camphrée, mais plus larges, & plus nombreuses dans la plante naissante. De ces fléaux sortent des épis longs comme le doigt, simples, quelquefois doubles, menus, presque dénués de feuilles, écailleux; chaque écaille ou feuilles cache dans son aisselle une capsule qui étant mûre répand une poussiére presque de la couleur & de la finesse de la fleur de soufre; cette poussiére est si aisée à s'enflammer, qu'on la regarde comme un soufre végétal d'où vient fon nom de *Sul-phur végétabile*. Cette plante croît dans les forêts fablonneufes, dans les lieux les plus écartés & les plus inacceffibles entre les pierres & les rochers ; elle pouffe fes chatons au mois de Juin , & c'eft dans les mois de Juillet, d'Août & de Septembre qu'on y peut recueillir cette fine pouffiére jaune, qui étant jettée fur la flamme d'une chandelle ou d'une bougie prend feu tout d'un coup , parce qu'elle eft inflammable & qu'elle a une propriété fulminante comme la poudre à canon. On la trouve aux environs de Paris dans certains bois où elle rempe ; elle eft d'ufage en Médecine.

Cette plante contient beaucoup de fel effentiel & d'huile, & très-peu de phlegme ; elle eft propre, fuivant *Tragus* , pour atténuer la Pierre dans le Rein, & pour exciter l'urine. On fe fert pour cela de fa décoction dans le vin, dont on boit un verre le matin à jeun pendant quelque temps.

Cette même décoction , ou la plante fimplement pilée & appliquée fur l'endroit affecté dans la Goute chaude , en calme la douleur & l'inflammation. Etant pulvérifée & délayée à la dofe d'un gros dans de bon vin rouge , elle arrête

la Diarrhée , la Dyſſenterie ; & priſe en
Gargariſme, elle affermit les dents & les
gencives. La pouſſière jaune qui ſort des
petites maſſues qui s'élévent de la plante, étant ramaſſée & ſéchée, s'enflamme & fulmine à peu près comme la
poudre à canon.

On s'en ſert en Moſcovie & en Perſe
dans les feux d'Artifice ; elle eſt eſtimée bonne contre l'Epilepſie & les Coliques venteuſes des Enfans. La doſe en
eſt depuis douze grains juſqu'à vingt
dans une cuillerée de Lait , de Bouillie , ou de Panade. *Wedelius* aſſûre dans
les *Ephémérides d'Allemagne* avoir guéri
une Epilepſie compliquée d'une iſchu-
rie par l'uſage de cette Poudre donnée
depuis un demi-ſcrupule juſqu'à un ſcrupule.

Les Polonois s'en ſervent communément contre une maladie endémique
appellée *Plica* , d'où ils lui ont donné
le nom de *Plicaria* : mais comme cette
maladie ne ſe fait pas ſentir en France , le détail des propriétés de cette
plante à ce ſujet ſeroit de pure curioſité , & nous renvoyons là-deſſus à l'*Hiſtoire des Plantes de Rai* , qui en traite
avec quelque étendue. On trouve encore
dans les *Ephémérides d'Allemagne* , *Cen-*

turie X. *Obferv. XXXIV.* une obfervation de M. *Helwic*, qui affûre s'être
fervi plufieurs fois avec un grand fuccès de la poudre de *Lycopodium*, pour
deffécher les excoriations des Enfans
provenantes de défaut de propreté, ou
de l'âcreté du fang, & des ulcères anciens qui avoient été rébelles à tout autre Remède.

Prenez des Eaux de Cerifes noires
& de fleurs de Tilleul, de chacune une once & demie ; de la
poudre de *Lycopodium* dix-huit
grains ; de celle de Guttète, douze grains.

Mêlez le tout pour une potion à prendre par cuillerées d'heure en heure
dans l'Epilepfie & les Convulfions
des Enfans.

Prenez de la plante entière du *Lyco-*
polium, une poignée.

Faites-la bouillir dans une pinte de
Lait, que vous réduirez à la moitié.

Trempez des linges dans cette déco-
&tion, & appliquez-les chaudement plufieurs fois le jour fur la
partie affectée dans la Goute chaude.

Mousse membraneuse, Nostoch des Allemands ; *Nostoch*, Offic. *Muscus fugax membranaceus pinguis*, Bot. Monsp. 139. *Nostoch Ciniflonum*, Hist. Par. 463. *Tremella plicata undulata*, Linn. Flor. Suec. 369. *Usnea plantarum, Cælifolium, flos Cæli, flos Terræ, spuma aëris, saliva syderum, sputum Lunæ, Paracelsistarum.*

C'est une espéce de Lichen ou de Mousse membraneuse, un peu onctueuse, d'un verd-pâle, insipide au goût, qui croît & s'étend beaucoup le long des chemins & dans les prez ; elle ne paroît qu'entre l'Equinoxe du Printemps & celui de l'Automne. Cette plante, dit M. *Magnol*, naît incontinent après les pluyes sur les bords herbus des champs, principalement de ceux qui regardent le Soleil levant ; mais elle se séche bien vîte. Voilà pourquoi je l'ai appellée fugitive. Elle est membraneuse, grasse comme une espèce de gelée flottante, & presque toujours entortillée, d'une couleur verte-pâle, qui lorsqu'elle s'étend ressemble un peu à la Mousse à feuille de Laitue, & se rompt aisément. Les Chymistes, ou plutôt les Alchymistes, en racontent des choses merveilleuses, la décorant de noms cé-

leftes & la regardant comme le principe & la racine de toute la Nature végé-
tale.

Cette plante se trouve presque par-
tout aux environs de Paris ; elle donne
par la distillation , outre plusieurs liqueurs acides , beaucoup d'huile & de
sel volatil concret. C'est aux Chymistes que nous devons la connoissance du
Nostoch ; mais ils l'ont enveloppée de
tant de fables & d'obscurités , que l'on
n'en seroit guéres plus avancé pour ses
usages en Médecine , si des Auteurs modernes n'en avoient parlé plus claire-
ment & de meilleure foi. *Paracelse* l'a
nommée *Nostoch* qui est le nom Allemand qui lui est resté par préférence.
D'autres l'ont appellée différemment ,
lui prodiguant des noms spécieux. La
plûpart de ces Messieurs croient avec
Paracelse , que c'est un excrément rejet-
té sur la terre par les Etoiles ; d'autres
au contraire pensent que c'est une va-
peur qui s'exhale du centre de la terre ,
& qui s'epaissit sur sa surface par la fraî-
cheur de l'air : mais tout cela est une
pure fable , & l'erreur s'est dissipée par
l'examen véritable que de sçavans Botanistes & des Chymistes raisonnables
ont fait de cette plante. M. *Magnol* ,

célébre Profeſſeur en Botanique de Montpellier, eſt le premier qui l'ait rangée parmi les plantes, M. *Tournefort* a fait la même choſe. Enfin M. *Geoffroy* le jeune, dans les *Mémoires de l'Académie des Sciences année* 1708, nous a fait connoître plus évidemment ſa végétation, les principes que l'on en retire, & ſes uſages qui juſqu'ici ſont encore aſſez bornés. En effet les principes actifs qu'on retire du Noſtoch, ne peuvent que rendre ſa liqueur diſtillée fort énergique à diſſoudre certains mixtes, mais non pas propre à guérir toutes ſortes de maladies, comme le prétendent pluſieurs Chymiſtes. M. *Geoffroy* écrit d'après un Médecin Suiſſe que l'eau diſtillée du Noſtoch à la ſeule chaleur du Soleil, priſe intérieurement, calme les douleurs, & qu'elle guérit les ulcères les plus rébelles. Sa poudre à la doſe de deux ou trois grains produit les mêmes effets. On le dit excellent pour les Cancers & les Fiſtules, ſi l'on en imbibe des linges, ou des flanelles, & qu'on les applique ſur ces maux. Quant à ſon uſage extérieur, les Payſans en Allemagne s'en ſervent pour faire croître leurs cheveux.

Prenez des ſucs de Noſtoch & de

Morelle, de chacun six onces.

Trempez dedans des linges, ou un morceau de flanelle.

Appliquez-les plufieurs fois le jour, fur la partie affectée dans les Fiftules & les Cancers, en donnant matin & foir deux grains de poudre de Noftoch dans un peu de Conferve de Rofes.

MYAGRUM.

Cameline.

IL y a plufieurs fortes de *Myagrum* que l'on connoît dans les boutiques. Nous ne parlerons néanmoins que de celui-ci qui eft le plus commun, & que M. *Tournefort* a rangé parmi les efpèces d'*Alyffon.*

Cameline, Séfame d'Allemagne ou bâtard; *Myagrum, Camelina, Sefamum,* Tragi & Officin. *Myagrum fativum,* C.B.P. 109. *Myagrum dictum Camelina,* J.B. 2.892. *Camelina, five Myagryon,* Dod. 532. *Alyffon fegetum foliis auriculatis acutis,* I.R.H. 217. *Myagrum,* Ger. Raii Hift. 820. *Myagrum fylveftre, feu Pfeudo-Myagrum,* Park.

*Myagrum siliculis obversè ovatis pedun-
culatis*, Linn. Hort. Cliff. 328. *Myagrum Turcicum*, *Pseudo-Linum*, Quorumd.

Sa racine est fibreuse & un peu ligneuse ; elle jette une tige à la hauteur
d'une coudée & davantage , d'où partent divers rameaux menus , cylindriques , droits , un peu velus , remplis
d'une moëlle fongueuse. Cette tige
avec ses branches est garnie alternativement de feuilles longuettes , pointues , molles , & non pas rudes comme celles de la Garance , à laquelle
néanmoins *Dioscoride* compare le *Myagrum*, d'un verd-pâle , légérement den-
telée sur leurs bords , & qui par une
assez large base embrassent la tige de
manière que les deux côtés représen-
tent deux aîlerons comme deux appendices ou oreilles , d'une saveur légumi-
neuse. A l'extrêmité des branches pendent à des queues assez longues de petites fleurs en croix , jaunâtres. Lorsque
ces fleurs sont passées , il leur succéde
des fruits ou silicules en forme de poire , un peu renflées , oblongues , composées de deux panneaux qui s'appliquent contre une cloison mitoyenne à
laquelle tiennent plusieurs semences
longuettes,

longuettes, triangulaires, plus petites
que celles du Creſſon, à peu près de la
couleur de celles du Fénugrec, leſquelles ont le goût de Creſſon, & qui étant
retenues quelque temps dans la bouche
rendent un certain mucilage.

Cette plante eſt annuelle. On la trouve aſſez ſouvent dans les champs où l'on
a ſemé du Lin, & ailleurs ; elle n'eſt
pas rare autour de Paris dans les Sei-
gles, les Orges & les Avoines.

Nos Payſans, dit *Ruel*, connoiſſent
fort bien la Cameline ou Camamine ;
après avoir ſecoué & nettoyé la graine, ſoit avec le van, ſoit avec le cri-
ble, ils l'écraſent ſous la meule pour
en exprimer l'huile, dont les Pauvres
ſe ſervent non ſeulement pour les lam-
pes, mais même pour la friture & autres aſſaiſonnemens. Les Curieux ont
ſoin de la recueillir pour la nourriture
des petits oiſeaux en cage, parce qu'ils
en ſont très-friands. *Tragus* avance que
les Grecs en mêloient avec le pain à
cauſe de ſa grande douceur. L'huile
qu'on en tire amollit, relâche, & échauffe mediocrement ; on en prend intérieurement quand le ventre eſt conſti-
pé & douloureux. Sa graine appliquée
en cataplaſme ꝃ comme celle

de Fénugrec & de Lin. La plante bouillie dans le vin & appliquée eft bonne
pour les inflammations & les douleurs
des yeux ; elle les appaife efficacement.
Jean Bauhin dit auffi que l'on tire de la
femence du *Myagrum* une huile par expreffion, qui eft propre pour amollir
& adoucir les âpretés de la peau. *Pline*
affûre que cette même huile mondifie
les ulcères de la bouche.

MYRRHIS.

Cerfeuil mufqué.

LE s Botaniftes connoiffent plus d'u-
ne efpèce de *Myrrhis* ; nous n'en
décrirons cependant qu'une feule, qui
eft la plus commune & la plus ufitée en
Médecine.

Cerfeuil mufqué ou Anifé, Cerfeuil
d'Efpagne, Cicutaire odorante, Perfil
d'Afne de Lobel ; *Cerefolium Hifpani-*
cum, five Myrrhis, Offic. *Myrrhis ma-*
jor, vel Cicutaria odorata, C. B. P. 160.
Myrrhis magno femine, longuo, fulcato,
J. B. 3. 77. *Myrrhis*, Dod. 701. Caft.
Lugd. *Cerefolium Hifpanicum*, Tabern.
icon. 93. *Cerefolium magnum, five Myr-*
rhis, Ger. *Myrrhis major vulgaris, five*

Cerefolium majus, Park. Raii Hist. 431.
Myrrhis sativa, Camer. *Cicutaria tertia*,
Cæsalp. *Chœrephyllon maximum*, *Cicutaria tenuifolia*, *Myrrhis italica*, Quorumd.

Sa racine est longue, grosse, blanche, molle & comme fongueuse, d'une
saveur douce, agréable, aromatique,
un peu âcre, semblable à celle de sa
semence, ou de l'anis ; elle pousse des
tiges qui s'élévent à la hauteur de quatre ou cinq pieds, rameuses, qui s'étendent au large, velues, fistuleuses ou
creuses en dedans. Ses feuilles sont grandes, amples, aîlées, découpées & ressemblantes à celles de la Ciguë, mais
plus blanchâtres, & souvent marque-
tées de taches blanches, molles au toucher, un peu velues, ayant la couleur
& l'odeur du Cerfeuil ordinaire, & un
goût d'Anis, attachées à des pedicules
fistuleux. Ses fleurs naissent en ombelle
ou parasol aux sommités des tiges &
des branches, composées de cinq feuilles inégales, disposées en Fleur de Lys,
blanches, un peu odorantes. Quand
les fleurs sont passées, il leur succède
des semences jointes deux à deux,
grandes, longues, semblables au bec
d'un oiseau, canelées sur le dos, noi-

râtres, d'un goût d'Anis doux & agréable.

Cette plante croît dans les prez, & principalement dans les jardins ; sa feuille est aussi bonne à manger que le Cerfeuil commun. Elle fleurit en Mai, & sa semence mûrit en Juin & Juillet. Sa racine est vivace, & repousse tous les ans au premier Printemps.

Toute la plante contient beaucoup d'huile en partie éxaltée, & du sel essentiel. Non seulement elle a toutes les propriétés de notre Cerfeuil des jardins pour la Cuisine & pour la Médecine ; mais on lui en connoît encore de particulières, que nous allons exposer.

On regarde avec raison le Cerfeuil musqué comme un Béchique incisif ; & ses feuilles séchées à l'ombre & fumées comme le Tabac, soulagent considérablement les Asthmatiques. On en fait aussi contre la même Maladie, un Hydromel, en faisant bouillir la racine avec l'eau & le miel, lequel procure une abondante expectoration. L'extrait de cette plante se donne avec succès dans l'Epilepsie des Enfans. *Rai* assûre que le vin dans lequel on a fait infuser la racine de *Myrrhis*, pris intérieurement, est un excellent préſervatif en temps de Peſte, & qu'il remédie aux accidens qui ſuivent quelquefois la morſure des Araignées. *Simon Paulli* ſe ſervoit de la décoction de cette racine dans de l'eau, dans toutes les Maladies où il ſoupçonnoit de la malignité. Cette même décoction eſt Emmenagogue, & convient contre la jauniſſe qui vient de la ſuppreſſion des Règles.

Prenez des racines de Cerfeuil muſqué coupées par morceaux, une once.

Faites-les bouillir dans trois chopines d'eau, que vous réduirez à une pinte.

Ajoûtez-y ſur la fin une once de Miel blanc.

Faites bouillir le tout enſemble quelques momens pour écumer le Miel une ou deux fois, & retirez le vaiſſeau du feu.

La Colature ſe donne tiéde pour boiſſon dans l'Aſthme humide.

Myrtus.

Myrte ou Meurte.

ENTRE les différentes espèces de Myrte, nous n'en décrirons ici que trois, qui sont d'un usage plus familier dans les boutiques, sçavoir le petit Myrte commun, le grand Myrte à large feuille, & le Piment Royal.

Myrte commun, petit Myrte de Provence, Myrte de Tarente ; *Myrtus minor*, Offic. *Myrtus minor vulgaris*, C. B. P. 469. Lob. icon. 127. *Myrthus Tarentina*, J. B. 1. 512. Cluf. Hift. 67. *Myrtus minor*, Park. Raii Hift. 1503. Dod. Adv. Pen. & Lob.

Sa racine eft dure, peu profonde, ligneufe ; elle jette de petits rameaux nombreux fléxibles, garnis de beaucoup de feuilles qui reffemblent à celle du Buis, mais beaucoup plus petites, plus pointues, douces au toucher, d'un verd-gay, luifantes & polies, odoriférantes. Ses fleurs naiffent entre les feuilles ; elles font compofées de cinq feuilles difpofées en rofe, blanches, odorantes, foutenues par un calice découpé en plufieurs parties ; le dedans de chaque fleur eſt occupé par de nombreuſes étamines d'une agréable odeur. Lorſque la fleur eſt paſſée, le calice devient une baye ovale ou oblongue, garnie d'une eſpèce de couronne formée par les découpures du calice. Cette baye qui eſt d'abord verte noircit en mûriſſant & eſt partagée intérieurement en trois loges remplies de ſemences dures, formées en croiſſant ou plutôt en petit Rein, de couleur blanche. Toute la plante a un goût aſtringent ; on la cultive dans les jardins, principalement dans les Pays chauds & dans nos Provinces Méridionales, où elle a plus d'odeur que dans nos régions tempérées.

Cette eſpèce de Myrte eſt la plus commune de toutes dans les jardins des pays Septentrionaux, parce qu'elle ſe multiplie facilement de boutures ; mais pour qu'elle y puiſſe réſiſter, il faut avoir ſoin de la ſerrer pendant l'hiver. La gelée fait périr le Myrte, & ſans cette précaution il ne dure pas long-temps dans les climats froids : au lieu que dans les Régions chaudes comme en Italie, en Eſpagne, en Provence, il vient abondamment & naturellement ſans culture. Il eſt recherché & eſtimé à juſte titre à cauſe de la beauté de fon feuillage perpétuel, & de fon odeur gracieufe. Il eſt fouple, obéiſſant, propre à repréfenter toutes fortes de figures en compartiment. Comme il ne ſçauroit endurer le grand froid, il fouffre auſſi du trop grand chaud. Il fleurit tantôt plutôt, tantôt plus tard, fuivant les lieux où il croît, mais communément en Juin & Juillet. En Angleterre il n'amène prefque jamais fon fruit à maturité. Le Myrte aime à être taillé aſſiduement, & par ce moyen il croît à une plus grande hauteur : autrement il dégénère en un buiſſon touffu & tout confus.

Autrefois le Myrte étoit employé à divers uſages tant triſtes que gais, particulièrement pour les couronnes. Toutes fes facultés en Médecine dépendent de la vertu qu'il a de deſſécher, de reſſerrer, & de la fuavité de fon odeur. Ses feuilles & fes fleurs ont une qualité aſtringente ; elles font employées pour déterger ou nettoyer la peau, pour raffermir les chairs, pour fortifier les fibres. On en fait diſtiller une eau dont les Dames fe lavent, laquelle fe nomme *Eau d'Ange*, & eſt fort recherchée des Parfumeurs pour fa bonne odeur. Les bayes du Myrte font appellées en

Latin *Myrtilli* , en François *Myrtilles.*
Celles que nous employons nous font
apportées féches des pays chauds ; elles
ont été tirées de plufieurs efpèces de
Myrte , & féchées au Soleil ; ce qui
les a rendu ridées & méconnoiffables
de ce qu'elles étoient fur l'Arbriffeau.
Il faut les choifir récentes , affez groffes , bien féchées , noires , d'un goût
aftringent ; elles contiennent beaucoup
d'huile , & du fel effentiel : elles font
déterfives , aftringentes , fortifiantes ;
on les fait entrer dans les compofitions
de beaucoup de Remèdes extérieures.
On s'en fert auffi intérieurement. *Pline*
dit que chez les Anciens les bayes de
Myrte tenoient lieu de Poivre , avant-
que ce dernier fût découvert , &
qu'on en avoit même dénommé un excellent ragoût qui s'appelloit encore
de fon temps *Myrtatum.* On les faifoit
entrer dans les meilleures fauces. *Be-*
lon rapporte que les habitans d'Illyrie
perfectionnent les Cuirs avec les feuilles de Myrte , comme font les Macé-
doniens avec le Sumach , les Egyptiens
avec les filiques d'Acacia , les peuples
de l'Afie-Mineure avec les calices des
Glands de Chêne , les François avec
l'écorce moyenne de cet arbre. Les

E v.

Phrygiens avec l'écorce de Pin sauvage. Le même Auteur a observé qu'il naiſſoit ſur le Myrte une graine d'écarlate, ſemblable au Kermès, qui renferme un petit animal vivant dans ſa coque.

Les propriétés du petit Myrte pour l'uſage de la Médecine, ſont les mêmes que celles du grand Myrte.

Myrte commun à large feuille, ou grand Myrte ; *Myrtus ſeu Myrtus major*, Offic. *Myrtus communis Italica*, C. B. P. 468. *Myrtus vulgaris nigra & alba, ſativa & ſylveſtris*, J. B. 1. 510. *Myrtus Bœtica ſylveſtris*, Ger. *Myrtus latifolia vulgaris*, Park. Raii Hiſt. 1502.

Cette eſpèce de Myrte croît quelquefois à la hauteur d'un Arbre ; elle a ſes branches ſouples & pliantes, ſon écorce rouge, ſes feuilles un peu longues, toujours vertes, reſſemblantes à celles du Grenadier, tantôt noirâtres, tantôt blanchâtres, ſur différens pieds. Ses fleurs ſont compoſées de cinq feuilles diſpoſées en roſe, blanches, odorantes, de même que dans les autres eſpèces. Il leur ſuccède des fruits ou bayes oblongues, qui ont quelque rapport aux Olives ſauvages ; du moins elles font beaucoup plus groffes fur les pieds cultivés que fur les fauvages , parmi lefquels fe trouve auffi le blanc & le noir.

Le grand Myrte abonde en Tofcane, & aux environs de Rome & de Naples. Il croît auffi en Provence dans les hayes. *Anguillara* prétend que le Myrte blanc n'eft pas une efpèce diftincte du noir; felon lui, ce n'eft qu'une variété de couleur , & l'un & l'autre font très-communs en Italie. *Belon* en voyageant le long du rivage de la Mer d'Aléxandrie a obfervé des Myrtes noirs bas & petits , parce qu'ils y font perpétuellement agités des vents de mer. Les Myrtes aiment les lieux maritimes ; & c'eft la raifon pourquoi ils ont été dediés à Vénus, que les fables des Poëtes ont fait naître de la mer. *Rai* eftime que le Myrte à fleur double fi recherché des Curieux pour fa beauté , n'eft qu'une variété de celui-ci. Il n'en eft point qui rapporte plus de fleurs, & dont la fleur dure plus long-temps ; elle dure fouvent pendant trois mois , & fe foutient malgré les gelées blanches. On ne le trouve prefque jamais fans fleur , les premiéres fleurs étant remplacées par de nouvelles. Rarement monte-t'il en graines, comme

E. vj

il arrive dans la plûpart des plantes à fleur double.

Toute la plante du Myrte contient beaucoup d'huile aromatique, avec beaucoup de particules terreftres ; ce qui la rend aftringente, & propre à arrêter toutes fortes de flux. On fe fert des bayes, ainfi que des feuilles, tant intérieurement qu'extérieurement. On employe principalement le fyrop fimple fait avec le fuc des fruits, qu'on ordonne depuis demi-once jufqu'à une once dans les Juleps ou Potions aftringentes & rafraîchiffantes. Beaucoup de Médecins s'en fervent contre les cours de ventre, pour arrêter les Hémorragies & les Fleurs-blanches. L'extrait des Bayes connu chez les Apothicaires, fous le nom de Myrtilles, fe donne jufqu'à deux gros dans les mêmes Maladies, & eft en outre très-bon pour fortifier l'Eftomac. La décoction ou l'eau diftillée des feuilles & des fleurs de Myrte, eft déterfive, aftringente, propre à fortifier les parties & fur-tout les Gencives, elle convient en Gargarifme à tous les maux de Gorge. On fait avec la même décoction des fomentations très-utiles dans les foulures de Nerfs, & les Luxations. Le vin dans lequel on a

fait bouillir les bayes de Myrte, est estimé pour les rapports aigres, pour le
Hocquet, pour le relâchement de la
Luette, pour la chûte du fondement &
de la Matrice. On prépare aussi une huile par infusion des Bayes dans de l'huile, qu'on appelle *Oleum Myrtillorum*, à
la différence de celle que l'on fait par la
simple infusion des feuilles, qui est
nommée *Oleum Myrti*. On se sert de
l'une & de l'autre extérieurement, principalement de la première, pour fortifier les membres ; on en fait un liniment
sur la région de l'estomac dans les vomissemens & dans le cours de ventre ;
en un mot, elle resserre, & rétablit le
ressort des parties.

Les bayes du Myrte ont donné le
nom au syrop de Myrte composé *de
Mesué*, elles entrent dans la composition du syrop roborant *de Charas*, dans
les Trochisques *de Gordon*, & dans l'onguent styptique *de Fernel*. Le syrop simple entre dans les Pilules astringentes
de la Pharmacopée *de Paris*.

Prenez des pepins de Coing pilés,
une once ; de la Conserve de Ro-
ses rouges, une demi-once ; des
fleurs de Grenade, un gros ; du
syrop de Myrte, une quantité suf-

fifante pour faire un Electuaire;
dont la dofe fera d'un gros trois
fois le jour , dans les Diarrhées
ou vomiffemens provenans de foi-
bleffe d'eftomac.

Prenez des bayes de Myrte , de l'é-
corce de Grenade , des Noix de
Cyprès , & de l'Alun de Roche ,
de chacun une once.

Concaffez le tout , & mettez-le infufer fur les cendres chaudes pendant la nuit dans une pinte de
bon vin rouge , ou d'eau de Forgeron.

Faites-le bouillir enfuite jufqu'à la
diminution du quart.

Paffez la liqueur avec expreffion , &
gardez-la pour l'ufage. On s'en fert
avantageufement dans la chûte du
fondement , de la Matrice , & dans
le relâchement du Vagin ; on en
baffine la partie relâchée matin &
foir pendant quelque temps.

Piment Royal, Galé , Myrte bâtard
des pays froids, ou Myrte du Brabant ,
Gale , five Chamelæagnus , Offic. *Rhus
myrtifolia Belgica* , C. B. P. 414. *Gale ,
frutex odoratus , feptentrionalium* , J. B.
1, 2 2 5, *Elæagnus* , Cord. *Chamelæagnus* ,

Dod. 768. *Myrtus Brabantica , Ger. Rhus sylvestris , sive Myrtus Brabantica vel Anglica* , Park. Raii Hist. 1707. *Rhus sylvestris altera* , Lugd. Hist. *Rhus berba* , Plinii , Clus. Hist. *Thee Europæum aut nostras* , Sim. Paulli. *Gale florifera & fructifera* , Vaill. Bot. Par. 77. *Myrica foliis lanceolatis fructu sicco* , Linn. Flor. Lappon. 297. *Pseudo - Myrsine , sive Pseudo - Myrtus* , Quorumd.

Le Galé est une plante ligneuse & sarmenteuse , ou un petit Arbrisseau à racine dure & fléxible , qui s'éléve à la hauteur d'une coudée & davantage , & qui ressemble assez à un petit saule. Ses tiges sont menues , quelquefois hautes de deux à trois pieds , rarement de quatre , branchues , ayant une écorce roussâtre & lisse , garnies de feuilles alternes , assez semblables à celles de l'Airelle ou plutôt du Myrte , plus longues , moins pointues , lisses & polies , mais en quelque sorte blanchâtres , légèrement dentelées dans quelques individus d'une odeur de Drogue & de Baume. Ses fleurs sont à chatons au bout des branches comme dans le Bouleau , mais plus courts & par grappes , écailleux , d'une couleur roussâtre claire & luisante. Les pieds qui portent ces

fauffes fleurs ne donnent point de fruits ;
ces fruits naiffent fur d'autres individus ,
& font à grappes compofées de plufieurs femences menues , graffes , d'une
odeur affez forte , couvertes de petites
écailles appliquées fur leur furface. Toute la plante eft odorante.

Le Piment Royal aime les lieux incultes & pleins de Bruyères , aquatiques
& marécageux ; il fleurit en Mai & Juin ,
& fa femence mûrit en Juillet & Août.
Il fe trouve aux environs de Paris , en
particulier dans les prairies humides de
S. Leger au delà de Verfailles ; il eft
moins connu aujourd'hui qu'il n'étoit
autrefois. On apportoit pour lors à Paris par charretées les branches de cet
Arbriffeau , & les femmes les mettoient
dans leurs armoires parmi le linge & les
hardes ; mais actuellement on ne les
employe plus que dans quelques parfums. *Rai* dit que fes Compatriotes
ornent pendant l'Eté avec fes feuilles
& fes rameaux les appartemens de leurs
maifons , à caufe de la bonne odeur
qu'ils exhalent, & qu'ils en mettent auffi
dans les coffres parmi leurs habits , non
feulement pour les parfumer avec cette
fenteur , mais encore pour en chaffer les
Teignes. Quelques-uns en font bouillir

les fleurs dans la Bierre au lieu de Hou-
blon ; mais elles la rendent très-eny-
vrante , & capable de porter promptement à la tête. *Simon Paulli* dit qu'on
a reconnnu par expérience que les Serpens ne rampent jamais dans les bois
où croît le Galé , & qu'ils n'ofent pas
même en approcher. On connoît aujourd'hui les feuilles de l'arbre du Thé
que l'on nous apporte de la Chine ; on
fait avec ces feuilles bouillies ou infu-
fées dans l'eau, en y ajoutant un peu
de fucre , une boiffon qui n'eft pas défagréable & qui paffe pour être faine. On
dit qu'avec les feuilles féchées du Galé
on en prépare une femblable. *Simon
Paulli* affûre même que les feuilles de
notre Piment Royal , font les propres
feuilles du Thé fi eftimées , & qu'on va
chercher fi loin : mais felon *Rai*, il fe
trompe lourdement , & l'arbre du Thé
eft auffi différent du Galé, que la Chine
eft diftante de l'Europe. M. *Linnæus* eft
dans le même fentiment , ainfi que bien
d'autres.

La grande amertume dont cette plante eft douée , la rend réfolutive , forti-
fiante & defficative : on ne l'employe
cependant guères que contre les vers
qu'elle fait mourir , foit par cette gran-

de amertume qui leur eſt contraire, ſoit en réſolvant les humeurs mucilagineuſes dans leſquelles leurs œufs ſont placés & où ils viennent à éclorre. On l'employe à cet effet intérieurement & extérieurement, ſoit en la mêlant avec les poudres ou Opiates vermifuges, ſoit avec les Cataplaſmes deſtinés contre la même Maladie. *Simon Paulli* aſſûre que dans la Norwège on prépare un Onguent avec la poudre de Galé incorporée avec le Beurre de Mai, qui eſt excellent contre la Galle la plus rébelle. On peut employer ſes feuilles ſéchées à l'ombre en infuſion théiforme. Cette boiſſon eſt propre à fortifier l'eſtomac relâché par les glaires & une pituite ſurabondante.

> Prenez des ſommités de Galé, de Tanaiſie ; de la Coralline & de l'Œthiops minéral, de chacun un gros.

> Incorporez le tout avec le ſyrop d'Abſinthe, pour former une Opiate vermifuge, dont la doſe ſera d'un à deux ſcrupules le matin à jeun enveloppés dans du pain à chanter, en continuant pendant quelque temps.

Cataplafme contre les Vers.

Prenez des feuilles d'Abfinthe , une poignée ; des fommités de Galé , une demi-once; des gouffes d'Ail , nº. ij.

Faites bouillir le tout dans du Lait en confiftance de Cataplafme , & appliquez - le chaudement fur le nombril , le couvrant d'une compreffe pliée en quatre , & l'affujettiffant avec une Bande.

NAPELLUS.

Napel.

NAPEL, Aconit ou Tue-loup bleu, Coqueluchon, Capuchon ou Capuce de Moine, Madriettes; *Napellus verus*, Offic. *Aconitum cœruleum , feu Napellus* 1. C. B. P. 183. Inft. R. H. 425. *Aconitum magnum purpureo flore , vulgò Napellus*, J. B. 655. Raii Hift. 702. *Napellus*, Dod. Pempt. 44. *Napellus verus cœruleus*, Ger. *Napellus verus flore cœruleo*, Park. *Napellus vulgaris*, Lob. icon. 679. *Aconitum cœruleum feu Napellus cum cœfiis mufcis*, Thal. *Aconiti altera fpecies cœruleo flore*, Gefn. Hort. *Aconitum foliorum laciniis lineari-*

bus fupernè latioribus linea exaratis, Linn.
Hort. Cliff. 214. *Cucullus Monachi,*
Vulparia, Luparia nigra feu Lupi radix,
herbariorum.

Sa racine qui eft de la groffeur d'un
petit Navet, noire en dehors, blanchâtre en dedans, produifant fouvent d'autres Navets collateraux, jette plufieurs
tiges à la hauteur de trois pieds & même plus hautes, rondes, ordinairement
liffes, remplies de moëlle, roides, difficiles à rompre, garnies depuis le bàs
jufqu'en haut de feuilles amples, prefque rondes, difpofées alternativement
ou plutôt fans ordre, attachées à de
longues queues faites en tuyau, d'un
verd obfcur, polies, nerveufes, découpées profondément, ou divifées & fub-
divifées en beaucoup de lanières étroites & pointues d'une manière plus re-
marquable que dans toute autre efpèce
d'Aconit. Aux fommités des tiges fortent plufieurs fleurs comme en épi,
portées chacune fur un pédicule long
d'un pouce, compofées de cinq feuilles inégales dont la fupérieure, creu-
fée en façon de Cafque ou d'un Coqueluchon de Moine, cache deux efpèces de Croffe, les deux feuilles laté-
rales plus larges repréfentant les oreillet-

res , & les deux inférieures la menton-
nière d'un Heaume, de couleur bleue
rayée, & revêtues en dedans de quelques poils. Quand les fleurs sont paffées, il leur succède des fruits à plusieurs fourreaux ou guaines membraneu-
ses disposées en manière de tête, ordinairement au nombre de trois, quelquefois quatre & davantage, oblongues, lisses, lesquelles renferment plusieurs semences menues, noires dans
leur maturité, anguleuses, chagrinées
ou ridées.

Cette plante croît naturellement sur
les Alpes, dans la forêt Noire, en Si-
lésie, & ailleurs aux lieux montagneux ;
on la cultive aussi dans les jardins. Elle
fleurit en Mai ou en Juin, quelquefois
plus tard dans des endroits froids, &
donne sa graine en Août. Mais si l'on
en croit *Jean Bauhin*, il seroit plus prudent de bannir de nos jardins un poison aussi mortel que le Napel, d'autant
que dans une si grande abondance de
fleurs agréables & salutaires, ou qui du
moins ne sont point nuisibles, nous
pourrions bien aisément nous passer
d'un plaisir qui ne fait que repaître
nos yeux, & qui nous coûte quelquefois la vie. Sa racine est des plus viva-

ces ; aussi transplantée dans les jardins ou vergers , elle y prend très-facilement, & y dure fort long-temps, quoique négligée & même maltraitée.

Tous les Auteurs de Botanique qui ont parlé de l'Aconit, s'accordent à dire, qu'entre tous les poisons qui se tirent de la famille des Végétaux , le Napel a toujours été regardé comme un des plus dangereux : aussi toutes les parties de cette plante sont-elles pernicieuses , & sur-tout sa racine que quelques Auteurs assûrent causer la mort, si on l'échauffe seulement quelque temps dans la main. Il paroît par ses effets qu'elle est extrêmement Caustique & corrosive ; car elle produit en peu de temps dans ceux qui ont eu le malheur d'en manger, des enflures, des inflammations , des convulsions , la gangrène & la mort ; *Mathiole* raconte l'histoire d'un Criminel condamné à mort, à qui l'on fit manger de cette racine pour essayer quelques Antidotes qu'on proposoit contre ce poison. Cet homme y trouva d'abord un goût de Poivre un peu fort, & au bout de deux heures il fut saisi de vertiges & de si violentes commotions de Cerveau, qu'il s'imaginoit avoir la tête pleine d'eau

bouillante ; cet état fut fuivi d'une en-
flure générale de tout le corps, le vifage devint livide, les yeux fortoient
d'une manière affreufe hors de la tête ;
enfin des Convulfions horribles termi-
nèrent bientôt la vie & l'efpérance du
Criminel. On a autrefois reconnu à
Anvers par une expérience auffi éviden-
te que malheureufe, dont la mémoire eft
encore récente, dit *Dodonée*, combien
le Napel eft pernicieux : car des gens
malavifés ayant mis de fes racines dans
une falade, tous ceux qui en mangèrent furent furpris des plus cruels accidens, & perdirent la vie par une
prompte mort. *Turner* dit auffi que dans
la même Ville, des François ayant mangé des racines de Napel dans une falade, moururent tous en deux jours, excepté deux Bâteleurs qui les avoient re-
vomies. *Wefper dans fon Hiftoire de la
Ciguë aquatique*, raconte qu'ayant ou-
vert un loup qu'on avoit empoifonné
avec le Napel, il lui trouva l'inteftin
Duodenum enflammé & fphacelé ; & il
affure qu'en temps de Pefte plufieurs
fe font fervis de cette plante pilée en
guife de Véficatoire ; ce qui démontre
avec tout ce que nous venons de dire, fa
qualité cauftique & corrofive. On pour-

roit donc douter raisonnablement que
le Napel eût quelques vertus médicinales. Cependant comme il arrive tous
les jours qu'une même plante, suivant
ses différentes préparations, peut avoir
de bons ou de mauvais effets; ce que
nous voyons dans le pied de Veau dont
la racine récente est corrosive, & qui
séchée est un de nos meilleurs stoma-
chiques; que de plus un Remède pris
en une certaine dose est un poison dangereux, qui pris en moindre quantité
produit des effets admirables, comme
l'Opium & les Cantharides, on ne doit
pas conclure de ce qu'une plante a de
mauvaises propriétés, qu'elle n'en puisse avoir de bonnes; & c'est ce qui arrive au Napel, qui a quelques vertus
médicinales qu'il ne convient pas d'i-
gnorer. *Avicenne* assure que la racine
du Napel séchée & incorporée avec le
Miel, est un Remède insigne en liniment contre la Gratelle. On trouve dans
les *Ephémérides d'Allemagne, Décurie* 1.
année 2. *Observation* 41. que le Docteur
Bernhard de Berniz dit avoir connu un
homme qui donnoit la racine de Napel pulvérisée à la dose d'un gros dans
les fiévres tierces & quartes, & cela
avec succès, & que cette plante transplantée

plantée d'un lieu en un autre, par exemple, des Alpes dans les jardins, perd sa qualité vénéneuse ; qu'elle n'est point un poison dans le Nord comme en Italie & dans les pays chauds, & qu'enfin l'on peut changer son mauvais caractére en la préparant diversement. D'autres Auteurs assurent la même chose, entr'autres *Jean Faber*, qui dit que la Ciguë & le Napel, qui sont des plantes vénéneuses vers le Midi dans les Pyrénées, déposent toute leur malignité, si on les transplante du côté du Septentrion & dans des endroits humides. Je ne voudrois pourtant pas, ajoute *Rai* à ce sujet, éprouver sur moi-même les facultés du Napel cultivé dans les jardins : car en ayant mâché, il m'a un peu engourdi la langue, quoique cet engourdissement ne se fît pas sentir tout d'abord. *Jean Boecler*, Continuateur de la matière Médicale d'*Hermann*, pense comme *Rai*. *Gesner* dit avoir vu des Apoticaires en Savoye, se servir des racines de Napel à la place d'Hellebore noir, & *Sylvius* trouve mauvais que quelques-uns fassent la même chose en France. La cause d'une telle bévue venoit de la couleur noire de la racine du Napel, & de ce qu'elle purge violem-

ment comme l'Hellebore qu'ils n'a-
voient point. *Gesner* ajoute que si l'on
mâche de la graine de Napel, elle fait
cracher considérablement , & qu'il a
éprouvé que sa racine affecte la langue
d'un goût brûlant de Pyrèthre & de
Staphis-aigre ; que quand on l'écrase ,
elle sent une odeur désagréable & re-
butante ; que le miel recueilli sur cette plante est venimeux comme celui
des fleurs du Nerion, que néanmoins
ayant goûté plusieurs fois de ses fleurs,
elles lui ont toujours semblé douces ;
qu'il a même souvent vu dessus des
Guêpes & des Mouches à miel : mais
que les bestiaux ne touchent point à
cette plante. *Jean Bauhin* dit avoir appris d'une femme de qualité qu'un jour
plusieurs poules ayant mangé du Napel en étoient mortes : mais que celles
à qui l'on avoit donné de l'Ail & du
Vinaigre en étoient réchappées. *Saxo-*
nia rapporte avoir oui dire qu'il y avoit
un Médecin Allemand qui guérissoit
tous les pestiférés, en leur appliquant
un Vésicatoire fait avec la racine de
Napel, lequel attiroit à soi tout le venin
de la peste. *Melchior Friccius* , Médecin d'Ulm, dans un Traité intitulé *Pa-*
radoxes sur les Venins, le vante pour cer-

taines maladies de la peau & pour les fièvres intermittentes.

Au reste, comme depuis *Theophraste* jusqu'à nous l'Aconit a toujours été regardé comme une plante dangereuse dans toutes ses parties, & que d'ailleurs nous avons des plantes dont les vertus ne sont point équivoques pour tous les cas où l'on pourroit employer le Napel, il sera toujours plus prudent de ne s'en pas servir, & d'attendre que quelque hasard développe davantage ses propriétés Médicinales, plutôt que d'en faire sur des hommes des expériences qui ne sont jamais sans danger, & qui sont toujours criminelles.

Le Napel fait mourir tout animal qui en mange, & si quelqu'un en réchappe il tombe aisément en étisie. Autrefois on empoisonnoit les flèches avec le suc de cette plante, & l'on prétendoit que la chair des animaux en devenoit plus tendre & plus délicate ; mais on avoit soin d'emporter préalablement la circonférence de la playe. On détruisoit aussi les animaux sauvages, comme Lions, Tigres, Léopards, Panthères, Loups, Loups-cerviers, & Ours, avec l'Aconit adroitement mélé à l'appas des viandes qu'ils aiment le plus.

Quant aux remèdes propres contre ce poiſon, on commence par donner promptement un émétique, ſuivi d'une boiſſon abondante de lait & de beurre bouillis enſemble, & l'on finit le traitement par quelques bols de Thériaque, d'Orviétan ou de Mithridat; on y peut joindre les ſels volatils de Vipère, de Corne de Cerf, & de ſel Ammoniac, tant pour fortifier l'eſtomac fatigué par l'effet du poiſon & du vomiſſement, que pour chaſſer par la tranſpiration les parties nuiſibles qui pourroient s'être introduites dans la maſſe du ſang.

Liniment contre la Gratelle.

Prenez de la poudre de racine de Napel ſéchée, autant que vous voudrez.

Incorporez-là avec une ſuffiſante quantité de Miel pour former un Liniment.

On en frottera les parties galeuſes, après les avoir lavées avec une forte décoction de feuilles & de racines de Mauve ou de Guimauve faite dans l'urine du Malade; ce qu'on réïtérera juſqu'à guériſon, ayant ſoin de purger pluſieurs fois pendant l'uſage de ce Remède.

Napus.

Navet.

ON diſtingue en Botanique & dans les boutiques deux ſortes de Navet, qui ſont le cultivé & le ſauvage.

Le Navet ou Naveau cultivé, Navet domeſtique ou commun ; *Navus vulgaris*, Offic. *Napus ſativa radice albâ*, C. B. P. 95. *Napus*, J. B. 2. 842. Raii hiſt. 801. Dod. Pempt. 674. Inſt. R. H. 229. *Rapum ſativum alterum & Napus veterum*, Trag. 730. *Bunias ſive Napus*, Adv. Lob. icon. 200. *Bunias*, Ger. *Napus hortenſis*, *Napus domeſtica*, *Herbariorum*.

Sa racine eſt oblongue, ronde, groſſe par le collet, cependant moins groſſe que la Rave, charnue & tubéreuſe, plus menue vers le bas, de couleur blanche ou jaune, quelquefois noirâtre en dehors, blanche en dedans, d'une ſaveur douce & piquante, agréable, plus ſuave & plus délicate que le Raifort. Elle pouſſe une tige de la hauteur d'une coudée & davantage, qui ſe diviſe en rameaux. Ses feuilles ſont oblongues, profondément découpées, rudes vertes, fans pédicules, ou attachées à des pédicules membraneux; les inférieures font finuées, embraffent la tige, & finif- fent en pointe. Selon Lobel, elles font moins rudes que celles de la Rave. Sa fleur eft à quatre feuilles difposées en croix, jaune comme celle du Chou; & quand elle eft paffée, il lui fuccède une filique longue d'environ un pouce, ron- de, qui fe divife en deux loges remplies de femences affez groffes, prefque ron- des, de couleurs rougeâtres ou tirant fur le purpurin, d'un goût âcre & pi- quant qui tient de l'amer. Cette âcreté eft moindre que celle de la graine de Moutarde : quoiqu'elle en appro- che.

On le féme & on le cultive dans les jardins & dans les champs. Les raci- nes du Navet font plus chaudes que celles de la Rave : du refte, elles ont les mêmes vertus, & fervent également pour la cuifine. Le Navet fe multiplie de graine, il veut une terre légére & fabloneufe, quoiqu'il vienne bien auffi dans les terres fortes, quand elles font bien labourées. Il y en a de plufieurs fortes, de gros & de petits, les pe- tits Navets font eftimés les meilleurs & les plus agréables au goût. On fait cas à Paris des Navets de Vaugirad, & de ceux de Freneuse près Poissi ; il y en a beaucoup qui sont tout à fait insipides, & que par cette raison l'on n'estime aucunement. *Galien* ne fait nulle différence entre la Rave & le Navet.

Le Navet contient beaucoup de phlegme, d'huile & de sel essentiel. Sa racine & sa semence s'employent en Médecine. L'usage que l'on fait de sa racine pour la cuisine est trop connu pour nous y arrêter. Nous dirons seulement en passant que le Navet est flatueux, & qu'il se digère un peu difficilement, à cause d'un suc visqueux & grossier dont il est chargé ; ce qui fait qu'il ne convient pas aux estomacs foibles & sujets à se gonfler de vents. Quant à la Médecine, on s'en sert en décoction dans les Bouillons propres pour la Poitrine. Ces Bouillons conviennent dans la toux invétérée, dans l'Asthme, & dans la Phthisie ; ils facilitent doucement l'expectoration en détergeant les Poumons sans y causer d'irritation. On prépare aussi de la manière suivante un syrop pectoral qui est très-efficace dans les mêmes Maladies. On prend pour cela telle quantité qu'on veut de Navet, que l'on coupe par rouelles après les

avoir ratiſſés ; on en remplit un pot de
terre , qu'on lute avec de la pâte &
qu'on met au four après en avoir tiré
le pain ; on l'y laiſſe pendant douze ou
quinze heures ; on en ſépare enſuite le
jus qui ſe trouve au fond du pot , &
ſur quatre onces de ce jus on jette une
once de Sucre candi en poudre. La doſe eſt d'une cuillerée, ou ſeule , ou mêlée avec un verre de Ptiſane ou d'eau
ſimple ; ce qui ſe peut répéter pluſieurs
fois le jour ; ce ſyrop convient ſur-tout
dans les Rhumes invétérés.

On ſe ſert auſſi extérieurement de la
même racine étant rapée , pour digèrer ,
pour réſoudre , & pour appaiſer les douleurs ; on l'applique en manière de Cataplaſme.

La ſemence de Navet eſt inciſive &
apéritive ; elle excite l'urine ; elle eſt propre contre la jauniſſe , & elle chaſſe par
la tranſpiration les mauvaiſes humeurs.
Ainſi on l'employe avec ſuccès dans les
fièvres malignes , dans les fièvres érup-
tives , lorſque la fièvre eſt médiocre , &
que l'humeur qui ſe porte à la peau ne
le fait pas aſſez abondamment pour l'a-
vantage du malade.

Prenez des ſemences de Navet con-
caſſées, deux gros.

Faites les infuser pendant la nuit sur les cendres chaudes dans un verre de vin blanc.

Coulez le tout le lendemain avec expression pour une dose à prendre pendant neuf jours le matin à jeun dans la jaunisse & les embarras des Reins & du Foye.

Prenez six Oignons blancs, la moitié d'un mou de Veau, une douzaine de Navets ratissés & coupés par rouelles, & une once de sucre candi.

Faites bouillir le tout dans six livres d'eau, que vous réduirez à deux.

Passez-le ensuite sans expression, & partagez-le en quatre doses à prendre deux jours de suite, une le matin à jeun, & l'autre en se couchant, ce qui se répétera suivant le besoin dans les douleurs de Poitrine avec oppression & toux considérable.

Le Navet sauvage, la Navette; *Bunium seu Bunias*, Offic. *Napus sylvestris*, C. B. P. 95. J. B. 2. 843. Raii Hist. 802. Inst. R. H. 229. *Bunias sylvestris, Napus flore luteo*, Lob. icon. 200. *Bunias*

ſive Napus ſylveſtris noſtras , Park. *Bu-*
nias ſylveſtris , Lobelii , Ger. *Napus ſyl-*
zeſtris , Dod. *Napi alterum genus ſylve-*
ſtre , Fuchs. *Rapum longum minus* , Tabern. icon. 406. *Braſſica radice cauleſ-*
cente fuſiformi , Linn. Hort. Cliff. 339.
Naveta , Ruell. *Navetta vulgaris* , *Ra-*
pum ſylveſtre , Quorumd.

Cette ſeconde eſpèce de Navet ne
différe de la précédente que par ſa racine qui eſt beaucoup plus petite , &
n'eſt guères plus groſſe que le pouce ,
ronde , d'un goût âcre qui ſent le ſauva-
geon. Sa fleur qui eſt jaune & quelquefois blanchâtre , ſes ſiliques & ſes ſemences ſont très-approchantes de celles du
Navet cultivé. Ses feuilles ſont plus découpées que celles de l'autre , & ne
tiennent pareillement à la tige par aucun pédicule. Le Navet ſauvage approche par ſa feuille plus du Chou
que de la Rave , & ſes feuilles inférieures qui ſortent de la racine ſont
un peu rudes , du moins en deſſus. Il
croît naturellement entre les Bleds ,
ſur les levées & les rebords des foſſés. Il
fleurit en Avril & en Mai , & produit
beaucoup de graines. Sa ſemence entre dans la Thériaque ſous le nom de
ſemen Buniados.

On en tire les mêmes principes Chymiques que du Navet domeſtique ; ſa ſemence a auſſi les mêmes vertus ; elle eſt même préférée en Médecine à celle du précédent ; on lui attribue une qualité alexitère , & c'eſt ſous cette idée qu'elle entre dans la compoſition de la Thériaque d'*Andromaque*. Perſonne n'ignore que les Oiſeliers en nourriſſent dans les cages bien des eſpèces de petits Oiſeaux , comme Serins , Chardonnerets , Linotes , Pinçons , & autres ſemblables. MM. *Rai, Garidel* , & d'autres Auteurs avancent que c'eſt de cette ſemence qu'on appelle *Navette ou Navuce* , que l'on tire une huile par expreſſion dont on ſe ſert communément pour brûler à la lampe , & que les Bonnetiers employent dans leurs Ouvrages : mais M. *Lemery, dans ſon Dictionnaire des Drogues ſimples* , obſerve que la graine qu'on appelle *Navette* , n'eſt pas toujours de la ſemence de Navet , comme beaucoup de gens le croyent ; & que c'eſt ſouvent la ſemence d'une eſpèce de Chou qu'on appelle en Flandres *Colſa* , & qu'on cultive pour cet effet en Normandie , en Brie , dans les Pays-Bas & en Hollande ; quoiqu'on y cultive auſſi la première eſpèce de Navette pour en avoir l'huile. Cette huile de Navette eſt réſolutive & adouciſſante appliquée extérieurement : mais on s'en ſert peu en Médecine pour l'uſage intérieur.

Prenez des ſemences de Navet ſauvage, un gros.

Pilez-les doucement dans un mortier de marbre , en verſant peu à peu deſſus huit onces d'eau de Scorſonère ou de Chardon-bénit.

Paſſez enſuite le tout par un linge , pour une émulſion à donner pour faciliter l'éruption de la Rougeole & de la petite Vérole , ainſi que dans les fièvres malignes.

NARCISSO-LEUCOIUM.

PERCE-NEIGE , Violettes de Février ou de la Chandeleur, Violier bulbeux , Campanes blanches, Baguenaudes d'Hiver ou de Printemps ; *Leucoium bulboſum , viola alba*, Offic. *Narciſſo-Leucoium vulgare*, Inſt. R. H. 387. Raii Hiſt. 1144. *Leucoium bulboſum vulgare*, C. B. P. 55. *Leucoium bulboſum , Hexaphyllon , cum unico flore rariùs bino*, J. B. 2. 520. *Leucoium bulboſum ,*

Hexaphyllon, Dod. Pempt. 230. *Leucoium bulbosum*, *serotinum*, Ger. *Leucoium bulbosum*, *præcox*, *majus*, Park. *Leuconarcissolirion pratense vernum*, Adv. Lob. *Viola alba bulbosa*, Fuchsii, Lugd. Hist. *Viola alba*, Theophr. *Februarii flos*, *Herbariorum*.

Sa racine est bulbeuse, composée de plusieurs tuniques blanches, hormis l'extérieure qui est brune, garnie en dessous de fibres blanchâtres, d'un goût visqueux, sans presque nulle acrimonie. Elle pousse trois, quatre ou cinq feuilles semblables à celles du Porreau, assez larges, fort vertes, lisses, luisantes. Il s'éléve d'entr'elles une tige à la hauteur de plus d'un demi-pied, anguleuse, canelée, creuse, revêtue avec ses feuilles jusqu'au milieu, d'une espèce de guaine ou fourreau blanc; elle ne porte ordinairement qu'une seule fleur au sommet, quelquefois deux, rarement trois. Cette fleur est le plus souvent à six feuilles, quelquefois à sept & à huit, ce qui dépend de la bonté du terroir, disposées en manière de petite cloche panchée, de couleur blanche, avec une pointe un peu aiguë, qui est marquée d'une tache verdâtre par dehors, & refléchie legèrement en dedans, d'une odeur qui n'est point désagréable, semblable selon *Fuchsius* à celle de la Violette de Mars, & selon *Clusius* à celle de l'Aubépine. Lorsque la fleur est passée, son calice devient un fruit membraneux relevé de trois coins, fait en façon de Poire, & divisé intérieurement en trois loges remplies de semences presque rondes, dures, d'un blanc jaunâtre.

La Perce-neige ordinaire croît naturellement dans des prez humides sur certaines montagnes, dans les forêts ombrageuses, & dans les hayes ; elle fleurit en Février, & disparoît dès le mois de Mai, sa racine subsistant cependant en terre comme celle du Narcisse. C'est par ses bulbes qu'on la multiplie ; car on la transplante volontiers dans les jardins pour l'y cultiver, à cause de sa fleur qui est des plus hâtives.

Cette plante contient beaucoup d'huile & de phlegme, & peu de sel.

On ne se sert guères que de sa racine en Médecine ; elle fournit un Emétique assez doux, dont on doit la découverte au hasard ; comme presque toutes celles qui se font dans la Nature. On trouve dans les *Ephémérides d'Allemagne*, ann. 1727. *pag.* 286. une observation du Docteur *Michael Fa-*

lentin, qui raconte qu'une Payfanne étant venue vendre en Ville des Oignons de Perce-neige en guife de Ciboulettes, toutes les perfonnes qui en mangèrent furent furprifes de vomiffemens; qui cependant n'eurent aucunes fuites fâcheufes; en forte qu'on pourroit s'en fervir commodément dans les cas où cette évacuation eft indiquée : ce qui feroit très-commode pour le menu peuple & pour les gens de la Campagne, où cette plante fe trouve communément. Si l'on en croit *Paul Hermann*, la racine de notre Perceneige eft émolliente, digeftive & réfolutive; bouillie dans du Vin ou de la Bierre elle eft bonne pour les fièvres, comme fes fleurs le font pour la Cataracte, fi l'on en diftille l'eau; & cette même eau diftillée eft recommandée pour les taches de rouffeurs. *Schwenckfeldt* dit auffi que les fleurs de cette plante bouillies dans du Vin, s'employent contre les douleurs de Côté.

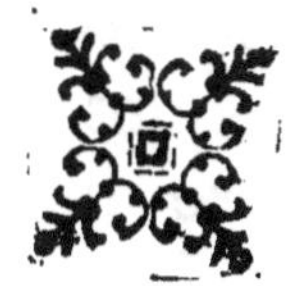

NASTURTIUM.

Cresson.

NOus comprendrons ici sous le nom de Cresson quatre ou cinq plantes, quoique de différent genre ; sçavoir le Cresson de jardin, le Cresson sauvage, le Cresson de Fontaine, & la Capucine.

Le Cresson des jardins, le Cresson Alenois ou cultivé, le Nasitor ; *Cardamum, sive Nasturtium hortense,* Offic. *Nasturtium hortense, vulgatum,* C. B. P. 103. Inst. R. H. 213. *Nasturtium vulgare,* J. B. 2. 912. *Nasturtium hortense,* Dod. Pempt. 712. Ger. Park. Raii Hist. 825. Trag. Fuchs. Lugd. Hist. *Nasturtium nostras,* Camer. Hort. *Cardamon, Nasturtium hortense,* Lob. *Cressio vulgaris, Herbariorum.*

Sa racine est simple, ligneuse, blanche, garnie de fibres menues, moins âcre que les feuilles. Elle pousse une ou plusieurs tiges à la hauteur d'un pied ou d'un pied & demi, rondes, lisses, solides, rameuses, couverte d'une espèce de poussière bleuâtre qui s'en détache aisément. Ses feuilles sont oblongues , découpées profondément , d'un goût âcre , mais qui n'est point désagréable. Ses fleurs naissent aux sommités des tiges & des branches , petites , composées chacune de quatre pétales ou feuilles disposées en croix, de couleur blanche-purpurine , portées sur de courts pedicules. Quand les fleurs sont tombées, il leur succède de petits fruits presque ronds , applatis , échancrés au sommet , divisés en deux loges qui ne contiennent que deux semences , une dans chaque cellule , rondelettes , rougeâtres , d'un goût brûlant. On cultive cette plante dans les jardins pour les salades ; elle demeure verte tout l'Hiver ; mais on en séme au Printemps , parce qu'alors elle est beaucoup plus tendre. Le Cresson de jardin fleurit en Eté , surtout en Mai & en Juin.

Les Auteurs font ordinairement deux espèces , ou plutôt deux variétés de Cresson Alenois , l'une à large feuille, l'autre à feuille plus découpée & frisée , du reste semblable à la précédente par ses tiges, fleurs & semences.

Le Cresson des jardins contient beaucoup de sel essentiel , médiocrement de phlegme & d'huile ; ce qui rend cette

plante incisive, déterſive, apéritive &
antiſcorbutique. Ses feuilles & ſa ſemence atténuent & inciſent les humeurs craſſes & épaiſſes ; & par ſon ſel
volatil âcre elle lève les obſtructions
de la Rate, de la Matrice, & débar-
raſſe les bronches & les véſicules du
Poumon de ſes humeurs viſqueuſes. On
tient dans les Boutiques une Eau diſtillée de Creſſon Alenois, qui ſe donne
depuis une once juſqu'à ſix : elle ſe prépare en verſant deux livres d'eau commune ſur chaque livre d'herbe coupée
menu, & en diſtillant le tout à moitié
au Bain-Marie ou au Bain de ſable.
Les émulſions faites avec la graine de
Creſſon Alenois font pouſſer la petite
Vérole, & ſont ſudorifiques. On ſe ſert
auſſi de la même graine dans les Phé-
nigmes & dans les maſticatoires. *Simon
Paulli* rapporte d'après *Ambroiſe Paré*,
qu'il n'a rien trouvé de meilleur contre la Galle & la Teigne des Enfans,
qu'une pommade faite avec les feuilles
& les ſemences de Creſſon Alenois fri-
tes dans la poèle avec du Sain-doux.
On coule le tout, & l'on s'en ſert en
liniment pendant quelques jours ; mais
la guériſon eſt prompte. Il faut ſeulement avoir ſoin de faire précéder les

Remèdes généraux avant que de faire cette onction. *Forestus* recommande la femence de ce Creffon comme un grand Remède contre les affections foporeufes. Perfonne n'ignore l'ufage familier qu'on fait des feuilles de Creffon des jardins dans les falades : outre qu'il eft agréable, & qu'il pique le goût, comme il fortifie auffi l'eftomac, il fait digérer plus facilement les autres Herbes avec lefquelles on l'aiffaifonne.

Les femences de notre Creffon entrent dans l'Electuaire de *Micléta*, de *Nicolas d'Aléxandrie*, dans les Trochifques de Capres de *Mefué*, & dans l'emplâtre *Diabotanum*. Ses feuilles entrent dans l'eau Anti-fcorbutique de la Pharmacopée de Paris.

Opiate contre l'Apopléxie, la Paralyfie, & autres affections des Nerfs.

Prenez des femences de Moutarde, deux onces ; de celles de Creffon Alenois & de Roquette, de chacune deux gros ; des feuilles féches d'Origan & de Menthe, de chacune fix gros.

Pulvérifez le tout, & incorporez-le avec une fuffifante quantité de fyrop de Pivoine fimple, pour for-

mer une Opiate, dont la dose sera
d'un gros le matin à jeun, & autant sur les cinq heures du soir,
en continuant pendant quelque
temps.

Liniment contre la Galle & la Teigne.

Prenez des feuilles de Cresson Alenois, deux poignées; des semences du même, deux onces.
Pilez le tout, & faites-le frire ensuite avec une suffisante quantité de
Sain-doux.
Coulez-le avec un forte expression;
& servez-vous-en en liniment contre les maladies ci-dessus, ayant
soin de purger plusieurs fois pendant l'usage du Remède, qui doit
être continué jusqu'à la guérison
qui est prompte.

Le Cresson sauvage, la Corne de
Cerf d'eau, ou l'Ambrosie sauvage rampante, le pied de Corneille de Ruel;
Nasturtium verrucarium, Offic. *Ambro-
sia Campestris repens*, C. B. P. 1 3 8. *Coronopus Ruelli, sive Nasturtium verruco-
sum*, J. B. 2. 9 1 9. *Cornu Cervi alterum
repens*, Dod. Pempt. 1 1 0. *Nasturtium
sylvestre, capsulis cristatis*, Inst. R. H.

114. *Coronopus Ruelli*, Ger. Raii Hift.
843. *Coronopus rectâ vel repens Ruellii*,
Park. *Pes milvinus*, Columellæ. *Coronopus arvenfis*, *Pfeudo-Coronopus*, *Pfeudo-
Ambrofia*, *Nafturtium porcinum*, Nonnull.

Sa racine eft oblongue, affez groffe ;
elle jette des tiges qui font couchées
par terre & ne s'élèvent prefque jamais,
longues d'un empan, rameufes, un peu
roides. Ses feuilles font découpées comme celles du Creffon , d'une odeur &
d'une faveur qui en approchent. Ses
fleurs font petites, blanches, & difpofées en croix à quatre pièces. Ses fruits
font autant de verrues groffes comme
un petit Pois fait en forme de chauffe-
trape, qui renferment entre deux panneaux des femences menues , arrondies, noires, pareilles à peu près à un
pepin de Raifin , ou de la figure & du
goût de celles du Creffon Alenois. Cette efpèce de Creffon commune aux environs de Paris vient le long des chemins , dans les endroits humides , où
elle rampe. Elle fleurit en Juin , & eft
en vigueur tout l'Eté ; elle approche
en vertu de celle du Creffon des jardins , mais elle eft plus douce & moins
chaude. On la mange crue, dit Ruel ,

dans les salades, & cuite avec du vinaigre ; ou bien on la garde confite
dans le sel comme du Pourpier. On frotte les poireaux des mains avec les feuilles de cette plante ; elle entre dans le
Remède de *Mademoiselle Stephens* pour
la Pierre.

Le Cresson d'eau ou aquatique, le
Cresson de fontaine ou des ruisseaux ;
Nasturtium aquaticum, Offic. *Nastur-*
tium aquaticum, supinum, C. B. P. 104.
Sisymbrium Cardamine, sive Nasturtium
aquaticum, J. B. 2. 884. *Sisymbrium*
aquaticum, Matth. 487. I. R. H. 226.
Sion Crateva Erucæ-folium, Lob. icon.
209. *Sisymbrium Cardamine dictum*, Galen. *Nasturtium aquaticum, vulgare*,
Park. Raii Hist. 816. *Nasturtium aqua-*
ticum, sive Crateva sium, Ger. *Sium &*
Laver, Dod. *Cresso, Laver odoratum*,
Euric. Cord. *Sisymbrium in riguis na-*
tum, simile Nasturtio, Plin. *Cressio, seu*
Crescio aquaticus, Herbariorum. Nastur-
tiaria, Quorumd.

Sa racine est filamenteuse, blanche,
& de chaque nœud ou jointure, sortent plusieurs fibres capillaires qui s'enfoncent dans l'eau. Elle pousse des tiges longues d'environ un pied, cour-

bées, & affez groffes, creufes, canelées, liffes, rameufes, d'un verd tirant
quelquefois un peu fur le rouge. Ses
feuilles font prefque rondes, rangées plufieurs fur une côte qui eft terminée par
une feule feuille, toujours vertes, d'un
verd-brun, fucculentes, odorantes, d'un
goût un peu piquant & agréable. Ses
fleurs naiffent aux fommités des tiges &
des rameaux, petites, blanches, compofées chacune de quatre feuilles difpofées en croix, avec plufieurs étamines
à fommets jaunes. Lorfque les fleurs
font paffées, il leur fuccède des filiques
portées fur des pédicules longs d'un demi pouce ou un peu plus, qui s'éloi-
gnent de la tige, un peu courbées, affez
dodues, & qui fe divifent en deux loges
remplies de femences prefque rondes,
menues, rougeâtres, âcres au goût. On
l'appelle Creffon d'eau ou de fontaine,
parce qu'il croît dans les petits ruiffeaux & dans les eaux des fontaines les
plus pures & les plus limpides. Il fleurit
en Juillet & Août; & comme il eft toujours verd, on en ufe fréquemment dans
les falades, furtout l'Hiver, cette plante
varie felon les lieux plus ou moins humides. D'abord fes feuilles fe montrent
prefque toutes rondes, mais en croif-

fant elles fe découpent comme celles de la Roquette. Rien n'eft plus commun que cette forte de Creffon ; il a à peu près les mêmes facultés que notre Creffon des jardins. Celui qu'on nomme *Cailli* à Rouen, & qu'on cultive aux environs de cette ville eft préférable à tout autre, parce qu'il eft très-petit, fort tendre, & d'un goût excellent.

Par l'analyfe qui a été faite de cette plante, par MM. de l'Académie Royale des Sciences, on a trouvé qu'elle étoit âcre & qu'elle ne rougiffoit prefque pas le papier bleu : fon fel a été reconnu affez femblable à l'*Oxyfal Diaphoreticum Angeli fala*, qui eft un fel alkali plus que raffafié d'acide. Outre ce fel, il y a dans le Creffon d'eau un peu de fel Ammoniac ; un peu de fouphre, & beaucoup de terre. Cette plante eft un des meilleurs Anti-fcorbutique que nous ayons dans ce pays-ci. On a coutume d'en faire bouillir une poignée dans un Bouillon dégraiffé, ou dans un Bouillon d'Ecreviffes ; ces Bouillons purifient le fang, conviennent dans les Maladies de la peau qui reconnoiffent pour caufe l'épaiffiffement & l'âcreté de la Lymphe, & foulagent fort les Hydropiques, les Scorbutiques & les Hypochondriaques.

pochondriaques. Mais nous remarque-rons en passant qu'il vaut mieux faire ces Bouillons dans un vaisseau luté avec de la pâte & au Bain-Marie, que de les faire à découvert, parceque la vertu du Cresson & de toutes les plantes âcres Anti-scorbutiques consiste dans un sel volatil qui se dissipe promptement par la chaleur du feu ; en sorte qu'au lieu d'un bon Remède on n'a plus que l'ex-pression du marc d'une plante épuisée qui ne peut produire aucun effet.

On tient dans les Boutiques une eau distillée & un syrop de cette plante, qui conviennent dans les mêmes Maladies. L'eau distillée se fait en prenant telle quantité qu'on veut de Cresson, que l'on hache bien menu ; on ajoûte sur chaque livre de la plante deux livres d'eau commune, & on distille le tout à moitié. Cette eau se donne depuis quatre jusqu'à huit onces dans les juleps & potions Anti-scorbutiques.

On fait le syrop en prenant trois li-vres de suc de Cresson dépuré par l'ébul-lition, & deux livres de sucre blanc, cui-sant le tout en consistance de syrop. La dose en est de demi-once jusqu'à une once dans les potions ci-dessus.

Le suc, l'extrait & l'esprit urineux de

cette plante ont aussi les mêmes vertus. On assûre que le suc flétrit les Polypes du nez, & les fait tomber, si on les en lave souvent. L'esprit urineux se fait en pilant la plante fraîche, & la laissant fermenter pendant huit jours avec un peu de levain; on distille ensuite le tout au Bain-Marie. La dose en est d'une ou de deux cuillerées dans une livre de petit lait, qu'on donne avec succès contre les affections scorbutiques. L'extrait se donne à deux gros; mais il n'a pas tant de vertu que les autres préparations. On voit aussi un très-bon effet du Cresson bouilli légèrement dans le lait pour les maladies de Poitrine. Plusieurs grands Praticiens en recommandent encore l'usage dans les embarras des Reins ou de la Vessie, pour emporter les obstructions des viscères, & pour provoquer les Règles des femmes. *Ettmuler* assûre que cette plante, & principalement sa semence, sont très-propres pour dissoudre le sang coagulé par quelque contusion interne ou externe. Enfin *Simon Paulli*, après *Ambroise Paré*, donne comme un spécifique pour la Galle de la tête des Enfans les feuilles de Cresson fricassées avec du Sain-doux.

Les feuilles de Cresson entrent dans

la décoction Anti-scorbutique, l'eau générale Anti-scorbutique & le syrop Anti-scorbutique de la Pharmacopée de
Paris ; son eau distillée entre dans la
composition de l'eau pour les Gencives de la même Pharmacopée.

Apozême Anti-scorbutique.

Prenez des racines de Raifort sauvage ratissées & coupées par tranches , une once ; de la racine de
Pyrèthre concassée , un gros.

Faites bouillir ces racines dans trois
chopines d'eau commune , que
vous réduirez à une pinte.

Prenez ensuite des feuilles de Cresson de fontaine & de *Beccabunga* ,
de chacune une poignée.

Pilez-les ensemble dans un mortier
de marbre , & jettez-les ensuite
dans la Décoction ci-dessus , en la
retirant du feu & la couvrant bien
jusqu'à ce qu'elle soit presque re-
froidie.

Coulez le tout avec une légère expression , & ajoûtez à la colature
une once de syrop de Cresson.

La dose en est de trois à quatre verres
par jour un peu dégourdis.

Bouillon Anti-ſcorbutique.

Prenez un poulet charnu, ou un cœur de veau coupé par tranches bien lavées.

Faites bouillir le tout dans deux pintes d'eau, que vous réduirez à moitié.

Retirez le vaiſſeau du feu, & ajoûtez-y des feuilles de Creſſon, deux poignées; de *Beccabunga* & de *Cochlearia*, de chacun une poignée; de l'écorce d'Orange féche & du ſel d'Abſinthe, de chacun un gros.

Laiſſez refroidir, le vaiſſeau bien couvert, & paſſez enſuite le tout avec une legère expreſſion, pour partager en quatre Bouillons à prendre tièdes en deux jours, l'un le matin à jeun & l'autre ſur les cinq heures du ſoir.

Opiate Anti-ſcorbutique.

Prenez des feuilles de Creſſon de fontaine, deux poignées, de celles de *Cochlearia* & de *Beccabunga*, de chacune une poignée.

Pilez le tout fortement dans un mortier de marbre, & ajoûtez-y enfuite des femences de Creffon & de Moutarde pulvérifées , de chacune deux gros.

La dofe en eft de demi-once à fix gros à prendre dans du pain à chanter.

Vin Anti-fcorbutique.

Prenez des racines de Raifort fauvage , une livre, de celles de Bardane , fix onces ; des feuilles de Creffon d'eau , de *Cochlearia* , de *Beccabunga* & de Fumeterre , de chacune deux poignées.

Lavez le tout , & le laiffez égouter.

Pilez-le enfuite , & mettez-le dans une cucurbite de cuivre étamée : ajoûtez-y quinze pintes de bon vin de Bourgogne , ou à fon défaut d'excellent vin rouge , & de la femence de Moutarde pilée , quatre onces.

Laiffez infufer le tout pendant douze heures au Bain-Marie le plus doux , ayant foin de bien boucher la cucurbite avec du linge & un double parchemin mouillé.

Retirez-le du feu , & le laiffez refroidir fans le déboucher ; puis paffez-le à froid fans expreffion , & ajoûtez-y dix gros de fel Ammo-

niac. Quand il fera fondu , mettez
la Liqueur dans des bouteilles de
pinte bien bouchées , & gardez-les
à la cave pour l'ufage. Ce vin fe
conferve au moins trois mois.

Il faut purger le Malade avant que
de le mettre à l'ufage du vin ci-deffus,
avec une purgation ordinaire ; le lendemain matin on lui fera prendre fix
onces de cette liqueur , & autant le
foir deux heures après le fouper. Il le
faut continuer pendant un mois , ayant
foin de fe purger tous les huit jours , &
n'en point prendre le jour de la purgation.

Eau de Limaçons Anti-fcorbutique.

Prenez des Limaçons dégorgés & pilés avec leurs coquilles , trois livres ; des écorces d'Oranges fraîches , trois onces ; des feuilles de
Creffon d'eau , de *Beccabunga* &
de Treffle d'eau , de chacune trois
poignées ; du petit Lait clarifié ,
fix livres.

Diftillez le tout aux deux tiers , &
gardez l'eau frais dans des bouteilles bien bouchées.

La dofe en eft de dix onces le matin,
& autant l'après-midi.

Gargarisme Anti-scorbutique.

Prenez des feuilles de Ronce & d'Aigremoine, de chacune une poignée.

Faites-les bouillir dans une pinte d'eau commune, que vous réduirez à trois septiers.

Ajoûtez-y un moment avant que de retirer le vaisseau du feu, des feuilles de Cresson d'eau & de *Cochlearia*, de chacune une poignée.

Passez le tout avec expression, & ajoutez-y du Miel Rosat, une once, pour un Gargarisme à répéter plusieurs fois le jour.

Onguent contre la Galle de la tête des Enfans.

Prenez du Cresson de fontaine & de la graisse de Porc récente, de chacun une livre, du suc de Cresson exprimé, six onces.

Faites macérer le tout pendant trois jours, & cuire ensuite jusqu'à la consomption de l'humidité : coulez-le avec une forte expression, & gardez cet Onguent pour l'usage.

G. iiij

On aura du Creffon fraîchement cueilli & dans fa vigueur ; on le pilera bien dans un mortier ; on le mélera avec la graiffe dans un pot de terre verniffé ; on couvrira le pot , & on laiffera la matière en digeftion pendant trois jours. Enfuite on tirera par expreffion fix onces de fuc d'autre Creffon , après l'avoir bien pilé ; on verfera ce fuc dans le pot avec les autres drogues , & l'on fera bouillir le mélange doucement jufqu'à la confomption de l'humidité aqueufe , l'agitant fort fouvent avec une fpatule de bois : puis on le coulera avec une forte expreffion , & on gardera l'onguent pour l'ufage.

La grande Capucine , le grand Creffon d'Inde ou du Pérou ; *Cardamum , five Nafturtium Indicum* , Offic. *Nafturtium Indicum majus* , C. B. P. 306. *Nafturtium Indicum folio peltato fcandens* , J. B. 2. 920. *Cardamindum ampliori folio & majori flore* , Inft. R. H. 430. *Viola Indica , fcandens , Nafturtii fapore , maxima , odorata* , Hort. Lugd. Bat. *Nafturtium Indicum* , Park. Ger. Raii Hift. 487. *Nafturtium peregrinum , quod Pe-*

ruvianum, Lugd. Hist. *Flos sanguineus*, Monard. *Acriviola, Nasturtium Hispanicum, Nasturtium peregrinum, Flos cruentus*, Nonnull.

Sa racine est petite, fibreuse, blanche, rampante ; elle pousse plusieurs tiges assez minces qui grimpent & s'entortillent autour des arbres & des plantes voisines. Ses feuilles sont alternes, arrondies & comme compassées en forme de petits boucliers, ordinairement plus larges que longues, quelquefois anguleuses comme le Lierre, d'un verd clair en dessus & lisses, plus pâles en dessous, un peu velues, & chargées de quelques nervures qui partent de la queue placée presqu'au centre de la feuille, comme dans le nombril de Vénus, & forment autant de rayons qui vont se terminer jusqu'au bord ; leurs queues sont longues d'une palme ou d'une palme & demie, entortillées de même que les tiges. Des mêmes nœuds d'où partent les pédicules des feuilles, sortent d'autres pédicules qui soutiennent des fleurs composées de cinq pétales ou feuilles arrondies, d'une belle couleur jaune tirant sur le ponceau, très-odorantes, plus étroites à leur naissance, & barbues en cet endroit, dis-

poſées dans les échancrures du calice
qui eſt d'un jaune-verdâtre & d'une
ſeule pièce découpée en cinq parties
oblongues, étroites, & terminées à leur
partie poſtérieure d'un éperon creux qui
a la figure d'un Capuchon ou Capuce
qui a donné le nom à la plante, long de
près d'un pouce, jaune & rayé de quelques lignes de pourpre. Quelques étamines rougeâtres & chargées de ſommets de même couleur naiſſent du centre de la fleur, & environnent un Piſtile dont la baſe devient un fruit à trois
coques ou capſules , qui renferment
chacune une ſemence preſque ronde,
de groſſeur médiocre, couverte d'une
écorce verte & ridée.

La petite Capucine ou le petit Creſſon d'Inde; *Cardamum ſeu Naſturtium
Indicum minus*, Offic. *Naſturtium Indi-
cum-minus*, C. B. P. 306. *Cardamindum minus & vulgare*, Inſt. R. H. 430.
Naſturtium Indicum, Dod. Pempt. 397.
Flos ſanguineus verus, Quorumd.

Elle eſt ſemblable à la précédente,
ſinon qu'elle eſt plus petite en toutes
ſes parties, & que ſa fleur eſt d'un jaune d'or ou de ſoufre plus ou moins
rayé, dont les feuilles ſont marquées à

leur bafe d'une tache de vermillon re-
marquable par fa couleur brillante &
par fa figure rhomboïde , avec des
lignes ou rayes enfanglantées & agréables à la vue. Quelquefois elle double,
& cette variété qui eft fort recherchée
des Curieux a cela de commode qu'elle fe multiplie aifément de bouture ,
comme les autres fe multiplient de
graine.

La Capucine n'a rien de commun
avec le Creffon ordinaire que l'odeur
& le goût, avec les propriétés. On la
cultive dans les jardins , principalement
à caufe de fa beauté ; elle nous vient
originairement du Pérou , d'où elle a
été apportée non feulement en Europe , mais auffi dans les autres contrées
des Indes Occidentales ; elle fleurit
prefque pendant tout l'Eté , & dure bien
avant dans l'Automne, jufqu'à ce qu'enfin elle périffe par le froid des premiéres gelées qu'elle fouffre impatiemment:
mais dans les pays chauds elle demeure verte & donne des fleurs toute l'année. On en fait des paliffades fort ré-
jouiffantes ; elle lève facilement , & demande peu de terre ; fes graines ne tiennent guères , & elles tombent d'elles-
mêmes fi-tôt qu'elles font meures.

G vj

Les deux espèces de Capucine dont nous venons de parler ont les mêmes vertus, & ces vertus sont à peu près pareilles à celles du Cresson Alenois ; elles contiennent beaucoup d'huile & de sel essentiel. Les feuilles & les fleurs peuvent être données avec succès aux Scorbutiques ; elles sont cependant d'un usage plus familier dans les alimens que dans les Remèdes : on en confit au vinaigre les boutons de fleurs avant leur développement comme on fait les Câpres, & on les sert en salade & en assaisonnement sur les tables les plus délicates. On doit avoir soin d'ajoûter dans la bouteille où on les confit trois ou quatre gousses meures de *Capsicum* ou Poivre d'Inde ; sans cette précaution on trouve au bout de quelque temps de gros vers qui sont éclos dans le vinaigre, & qui dégoûtent d'employer les Capucines confites ; mais au moyen de ces fruits il n'y en paroît point, & la bouteille se conserve bonne jusqu'à la fin. Les fleurs de Capucine se mettent aussi dans les salades préparées avec les Laitues & autres Légumes ; ce qui y ajoute la grace du goût & de la vue, outre qu'elles remédient aux estomacs froids & débiles, ou venteux. *Simon*

Paulli raconte qu'un homme digne de foi nouvellement arrivé de l'Amérique lui avoit donné comme un grand secret contre la Galle invétérée & les playes récentes, l'huile simple faite par infufion des fleurs de Capucine, qui fe prépare en prenant telle quantité que l'on veut de bonne huile d'Olives, dont on emplit à moitié une bouteille qu'on achève de remplir avec des fleurs de Capucine; on expofe cette bouteille au Soleil bien bouchée, jufqu'à ce que le tout ait acquis une confiftance de bouillie, pour s'en fervir en liniment.

NEPETA.

HERBE au Chat, ou Cataire; *Mentha Cataria five Nepeta*, Offic. *Mentha Cataria vulgaris & major*, C. B. P. 228. *Mentha Cattaria*, J. B. 3. 225. Raii Hift. 548. *Cataria major vulgaris*, Inft. R. H. 202. *Cataria herba*, Dod. Pempt. 99. *Calamenthe 1. genus*, Fuchf. *Nepeta vulgaris*, Trag. *Nepeta Germanica*, Camer. *Mentha felina*, Tab. Ger. Eyft. *Herba Gattaria*, Matth. *Cataria herba*, *vulgò Calamintha tertia*, Diofc. Cæf. *Calamintha montana*, Lion.

Herba felis, Lugd. Hift. *Nepeta floribus interruptè fpicatis pedunculatis*, Linn. Hort. Cliff. 310. *Herba Cati*, *Calamintha felina feu Cataria*, *Balfamita montana feu major*, Quorumd.

Sa racine eft ligneufe, divifée en plufieurs branches; elle pouffe une tige qui s'élève à la hauteur de trois pieds & plus, quarrée, velue, rameufe, rougeâtre en bas proche de la terre, du refte blanchâtre, & qui produit des rameaux toujours oppofés deux à deux. Ses feuilles font femblables à celles de la grande Ortie ou de la Méliffe, dentelées en leurs bords, pointues, lanugineufes, blanchâtres, attachées à de longues queues, d'une odeur de Menthe forte, d'un goût brûlant & âcre. Ses fleurs naiffent aux fommités des tiges & des branches, ordinairement preffées, formées en gueule, purpurines ou blanchâtres, difpofées en maniére d'épis; chacune de ces fleurs eft un tuyau découpé par le haut en deux lèvres & foutenu par un calice fait en cornet. Lorfque la fleur eft paffée, il lui fuccède quatre femences ovales. Cette plante croît dans les jardins, le long des chemins, fur les bords des levées & des foffés dans des endroits humides; les chats l'aiment passionnément ; ils se roulent dessus, & en mangent avec plaisir. On la trouve aux environs de Paris ; elle fleurit en Juin & Juillet.

L'Herbe aux Chats est aromatique, âcre, amère, & ne rougit point le papier bleu ; ce qui fait connoître qu'elle contient un sel volatil aromatique huileux, dans lequel la partie urineuse domine, de même que dans le sel volatil huileux artificiel. Elle est fort apéritive, & propre à provoquer les Règles & à guérir les vapeurs ; il faut s'en servir à la manière de Thé, ou la faire infuser dans du vin. On l'employe comme les autres plantes Anti-histériques dans les Lave-pieds contre les mêmes maladies. *Taberna-Montanus* dit que si on la fait bouillir dans l'Hydromel, elle guérit la jaunisse & la toux violente. *Gaspard Hoffmann* assure qu'elle guérit la Galle, en trempant seulement les mains dans sa décoction. Il est étonnant combien les Chats recherchent cette plante ; ils l'embrassent & la baisent en faisant mille contorsions. On remarque qu'ils l'aiment beaucoup mieux, si on la transplante de la Campagne dans les jardins ; car alors elle devient plus tendre par la culture, & son odeur est plus

douce & moins forte. Voilà pourquoi
on ne sçauroit l'élever dans un jardin à
moins de la couvrir d'épines; à force de
se rouler dessus, les Chats la brisent, &
battent tellement l'endroit où elle est
plantée qu'il est impossible de la faire
venir d'un beau port. C'est à raison de
cette sympathie qu'on lui a donné le
nom d'*Herbe au Chat*.

Les feuilles de la Cataire entrent dans
l'eau Générale, dans l'eau Hystérique
& dans les Trochysques Hystériques de
la Pharmacopée de Paris. Toute la plante entre dans le syrop d'Armoise, & ses
sommités dans la poudre *de Chalybe* de
la même Pharmacopée.

N E R I O N.

LAURIER-ROSE , Nerion , Oléan-
dre, Rosage ou Rosagine; *Nerium,
Rhododendrum seu Rhododaphne* , Offic.
Nerion floribus rubescentibus , C. B. P.
464. Inst. R. H. 605. *Nerion, sive Rhododendron flore rubro* , J. B. 2. 141. *Nerium , sive Oleander* , Ger. Raii Hist.
1767. *Oleander , Laurus Rosea* , Lob.
icon. 364. *Oleander , sive Laurus Rosea* ,
Park. *Rhododaphne* , Gesn. Hort. Cæl.

Nerion flore rubro, Eyſt. *Rhododendron*, Dod. Bellon. *Neris*, Nicand. *Roſa Laurea*, Apul. *Arbor Roſea*, *Oleandrum Roſago*, Nonnull.

Sa racine eſt longue, ligneuſe, polie, d'un goût ſalé ; elle jette beaucoup de tiges, aſſez groſſes, fermes, droites, d'un verd pâle tirant ſur le jaune, pleines de ſuc. Ses feuilles ſont oblongues, pointues, plus grandes & plus larges que celles de l'Amandier, épaiſſes, dures & roides, diſpoſées pour l'ordinaire trois à trois, quelquefois oppoſées deux à deux le long des rameaux, d'un verd-brun en-deſſus comme les feuilles de Laurier, & blanchâtres en deſſous à cauſe des taches ſemées çà & là, ſans ſuc. Ses fleurs ſont fort belles à voir, grandes, odorantes, d'un beau rouge à peu près comme les roſes incarnates ; dont chacune eſt un tuyau évaſé par le haut en manière de ſoucoupe diviſée en cinq parties comme dans la Pervenche, à cinq ſommets blancs & velus. Quand les fleurs ſont paſſées, il leur ſuccède des ſiliques preſque cylindriques, longues comme le doigt, qui regardent en haut, & renferment pluſieurs ſemences garnies d'aigrettes. Le

Laurier-Rose à fleur blanche n'est qu'une variété du précédent.

Dioscoride dit que cet Arbrisseau se plaît dans les lieux maritimes & le long des Rivières ; & l'expérience le confirme, jointe au témoignage des plus grands Botanistes, tels qu'*Anguillara*, *Camerarius*, *Matthiole*, *Dalechamp*. Il croît quelquefois en Arbre ; il a le port du Laurier par son feuillage qui est toujours verd, & du Rosier par sa fleur, d'où vient son nom. On le cultive soigneusement dans les jardins dont il fait un agréable ornement ; il donne beaucoup de fleurs, & sa culture n'est point difficile. Il faut seulement avoir soin de le défendre des grandes gelées durant l'Hiver. *Dioscoride* & *Pline* disent que les feuilles & les fleurs du Nerion sont un poison aux Mulets, aux Asnes, aux Chiens, aux Moutons, & à la plûpart des Quadrupèdes ; mais qu'elles sont utiles aux hommes contre les morsures des serpens, étant bues dans du vin, sur tout si l'on y ajoûte de la Rue, & que les animaux foibles, comme les Chévres & le menu Bétail, meurent s'ils boivent de l'eau où les feuilles du Laurier-Rose ont trempé : mais *Galien*, que nous sommes plus disposés à croire en cette rencontre, dit que le Nerion pris intérieurement est pernicieux à l'homme & aux bêtes.

Le Laurier-Rose contient beaucoup de sel & d'huile. Cet Arbrisseau doit être regardé comme un poison non seulement pour les hommes, mais encore pour toutes sortes d'animaux qui en mangent ; il excite des angoisses insupportables ; le ventre se gonfle, & il s'ensuit bientôt une inflammation universelle de tous les viscéres, & une extinction radicale de toute chaleur naturelle. Les Remèdes contre ce poison sont l'huile d'Olives, l'huile d'Amandes douces, le lait & le beurre frais bouillis ensemble & bûs abondamment ; la décoction des figues, de racines de Guimauve & d'autres choses mucilagineuses & grasses, propres pour adoucir & envelopper l'âcreté de ce poison corrosif. Selon *Galien*, les feuilles de Laurier-Rose étant écrasées & appliquées extérieurement sont digestives, résolutives, & bonnes contre la morsure des bêtes venimeuses. Ces mêmes feuilles sont employées dans la poudre Sternutatoire de la Pharmacopée de Paris.

NICOTIANA.

Nicotiane.

QUOIQUE la Nicotiane soit origi-nairement venue d'Amérique, & par conséquent étrangère par rapport à nous, il nous a paru néanmoins que nous pouvions bien la mettre ici au nombre des plantes de notre Pays, vu qu'elle est devenue si commune par la culture qu'elle s'est comme naturalisée dans toute l'Europe. Il en faut dire à peu près autant de la Melongène, de la Pomme de Merveille, du Myrte, du Nerion, & d'autres plantes semblables qui se sont familiarisées dans nos jar-dins. On distingue dans les boutiques trois sortes de Tabac, le grand, le moyen.& le petit.

La Nicotiane à large feuille, le grand ou vrai Tabac mâle, l'Herbe à la Rei-ne, l'Herbe de l'Ambassadeur, l'Herbe du Grand-Prieur, l'Herbe de Sainte Croix, la Tornabonne, l'Herbe Sainte ou Sacrée, le Petun ; *Nicotiana major,* Offic. *Nicotiana major, latifolia,* C. B. P. 169. Inst. R. H. 117. *Nicotiana ma-jor, sive Tabacum majus,* J. B. 3. 629.

Hyoscyamus Peruvianus Dod. Pempt.
452. *Sana Sancta Indorum*, Lob. 584.
Tabacum latifolium, Cam. Eyst. *Tabacco latifolium*, Park. Raii Hist. 713. *Pe-
rebecenuc Oviedo*, Lugd. Hist. 1901.
Picielt Mexicanorum Hern. 312. *Buglof-
sum Antarcticum*, aliis *Tabacum*, Monard. *Petum Theveti latifolium*, Cluf.
Tornabona, quæ à Tornabonio missa, Cæf.
Herba Sanctæ Crucis fæmina, Cast. *Herba Reginæ, Herba Legati, Herba Prioris,
Herba Sancta five Sacra, Herba Divi-
na, Herba Medicæa, Herba Panacea,
Vulneraria Indica, Eleemofinaria*, Quorumd.

Sa racine est blanche, fibreuse, d'un
goût fort âcre; elle pousse une tige haute de cinq à six pieds, grosse comme
le pouce, & même plus ronde, velue, remplie de moëlle blanche. Ses
feuilles font amples; plus grandes que
celles de l'Aunée ou de la Patience aquatique, fans queues, alternes, attachées à
la tige par de larges appendices, velues,
un peu pointues, nerveufes, d'un verd-
pâle tirant fur le jaune, glutineufes
au toucher, d'un goût âcre, chaud &
brûlant, mais qui fe diffipe aifément,
lefquelles étant mâchées ou contufes
teignent d'une couleur jaune; le fom-

met de la tige se divise en plusieurs rameaux ou rejettons qui soutiennent des
fleurs faites en Campanes ou en Godets
découpés en cinq parties de même que
le calice , renversées ou rabattues ordinairement sur les bords , de couleur
purpurine ; & les sommets des étamines
sont semés d'une petite poussière cendrée. Lorsque les fleurs sont passées , il
leur succède des fruits membraneux ,
oblongs , partagés en deux loges , par
une cloison mitoyenne , lesquelles contiennent une infinité de semences menues , très-petites eu égard à la grandeur
de la plante , & roussâtres. Toute la
plante a une odeur forte , ainsi que la
suivante. C'est une plante d'Eté parmi
nous ; cependant elle endure quelquefois l'Hiver dans nos jardins , lorsqu'il est
modéré ; elle fleurit comme les autres
Nicotianes en Juillet & Août dans ce
pays-ci , & est ordrnairement annuelle ;
au lieu que dans le Bresil où la terre est
bonne & l'air toujours tempéré , elle fleurit continuellement & vit dix ou douze
ans ; sa graine se peut conserver six années en sa fécondité , & ses feuilles près
de cinq en leur force.

La Nicotiane à feuille étroite , le

Tabac de Virginie, le Petun des Amazones ; *Nicotiana major, seu Tabacum angustifolium*, Offic. *Nicotiana major, angustifolia*, C. B. P. 170. Inst. R. H. 117. *Nicotiana, sive Tabacum folio angustiore*, J. B. 3. 630. *Hyoscyami Peruviani altera*, icon. Dod. Pempt. 452. *Tabacum, sive Herba Sancta minor*, Lob. icon. 584. *Herba Sanctæ Crucis mas*, Cast. *Petum angustifolium*, Clus. Exot. 310. *Tabacco angustifolium*, Park Raii Hist. 714. *Sana Sancta Indorum*, Ger. *Tabacum angustifolium*, Cam. Hort. *Tubac, Tubacka, Tabacca, Pœtum, Petunum, alterum paulo minore folio*, Nonnull.

Cette seconde espèce de Nicotiane différe de la précédente en ce que ses feuilles sont plus étroites, plus pointues, & attachées à leur tige par des queues assez longues : du reste, elles se ressemblent l'une & l'autre.

La Nicotiane à feuille ronde, la petite Nicotiane, le Tabac femelle, le faux Tabac, le Tabac du Méxique ; *Nicotiana fæmina*, Offic. *Nicotiana minor*, C. B. P. 170. Inst. R. H. 117. *Priapeia, quibusdam Nicotiana minor*, J. B. 3. 630. Raii Hist. 715. *Hyoscya-*

mus luteus, Dod. Gefn. Hort. Cam. Ge⸴. Anguill. *Hyofcyamus Peruvianus*, Taber. *Tabacco Anglicum*, Park. *Petum quartum*, Cluf. ad Monard. *Tornabona congener*, Cæfalp. *Priapæa, Peti tertium genus, Petum minus folio rotundiore*, Nonnull.

Sa racine eft tantôt fimple & groffe comme le petit doigt, tantôt divifée en plufieurs fibres, tendres, blanches, qui fe répandent au large, mais peu avant dans la terre ; elle pouffe une tige à la hauteur d'un pied & demi ou de deux pieds, ronde, velue, folide, quelquefois de la groffeur du doigt dans un terrain gras, rameufe, glutineufe au toucher. Ses feuilles font efpacées, rangées alternativement, arrondies, obtufes par le bout, graffes, d'un verd-brun, godronnées, attachées à des queues courtes. Ses fleurs font au haut des tiges & des rameaux, affez nombreufes, portées fur de courts pédicules, divifées en cinq découpures dont les bords font renverfés, avec cinq étamines dont les fommets font de couleur cendrée ainfi que le Piftile, plus petites que celles des efpèces précédentes, & d'une couleur jaune verdâtre ; chaque fleur eft foutenue fur un calice velu, vifqueux, partagé en cinq quartiers. Quand les fleurs font paffées, il

leur

leur fuccède des capfules arrondies en forme de nombril, qui dans la maturité s'ouvrent en deux parties, remplies d'un nombre innombrable de menues femences d'un jaune-tanné, & d'un goût âcre. Cette plante nous vient auffi originairement de l'Amérique ; elle eft annuelle, & fe renouvelle aifément de graine : car des qu'une fois elle a été tranfplantée dans un jardin, elle y repullule tous les ans avec abondance, & commence à paroître au mois de Mai. *Clufius* dit que cette efpèce de Tabac eft bonne à la plûpart des maladies auxquelles fert le véritable Petun, mais qu'elle eft beaucoup plus foible ; auffi a-t'elle peu d'odeur en comparaifon des autres. En Efpagne & en Portugal le Tabac demeure toujours verd comme le Citronnier; mais dans les pays froids il périt aux premières gelées, & l'hiver on ne le peut conferver que très-difficilement dans les ferres, en pot ou en caiffe. En Amérique il vient très-haut, furtout le mâle, & fon odeur eft des plus pénétrantes. Depuis qu'il nous a été apporté des Ifles, on l'a cultivé foigneufement en Europe ; on employe indifféremment les feuilles des deux premières efpèces pour faire le Tabac en corde &

en poudre, dont l'usage est si commun; on ramasse en Août & en Septembre les feuilles des plantes dont on a coupé les sommités pour les empécher de porter de la fleur. Nous n'expliquerons point la préparation du Tabac en corde & en poudre, dont il y a de plusieurs sortes qui sont employées pour le plaisir autant que pour la nécessité, & dont l'excès ou l'abus n'est pas moins dangereux qu'un usage réglé en peut être utile. Il nous suffira de parler ici de la manière dont on s'en sert pour les usages de la Médecine.

On a donné à cette plante bien des noms différens. Dans les Indes Occidentales, son pays natal, elle a toujours porté celui de Petun, sur tout au Bresil & dans la Floride, & elle le garde encore aujourd'hui dans l'un & dans l'autre monde. Les Espagnols qui la connurent premièrement à Tabaco Province du Royaume de Jucatan ou de la Nouvelle Espagne sur la mer Méxique, lui donnèrent le nom de Tabac, du lieu où ils l'avoient trouvée, & ce nom a prevalu sur tous les autres. *Jean Nicot* Maître des Requêtes, Ambassadeur de *François II.* auprès de *Sebastien* Roi de Portugal en 1560, en ayant eu

connoiſſance par un Portugais, Officier
de la Maiſon Royale, d'autres diſent
par un Marchand Flamand qui l'avoit
apportée de la Floride, la préſenta au
Grand-Prieur à ſon arrivée à Liſbonne,
& puis à ſon retour en France à la Rei-
ne *Catherine de Médicis* Mère du Roi ;
& tous trois l'ayant miſe en réputation
par les expériences qu'ils en firent faire, elle fut nommée *Nicotiane*, l'*Herbe du Grand-Prieur*, ou l'*Herbe de la Rei-
ne*. Le *Cardinal de Sainte Croix*, Nonce
en Portugal, & *Nicolas Tornabon*, Lé-
gat en France, l'ayant les premiers in-
troduite en Italie lui acquirent les noms
d'*Herbe de Sainte Croix* & de *Tornabonne*. Quelques-uns l'ont appellée *la Bugloſe* ou *la Panacée Antarctique* ; d'autres
l'*Herbe Sainte* ou *Sacrée*, apparemment
à cauſe de ſes vertues miraculeuſes. Il y
a eu des Botaniſtes qui à raiſon de ſa
vertu Narcotique qui lui eſt commune
avec la Juſquiame, en ont fait une eſpèce, & l'ont nommée *la Juſquiame du Pérou* : mais comme elle en diffère tant par
ſon port extérieur, que par ſes parties
principales qui ſont la fleur, les capſules
& la ſemence, quoiqu'elle en ait les pro-
priétées, elle conſtitue un genre propre
& particulier. Au reſte, *Thevet* a diſputé

à *Nicot* la gloire d'avoir donné le Tabac à la France ; & c'est sans contesta-
tion que *François Drack* fameux Capi-
taine Anglois qui conquit la Virginie,
en enrichit son Pays. *Jean Liébault*,
dans sa *Maison Rustique* a avancé que le
Tabac étoit originaire d'Europe, &
qu'avant la découverte du Nouveau
Monde on en trouva diverses plantes
dans les Ardennes : mais *Magnénus* le
rend à l'Amérique ; & pour résoudre la
difficulté de *Liébault*, il ose dire que
les vents en avoient pu apporter la semence des Indes dans l'Europe.

Les trois espèces de Tabac sont d'u-
sage, mais on se sert plus communément
du mâle tant intérieurement qu'extérieurement. Néanmoins au défaut du
Tabac mâle on peut se servir du Tabac femelle pour les maux externes,
quoiqu'il n'ait pas tant d'efficacité. Les
vertus de cette plante sont estimées si
grandes & en si grand nombre, qu'on
l'a appellée *Panacée* ou l'*Herbe à tous
maux.* La Nature n'a jamais rien produit dont l'usage se soit étendu si uni-
versellement & si rapidement ; & l'on
s'en est fait depuis quelque temps une
si furieuse habitude qu'il n'est guères
de personne qui n'en use ; ce n'étoit au-

trefois qu'une simple production sauvage d'un petit canton de l'Amérique : mais depuis que cette plante a été envoyée en Europe, tout le monde connoît son mérite & sa vogue ; & l'on en prend soit par le nez en feuilles, rapé ou en poudre, soit en fumée ou en mâchicatoire. Les lieux les plus renommés où elle croît sont Verine, le Brésil, Borneo, la Virginie, le Méxique, l'Italie, l'Espagne, la France, la Hollande, l'Angleterre ; car le Tabac vient par-tout & se vend très-cher, quoiqu'il coûte fort peu. Il est à present défendu d'en cultiver presque par toute la France. Ailleurs on ne le cultive guères que pour avoir ses feuilles ; il demande une terre grasse & humide, bien exposée au midi, bien labourée & amendée par beaucoup de fumier bien consommé. Plus le climat est Septentrional, plus il veut d'attention & être planté à l'abri d'un bon mur qui le pare du vent du Nord & du froid son ennemi capital. Le temps de le semer en ce pays-ci est au commencement d'Avril ; les Indiens & les Espagnols le sément en Automne, ou en Août au plutôt. Le Tabac a eu ses Antagonistes ainsi que ses Panégyristes ; on en a dit le pour &

contre, les uns tout le bien, & les autres tout le mal possible. *Amurat IV.*
Empereur des Turcs, le Grand Duc de
Moscovie, & le Roi de Perse, en dé-
fendirent l'usage à leurs Sujets sous peine de la vie, ou d'avoir le nez coupé.
Jacques Stuart Roi d'Angleterre, a fait
un Traité sur le mauvais usage du Tabac, de même que *Simon Paulli* premier
Médecin du Roi de Dannemarck. On
trouve une Bulle d'*Urbain VIII.* par laquelle il excommunie ceux qui prennent du Tabac dans les Eglises. Un des
plus curieux morceaux du Voyage de
l'Amérique par le Pere *Labat* Jacobin,
est l'origine & la préparation du Tabac,
dont il parle au long dans le dernier
Chapitre de son quatriéme Tome ; il
dit que cette plante fut commé une
pomme de Discorde qui alluma une
guerre très-vive entre les Sçavans, &
qu'en 1699. M. *Fagon* premier Médecin du Roi n'ayant pu se trouver à une
Thèse de Médecine contre le Tabac, à
laquelle il devoit présider, en chargea
un autre Médecin dont le nez ne fût
pas d'accord avec la langue ; car on re-
marqua que pendant tout le temps que
dura l'Acte il eut la tabatiére à la main,
& ne cessa pas un moment de pren-

dre du Tabac. Quelques-uns ont prétendu que le Tabac d'Europe étoit le moins nuisible, & qu'il étoit à préférer à celui d'Amérique, tant parce que ce dernier est moins conforme à notre tempérament, que parce qu'il est déja vieux lorsqu'on nous l'apporte. Ce qu'il y a de certain, c'est que tous les autres Tabacs ne font que des plantes avortées en comparaison de celui de l'Amérique, qui est toujours le plus fort. Les plus célèbres Auteurs qui ont écrit du Tabac, font *Magnenus, Thorius, Everart, Cohaufen, Falkenburg, Dorstenius, Schriverius, Marrandon, Albinus, Barnstein, Lauremberg, Victor Pallu, de Prade, Charles Etienne & Jean Liébault, Simon Paulli, Jacques I.* Roi d'Angleterre.

Les trois espèces de Nicotiane que nous venons de décrire servent presque également en Médecine; elles donnent par l'analyfe chimique un esprit, beaucoup d'huile & de fel fort âcre, volatil & fixe. Toutes purgent par haut & par bas avec violence, & conviennent prifes intérieurement dans l'Apopléxie, la Léthargie, & dans plufieurs autres maladies. Mais il faut une main habile & prudente pour diriger ce Remède; car le caractère âcre & cauftique de cette plante la doit faire redouter ; & ſi elle peut faire du bien, elle peut auſſi faire beaucoup de mal. On trouve dans les *Ephémérides d'Allemagne, Decurie 2. ann. 8. Obſerv. 206.* qu'une perſonne ayant jetté malicieuſement un petit morceau de Tabac dans un vaiſſeau où cuiſoient des pruneaux, tous ceux qui en mangèrent furent ſurpris peu après d'anxiétés, de défaillances, & de vomiſſemens ſi énormes qu'ils penſérent tous en mourir. *Borelli* rapporte, *Centurie 4. Obſerv. 31.*, qu'un jeune homme ayant voulu eſſayer de fumer, & n'ayant pas eu l'adreſſe de rejetter la fumée du Tabac, ſe trouva ſi mal de celle qu'il avala, qu'il tomba dans une jauniſſe qui lui dura très-longtemps, & dont il ne fut guéri que par l'uſage des Conſerves de fleurs de Genêt & de Souci.

On doit ſe ſervir des différentes préparations de cette plante avec bien de la précaution : mais en les plaçant dans les cas où elles conviennent, elles produiſent des effets merveilleux. *Zacutus Luſitanus* en parle ainſi contre l'Epilepſie : j'ai vu, dit-il, pluſieurs Enfans, & même des Adultes, auprès deſquels j'avois tenté une infinité de Remèdes contre cette

maladie, des Cautères entretenus long-
temps ouverts, fans que le tout eût fervi
de rien, & qui étoient prêts à fuccomber
fous la violence de leurs accès, lorfque
je m'avifai de leur prefcrire un fyrop
compofé de miel & de fuc de feuilles
de Nicotiane, dont ils prenoient quelques cuillerées dans la journée trois
heures après le repas, en continuant
pendant quarante jou● Au bout de ce
temps qu'ils en eurent pris environ trois
onces, ils fe trouvèrent guéris radicale-
ment de leur maladie, fans effuyer depuis de nouvelles rechutes. J'avois eu
foin de faire précéder cet ufage du fyrop de quelques purgation● *Riviere* affûre la même chofe dans fa Pratique en
indiquant le fyrop de Nicotiane *de
Quercetan* contre l'Epilepfie; ce qui eft
encore prouvé par une Obfervation des
Ephémérides d'Allemagne, *Décurie* 2.
ann. 3., où le Docteur *Ludovic Hanne-
man* rapporte qu'ayant donné à une Epileptique un lavement compofé d'une
décoction de feuilles de Nicotiane, elle
en fut fi efficacement purgée par haut &
par bas, que depuis ce temps-là elle
n'avoit reffenti aucune attaque de fa maladie : mais cette façon d'employer le
Tabac en lavement n'eft pas fans dan-

H v

ger , & M. *Chomel*, célèbre Médecin de
Paris , dans son *Traité des Plantes usuel-
les* , observe qu'ils produisent quelquefois des effets aussi fâcheux que les Purgatifs les plus âcres , & qu'il a vu des
Malades qui ayant pris de ces lavemens
dans des assoupissemens léthargiques
avoient en effet recouvré le sentiment
& la connoissance , mais étoient tombés ensuite dans des Convulsions accompagnées de vomissemens , de sueurs
froides , d'un pouls foible & frémissant ,
& autres accidens funestes , quoiqu'ils
eussent rendu ce Remède aussitôt après
l'avoir reçu ; & s'ils n'avoient été promptement secourus par l'eau tiède , le lait
& l'huile d'Amandes douces , pris par
haut & par bas , ils auroient péri infailli-
blement. Il faut donc se donner de garde de les employer dans les tempéramens secs , bilieux , & susceptibles d'irritation ; mais dans les tempéramens,
phlegmatiques & relâchés nous les
croyons non seulement sans danger ,
mais encore efficaces. Ainsi ils conviennent dans les cas où il faut réveiller les
Esprits , & augmenter les oscillations
des solides comme dans toutes les affections soporeuses , qui reconnoissent
pour cause une surabondance de séro-

-fité, ou un grand épaiſſiſſement de la lymphe.

Pour revenir au ſyrop de Nicotiane de *Quercetan*, ce ſyrop eſt encore excellent dans l'Aſthme & la Toux opiniâtre ; il procure une expectoration facile & abondante, ſans faire vomir ; tout l'art conſiſte à dépouiller le Tabac de ſa vertu émétique par une digeſtion du ſuc de ſes feuilles dans l'Hydromel & l'Oxymel pendant deux ou trois jours. Cet Auteur nous a laiſſé deux ſortes de ſyrop de Tabac ; le ſimple, qui ſe donne depuis une demi-cuillerée juſqu'à une cuillerée quelques jours de ſuite. L'autre compoſé, dont la doſe eſt depuis une once juſqu'à deux ; on ajoûte dans ce dernier les plantes pectorales-bechiques, ſçavoir le Capillaire ; le Tuſſilage, & autres ſemblables : le Séné même & l'Agaric y ſont employés. *Melchior Fricht* Médecin Allemand, de qui nous avons un *Traité de l'uſage qu'on peut faire des Poiſons en Médecine*, aſſûre n'avoir jamais trouvé de meilleur Remède contre la vomique du Poumon & l'Empyême, que la Décoction de Tabac mêlée avec du ſucre, & qu'il en a vu pluſieurs fois des effets merveil-

leux ; ce qui eſt confirmé par de célèbres Praticiens.

Nous ne nous arrêterons pas ſur l'uſage du Tabac en poudre pris par le
nez ; perſonne n'ignore qu'il excite l'é-
ternuement & procure une abondante
évacuation de ſéroſités , ſur-tout à ceux
qui n'en ont pas contracté l'habitude.
On mâche & on fume auſſi les feuilles
de cette plante ſéchées & miſes en corde , leſquelles par le ſel âcre & piquant
qu'elles contiennent , expriment des
glandes du palais & de la bouche une
quantité de ſalive aſſez conſidérable ,
pour decharger le Cerveau d'une ſur-
abondance de lymphe qui pourroit cauſer de dangereuſes maladies.

Ainſi le Tabac pris par le nez , mâché ou fumé , eſt très-utile pour prève-
nir l'Apopléxie , la Paralyſie , les Catarrhes , les Fluxions , la Migraine , &
le Rhumatiſme. Mais il faut avoir attention d'en uſer modérément ; car ſi
l'on en fait excès , l'uſage en devient
certainement funeſte. *Olaüs Borrichius*,
dans une lettre écrite à *Bartholin* , rapporte d'une perſonne qui s'étoit deſſéché le cerveau à force de prendre du
Tabac , qu'après ſa mort on ne lui

trouva dans la tête qu'un petit gru-
meau noir composé de plusieurs membranes. *Simon Pa lli* prouve au ...le
ceux qui prennent du Tabac par excès font sujets à perdre l'odorat, & que
celui qu'on prend en fumée gâte le
cerveau , & rend le crâne noir , quoique cela soit difficile à croire ; le même Auteur ajoûte que les Marchands
trompeurs mettent le Tabac dans des
retraits ou latrines , afin qu'étant chargé
du sel volatil des excrémens il en de-
vienne plus âcre , plus puant & plus fort.
Nous pourrions en citer bien d'autres
exemples ; mais nous nous bornerons à
deux tirés des Journaux d'Allemagne
lesquels font du Docteur *Joseph Lanzoni année* 1730. *pag.* 179. Ce Docteur
rapporte avoir connu un soldat qui avoit
contracté une telle habitude de prendre
du Tabac en poudre , qu'il ne pouvoit
s'en passer , en consommant par jour
jusqu'à trois onces ; que ce soldat à l'â-
ge de 32. ans commença à être attaqué de vertiges , qui furent bientôt suivis d'une Apopléxie violente qui l'em-
porta. L'autre éxemple qu'il rapporte ,
est d'une personne que l'usage immodéré du Tabac d'Espagne rendit aveugle ,
& ensuite Paralytique. Enfin il seroit

trop long de rapporter ici tous les mauvais effets que le Tabac produit, lorfqu'on en fait excès : il affoiblit la mémoire ; il caufe des tremblemens par les
irritations qu'il excite dans les nerfs : il
confume cette lymphe douce qui fert de
nourriture aux parties, & par là il jette
dans l'amaigriffement & la confomption, fur-tout les gens naturellement
maigres & bilieux, qui par cette raifon
devroient fe l'interdire.

Quant à l'ufage extérieur de cette
plante, les feuilles fraîches du Tabac ont
des vertus différentes de celles qui font
féches ; car elles font vulnéraires-deter-
fives, étant appliquées fur les ulcères &
les vieilles playes ; elles les nettoyent,
& les conduifent à une heureufe cicatrice. On les écrafe, ou on les fait macérer dans le vin, ou infufer ou bouillir
dans l'huile. Celle que l'on retire de la
plante par la diftillation eft très-bonne
contre la Gratelle & les Dartres ; on en
incorpore un gros avec deux onces de
graiffe, & l'on s'en fert en liniment. Il
y a des perfonnes qui employent la décoction des feuilles féches, ou qui font
un Onguent de la poudre incorporée
avec le Beurre contre ces mêmes maladies, & pour faire mourir la vermine

des Enfans : mais ces dernières préparations font moins fûres que la première, & il s'en eft enfuivi dans plufieurs occafions que les Malades après avoir été frottés ont été faifis de Convulfions & de vomiffemens énormes , qui en ont fait périr quelques-uns , & mis d'autres dans un extrême danger. Le Rèmede dans ces cas fâcheux eft de donner quelque Cordial & une Limonade pour boiffon. *Jean Bauhin* affûre que la Nicotiane eft contraire aux poux & principalement aux puces qu'elle tue ; ce qu'on peut éprouver fur les Chiens ; car auffitôt qu'on les a frottés , foit de l'herbe , foit de fon fuc , elles quittent prife comme par enchantement , & tombent en bas. En Italie on fe fert de fa femence pour appaifer le Priapifme , & c'eft peut-être delà qu'on a donné à la dernière efpéce le nom de *Priapée*. Quelques-uns veulent que la Nicotiane foit froide à raifon de fa vertu Narcotique : mais fon odeur réfineufe qui n'eft pas défagréable , & fa grande acrimonie qui brûle la gorge & ne purge pas moins violemment par le vomiffement que l'Ellebore même , comme il demeure conftant par l'expérience de plufieurs Praticiens , tout cela démontre fuffifamment qu'elle est chaude de sa nature ; d'autant plus, dit *Jean Terrentius*, que jusqu'ici l'on n'a connu aucun Narcotique qui ne soit chaud. *Willis* recommande l'usage du Tabac dans les Camps & Armées, comme pouvant suppléer à la disette des vivres qui n'y est que trop fréquente, & rendre les soldats moins sensibles à la peine & au danger, outre que c'est un fort bon Remède pour les préserver & les guérir de leurs maladies tant internes qu'externes.

Les feuilles de Nicotiane entrent dans l'Eau d'Arquebusade ou Vulnéraire, dans le Baume tranquille, dans l'Onguent de Nicotiane *de Joubert*, dans le Mondificatif d'Ache, & dans l'Onguent splenique *de Bauderon*. Le suc de cette plante entre dans l'emplâtre *Oppodeltoch*.

Ptisane Anti-Asthmatique.

Prenez des feuilles séches de Tabac, une once.

Faites-les bouillir dans trois pintes d'eau à la consomption du tiers.

Ajoûtez-y sur la fin des feuilles de Mauve, de Branche-ursine & de violette, de chacune une poignéa.

Coulez le tout, & ajoûtez-y trois onces de sucre blanc.

La dose est de trois verres tièdes par
jour, deux le matin à jeun à deux
heures de distance l'un de l'autre; & le troisiéme dans l'après-dî-
né.

Cette décoction est excellente dans la
vomique du Poumon, dans l'Empyême, & dans l'Asthme humide.

Lavement Anti-Narcotique, ou contre les
affections soporeuses.

Prenez des feuilles de Mercuriale,
de Mauve & de Pariétaire, de chacune une poignée; du Séné & de
la pulpe de Coloquinte, de chacun
deux gros; des feuilles de Tabac,
un demi-gros.
Faites bouillir le tout dans une suffisante quantité d'eau commune,
& ajoûtez dans une livre de la
colature du vin émétique trouble,
& du Miel mercurial, de chacun
trois onces.
Le tout pour un lavement.
Prenez des racines d'Iris de Floren-
ce, trois gros; des feuilles séches
de Betoine, de Marjolaine & de
Muguet, de chacune un gros; du
Tabac, deux gros.

Pulvérisez le tout, & mêlez le exactement pour un sternutatoire.

Prenez du suc de Nicotiane, trois onces; de la Cire jaune, trois onces; de la Résine de Pin, une once & demie; de la Térébentine, une once; de l'huile d'Olives, une quantité suffisante, pour former un Cérat, auquel on ajoûtera du Mercure précipité blanc, deux gros.

Ce Cérat convient dans les ulcères anciens, malins & calleux; il les mondifie, & les cicatrise.

NIGELLA.

Nielle.

NOus ne connoissons guères que deux espèces de Nielle qui soient d'usage en Médecine, sçavoir la Nielle des Champs, & la Nielle des jardins.

La Nielle des champs, la Nielle sauvage ou bâtarde, la Barbue ou Poivrette commune; *Melanthion sylvestre, seu Nigella sylvestris.* Offic. *Nigella arvensis, cornuta,* C. B. P. 145. Inst. R. H.

258. Raii Hift. 1070. *Melanthium fylvestre, five arvense*, J. B. 3. 209. *Melanthium fylvestre*, Dod. Pempt. 303.
Nigella arvensis, Park. *Nigella fylvestris*,
Trag. Gith, *Melafpermum, five Melanthium agreste, Melanthion fpurium,
Nigella agrestis, Cuminum nigrum, Cuminum fylvestre alterum*, Quorumd.

Sa racine est fibreuse, petite, blanchâtre ; elle jette une tige tantôt simple,
tantôt rameuse, maigre, canelée, qui
atteint à peine la hauteur d'un pied.
Ses feuilles reffemblent à celles d'Aneth,
ou plutôt à celles de la Nielle des jardins, mais plus minces & plus efpacées, découpées en petits filamens,
alternes. Ses fleurs font comme étoilées, compofées de cinq feuilles, de
couleur bleue, affez grandes & agréables, fans barbes, de feuilles menues
qui les foutiennent comme dans la
Nielle domeftique, dont le milieu est
occupé par une couronne de plufieurs
pièces. Quand les fleurs font tombées,
il leur fuccède des fruits membraneux,
terminés par cinq cornets à peu près
comme dans l'Ancolie, qui au fommet
s'écartent les uns des autres, mais qui
font unis enfemble depuis le milieu jufqu'en bas, partagés ainfi dans leur lon-

gueur en autant de loges qui renferment plusieurs semences noires & de
peu d'odeur. On trouve cette plante
presque partout dans les bleds, sur-tout
après la moisson, où elle fleurit vers la
fin de l'Eté; elle passe pour avoir la même efficacité que la Nielle cultivée, pour
toutes les maladies auxquelles cette dernière convient. Aussi l'employe-t'on à
son défaut.

La Nielle Romaine, la Nielle des
jardins, la Nielle cultivée ou domestique, le Cumin noir ou le faux Cumin;
*Melanthion sativum, seu Nigella Roma-
na*, Offic. *Nigella flore minore, simplici,
candido*, C. B. P. 145. Inst. R. H. 258.
Raii Hist. 1071. *Melanthium calyce &
flore minore, semine nigro & luteo*, J. B.
3. 208. *Melanthium*, Dod. Pempt. 303.
Ger. *Nigella Romana, sive sativa*, Park.
Melanthium sativum, Tab. Trag. Matth.
Lac. *Nigella vulgaris semine nigro & sub-
flavo*, Gesn. Hort. *Melanthium, sive
Nigella Romana, odora*, Lob. icon.
740. *Salusandria*, Dioscorid. *Melanthium hortense. Nigella domestica, Nigella alba simplex, sive Citrina, Cuminum
nigrum Germanicum*, Nonnull.

Sa racine est menue & fibreuse comme celle de la précédente ; elle pouffe des tiges à la hauteur d'un pied , grêles , canelées , affez nombreufes. Ses feuilles font médiocrement larges , vertes , découpées menu. Ses fleurs font placées aux fommités de fes rameaux , grandes , féparées les unes des autres , compofées chacune de cinq feuilles difpofées en rofe , d'un blanc pâle , accompagnées au milieu de plufieurs étamines qui font entourées par une couronne de petits corps oblongs. Quand les fleurs font paffées , il leur fuccède des fruits membraneux , affez gros , terminés par plufieurs cornes , & divifés en plufieurs loges qui renferment des femences anguleufes , noires ou jaunes ; d'une odeur aromatique & d'un goût piquant. Cette plante fe cultive dans les jardins où elle vient aifément , & fleurit en Juillet , Août & Septembre. On fe fert de fa femence en Médecine ; on en fait venir d'Italie , parce qu'elle eft eftimée la meilleure ; il faut la choifir nouvelle, bien nourrie , d'une belle couleur noire ou jaune. On cultive une troifième efpèce de Nielle qui eft plus petite que la précédente & qui fe diftingue encore par fes fleurs bleuâtres & par l'odeur de fa graine que l'on pren-

droit pour du Cumin, tant elle est forte. On appelle cette espèce *Nigella
Cretica*, Nielle de Candie ou du Levant ; elle a les mêmes propriétés, &
fleurit en Juin.

La semence de Nielle, qui de toutes
les parties de la plante est la seule dont
nous nous servions en ce pays-ci, contient du sel volatil, & beaucoup d'huile aromatique mélée avec beaucoup de
phlegme, qui même est nuisible dans
la semence récente ; ce qui a obligé
Hoffmann après *Tragus* d'avertir qu'on
doit bien dessecher cette graine après
l'avoir lavée, en la torréfiant doucement
pour consumer cette humidité qui est
fort pernicieuse. Son infusion est apéritive, & rétablit les Règles ; elle est aussi
incisive ; elle attenue les viscosités des
Bronches du Poumon, & en facilite
l'expectoration. La dose en est d'un
gros le matin à jeun incorporé avec le
miel. On employe avec succès dans
la Colique venteuse une Ptisane faite
avec les sommités de Camomille, de
Mélilot, & la graine de Nielle ; & comme cette semence abonde en sel volatil huileux, elle atténue au moyen de
ce principe les matières glaireuses qui
s'amassent dans les sinus des Narines, &

remedie parfaitement au Rhume de cerveau & à l'enchifrenement. Pour cela on fait infufer pendant quelques heures une pincée de feuilles de Marjolaine dans un verre de vin blanc où l'on a jetté un gros de graine de Nielle ; on paffe le tout par un linge, & on tire cette liqueur par le nez, ayant foin auparavant de s'emplir la bouche d'eau, parce que fans cela ce qu'on attire par le nez pafferoit dans la bouche & dans le gofier : l'huile effentielle tirée de cette femence produit le même effet en en frottant le bas des narines. Quoique l'on ne faffe ufage en ce pays ci que de la graine de Nielle, *Schrœder* affûre que fa racine étant mâchée arrète les Hémorrhagies, & que pilée & mife dans la narine d'où coule le fang elle produit le même effet.

Cette graine entre dans le fyrop d'Armoife, dans l'électuaire de bayes de Laurier *de Rhafis*, dans les Trochifques de Câpres *de Mefué*, & dans l'huile de Scorpion *de Matthiole*.

Prenez de la femence de Nielle torrefiée, du Tabac, du Styrax calamite, de chacun un fcrupule ; de l'Ambre gris, deux grains.

Mélez le tout, & l'enfermez dans un

nouet que l'on portera au nez de temps en temps dans l'enchifrenement & le Rhume de Cerveau.

Opiate Anti-Asthmatique.

Prenez de la graine de Nielle lavée, bien defléchée, & puis pilée, deux gros ; des fleurs de Soufre, un gros & demi ; du Benjoin pulvérifé & du Blanc de Baleine, de chacun un gros.

Incorporez le tout avec le miel de Narbonne pour former une Opiate à prendre à la dofe d'un gros & demi le matin à jeun, enveloppé dans du pain à chanter, en buvant par-deffus un gobelet d'infufion de fleur de Tuffilage.

NIGELLASTRUM.

NIELLE des Bleds, fauffe Nielle, ou Nielle bâtarde, Alefne ; *Pfeudo-Melanthion, feu Nigellaftrum*, Offic. *Lychnis fegetum major*, C. B. P. 204. Inft. R. H. 335. Raii Hift. 998. *Pfeudo-Melantium*, J. B. 3. 341. *Nigellaftrum*, Dod. Pempt. 173. *Lychnis, five Lychnoides fegetum & Nigellaftrum*, Park.

Lychnis

Lychnis arvensis, Tab. *Lychnis segetum*, Schwenckf. *Githago*, Trag. *Melanthium ex tritico, sive triticeum*, Hippocr. *Anthemon foliosum*, Gesn. Hort. *Agrostemma*, Linn. Hort. Cliff. 175. *Lolium, Nigella arvensis falsò*, Quorumd.

Sa racine est petite, simple & blanche ; elle jette une tige à la hauteur de deux coudées, oblongue, velue, genouillée, vuide, divisée en quelques rameaux. Ses feuilles sont opposées deux à deux le long de la tige, étroites, longues, égales en leurs bords, embrassant la tige par une large base, & finissant insensiblement en une pointe aiguë, velues, revêtues de longs poils blanchâtres. Ses fleurs naissent à la cime des tiges & des rameaux, à cinq petales ou feuilles fendues en deux, ordinairement purpurines, quelquefois blanches, ou d'un jaune-pâle, canelées vers le centre par des lignes de couleur plus foncée avec de petits points noirâtres, soutenues d'un calice oblong, canelé, velu, divisé en cinq quartiers, & plus haut que la fleur. Lorsque les fleurs sont tombées, il leur succède de petites têtes ou Capsules seminales oblongues, à peu près de la figure d'un Gland, qui dans la maturité s'ouvrent en cinq

parties, & contiennent plufieurs femences, groffes, anguleufes, canelées, rudes, noires comme celles de la Nielle
ordinaire quand elles font meures, d'un
goût amer, fans odeur. Cette plante
naît dans les champs, & fe trouve par-
tout dans les bleds ; elle eft en vigueur
& fleurit aux mois de Mai, de Juin &
Juillet. *Rai* obferve que fa graine vue
au Microfcope ne repréfente pas mal
un Hériffon roulé fur lui-même. Elle
eft annuelle comme la Nielle commune.

La Nielle des Bleds eft de peu d'ufage en Médecine, quoiqu'il y ait des
Auteurs graves qui lui attribuent de
grandes qualités : mais comme l'on a
des Remèdes approuvés par l'expérience pour remplir les mêmes indications,
cela fait qu'on vérifie moins les propriétés de cette plante. Il eft cependant nécef-
faire de les connoître, les autre plantes
ne fe trouvant pas toujours fous la main
dans les occafions où l'on auroit befoin
de s'en fervir, tandis que celle-ci étant
extrêmement commune peut leur être
fubftituée facilement. *Fuchfius* recommande la décoction de fes feuilles en Lo-
tion contre la Galle, la Teigne, & les autres maladies de la peau caufées par le

vice de la Lymphe; il lui attribue aussi une vertu mondifiante & consolidante, & il l'employoit dans la curation des ulcères, des fistules, & pour arrêter les Hémorrhagies. *Simon Paulli* confirme cette dernière propriété , & rapporte que l'ayant oui recommander à *Sennert* pour ce cas-là il s'en étoit servi avec tant de succès dans des Hémorrhagies épidémiques qui de son temps infectoient le Dannemarck, qu'on l'avoit presque regardé comme un Magicien par les cures surprenantes qu'il faisoit & qui tenoient du miracle. La façon de s'en servir est de tenir sous la Langue un petit morceau de cette racine nouvellement tirée de terre.

NOLI ME TANGERE.

BALSAMINE jaune, Balsamine sauvavage ou des bois, Merveille à fleur jaune, Herbe impatiente ou *Noli me tangere; Impatiens herba , sive Noli me tangere* , Offic. *Balsamina lutea , sive Noli me tangere* , C. B. P. 306. Inst. R. H. 419. *Noli me tangere* , J. B. 2. 908. *Impatiens herba* , Dod. Pempt. 659. *Persicaria siliquosa* , Ger. Raii Hist. 1328.

Mercurialis sylvestris , Noli me tangere dicta , sive Persicaria siliquosa , Park. *Chrysæa , Persicaria siliquata , Balsamita altera ,* Lugd. Hist. Œ*schynomene* Plin. *Impatiens pedunculis solitariis multifloris ,* Linn. Hort. Cliff. 428. *Balsamina sylvestris , Mercurialis sylvestris altera ,* Nonnull.

Sa racine est à fleur de terre, fibreuse ; elle pousse une tige à la hauteur d'un pied & demi, tendre, d'un verd-clair, tournant en bas sur le purpurin, lisse, luisante, vuide rameuse, genouillée par intervalles avec des tubérosités qui imitent les nodus des Gouteux, empreinte d'un suc insipide. Ses feuilles sont rangées alternativement, semblables à celles de la Mercuriale, mais un peu plus grandes, plus larges, dentelées en leurs bords, de dents longues & pointues, faites plus en croissant, à base plus large d'une belle couleur verte, pleines de suc. Des aisselles des feuilles sortent des pédicules longs, menus, inclinés vers la terre, divisés en trois ou quatre rameaux, d'où pendent de petites fleurs à quatre feuilles inégales, semblables à celles des autres espèces de Balsamine, soutenues à dos par deux petites feuilles vertes, de couleur jaune, repréfentant une forte de monftre marin à petit corps & à queue deliée, courte, recourbée, pointue, lequel ouvre une grande gueule & dont la queue eft femblable à la corne d'un bœuf, marquées de points rouges foncés, accompagnées dans leur milieu de plufieurs étamines blanchâtres.

Quand les fleurs font paffées, il leur fuccède des fruits longs, menus, noueux, d'un blanc-verdâtre, rayé de lignes vertes, panchées vers la terre, lefquels s'ouvrent en mûriffant, étant agités par le vent, ou par le moindre attouchement, & élancent par une manière de reffort en fe tortillant comme des vermiffeaux des femences oblongues, cendrées, brunes, ou rougeâtres. C'eft auffi cette fenfibilité ou vertu de reffort capable de faire peur à ceux qui ne la connoiffent pas, qui lui a merité le nom de *Noli me tangere*. Cette plante qui eft annuelle croît dans les bois, aux lieux humides & ombrageux ; elle fe trouve aux environs de Paris, & fleurit en Juin.

La Balfamine jaune contient beaucoup de phlegme, d'huile & de fel effentiel. Quelques Auteurs, & entr'autres *Dodonée*, l'ont crue d'une qualité maligne, & l'ont mife entre les poifons : cependant l'expérience ne prouve point qu'elle produife de méchans effets, au contraire l'on y en reconnoît de fort bons. Elle eft très-apéritive, propre pour faire uriner, pour brifer la pierre du Rein & de la veffie, étant prife en décoction, ou fon eau diftillée. *Geffner* prouve ces propriétés par plufieurs expériences, & affure que fi l'on boit abondamment de cette Eau diftillée, elle caufe même le *Diabetes*. C'eft donc avec raifon qu'on la peut placer entre les plus puiffans diurétiques. Quelques Auteurs lui donnent auffi une vertu émétique & purgative : mais on ne reconnoît pas cet effet en ce pays-ci ; ce qui vient apparemment de la différence des climats qui modifient différemment les vertus des Plantes. Quant à fon ufage extérieur, elle eft vulnéraire, déterfive, réfolutive, & étant pilée elle s'applique avec fuccès fur les vieux ulcères, les déterge, & les méne à cicatrice. *Schwenck feldt* rapporte d'après l'expérience des laboureurs & des gens de la Campagne, que cette plante mêlée avec l'Aigremoine fert à rétablir les membres luxés.

NUMMULARIA.

NUMMULAIRE ou herbe aux écus, Monnoyère, herbe à cent maux ou maladies ; *Nummularia , Centimorbia* , Offic. *Nummularia major lutea* , C. B. P. 309. *Nummularia , five Centimorbia* , J. B. 3. 370. *Nummularia* , Dod. Pempt. 600. Ger. Raii Hift. 1099. *Nummularia vulgaris* , Park. *Centimorbia* , Gefn. *Lyfimachia humifufa , folio rotundiore , flore luteo* , Inft. R. H. 141. *Hirundinaria minor* , Tab. icon. 874. *Nummularia fupina , five Nummularia* , Officinarum , Rupp. Flor. Jen. 14. *Lyfimachia foliis fubrotundis floribus folitariis caule repente* , Linn. Hort. Cliff. 52. *Numularia Centummorbia , Hirundinaria , vel potiùs Hirudinaria* , Nonnull.

Sa racine eft traçante , menue , fibreufe ; elle pouffe plufieurs tiges longues , grêles , anguleufes , rameufes , qui rampent & ferpentent à terre , portant des feuilles oppofées deux à deux , larges d'un doigt , arrondies , & un peu crépées , vertes-jaunâtres , d'un goût fort aftringent & deffiicatif fans mordication. Des aiffelles des feuilles

fortent des fleurs grandes, jaunes, formées en rofette d'une feule piéce, pointues, attachées à des pédicules courts;
dans quelques rameaux on obferve trois
feuilles & autant de fleurs à chaque
nœud. Quand les fleurs font tombées,
il leur fuccède de petits fruits fphériques
qui renferment des femences fort menues & à peine vifibles. La rondeur de
fes feuilles lui a fait donner le nom de
Nummularia, & fes grandes propriétés
celui de *Centimorbia.* Cette plante croît
à la campagne dans des lieux humides,
le long des foffés & des chemins, proche des courans d'eau, ou des ruiffeaux. Elle eft commune par-tout, &
fleurit depuis le mois de Mai jufques
bien avant dans l'Eté. On remarque
qu'elle s'étend plus ou moins en grandeur, fuivant les terres où elle naît &
que celle qui fe trouve dans les jardins
croît plus grande que celle des champs.
Fuchfius l'appelle l'*Herbe qui tue les moutons*, parce que les Payfans croyent,
peut-être fans raifon, qu'elle ulcère les
poumons des agneaux & des brebis qui
en mangent.

Les feuilles de la Nummulaire font
aigrelettes, ftyptiques, & rougiffent fort
le papier bleu. L'acide abonde dans cet-

te plante, & y produit avec la terre un sel alumineux enveloppé de quelque peu d'huile ; ce qui rend l'herbe aux Ecus astringente & très-vulnéraire, très-propre pour arrêter toutes sortes de flux de sang & les fleurs-blanches, & pour consolider les playes intérieures & les ulcères du Poumon; elle produit les mêmes effets sur les playes & ulcères extérieurs. *Camerarius* assure qu'elle est bonne contre le Scorbut bouillie avec le lait. *Tragus* conseille de la faire bouillir avec du vin & du miel, & d'en faire boire la décoction à ceux qui ont un ulcère au Poumon : mais si l'on s'en sert dans la Dyssenterie & contre les Fleurs-blanches, la décoction s'en doit faire dans l'eau ou dans le lait. *Fuchsius* ordonne l'herbe appliquée en cataplasme sur les ulcères pour les dessécher. Si l'on en croit *Matthiole*, *Schroder*, *Ettmuller* & *Rai*, elle guérit les Descentes des petits Enfans, étant prise en poudre intérieurement, & appliquée extérieurement. La dose en est d'un scrupule dans une cuillerée de lait ou de bouillie une fois le jour, en continuant pendant quelque temps.

Le suc de cette plante entre dans l'emplâtre *Oppodeltoch*.

Décoction contre la Dyssenterie.

Prenez de la Nummulaire, une poignée.

Faites-la bouillir dans une pinte de
lait à la réduction de moitié.

Coulez le tout par un linge, & ajoûtez-y du syrop de grande Consoude, une once & demie, pour
donner en trois doses à trois heures de distance l'une de l'autre.

NYMPHÆA.

Nenuphar.

LE Nenuphar est une plante aquatique dont il y a deux espèces connues dans les boutiques, l'une à fleur
blanche qui est préférée à l'autre dont
la fleur est jaune.

Nenuphar ou Nenufar blanc, Blanc
d'eau, Lis d'étang, Volet, Plateau à
fleur blanche; *Nenuphar album, Nymphæa alba*, Offic. *Nymphæa alba major*,
C. B. P. 193 Inst. R. H. 260. *Nymphæa alba*, J. B. 3. 770. Dod. Pempt.
585. Ger. Raii Hist. 1320. *Nymphæa
major alba*, Lugd. Hist. Eyst. *Nymphæa
flore albo*, Clus. *Nymphæa candida*, Trag.

Fuchf. Turn. Cæf. *Nymphaa calice te-traphyllo , corolla multiplici*, Linn. Flor. Lappon. 176. *Nenuphar album*, Brunf. *Herculania mater*, Apul. *Heracleon , Heraclea , Papaver aquaticum , Rhopalon, clavus feu digitus veneris , clava five radix Herculis , alga paluftris*, Quorumd.

Sa racine eft longue, groffe comme le bras , quelquefois comme la jambe d'un homme , garnie de nœuds fur fon écorce , de couleur brune en dehors ; blanche en dedans, charnue , fongueufe , empreinte de beaucoup de fuc vifqueux , attachée au fond de l'eau dans la terre par plufieurs fibres , vivace. Elle pouffe des feuilles grandes , larges , prefque rondes, échancrées en cœur ou en fer à cheval , épaiffes , charnues , cuiraffées , nageantes à la furface de l'eau , veineufes , de couleur verte-blanchâtre fur le dos , d'un verd brun en deffous , ayant chacune deux petites oreilles obtufes d'un goût herbeux affez fade : ces feuilles font foutenues par des queues longues , groffes comme le doigt d'un Enfant, cylindriques , rougeâtres , tendres, fucculentes , fongueufes. Ses fleurs font grandes , groffes , larges quand elles font épanouies , à plufieurs feuilles difpofées en rofe , bel-

les, blanches comme celles du lis, prefque fans odeur, contenues dans un calice ordinairement à cinq feuilles blanchâtres, foutenues chacune par fon pédicule femblable à la queue de la feuille, ayant les feuilles marginales d'un
blanc-verdâtre extérieurement comme
dans l'*Ornithogalum*, & leur milieu occupé par des étamines nombreufes. Lorfque la fleur eft paffée, il paroît un fruit
rond, reffemblant à une tête de Pavot,
partagé dans fa longueur en plufieurs
loges remplies de femences oblongues,
noirâtres, luifantes, plus grandes que
du Millet. Cette plante qui eft fort en
ufage dans la Médecine ne fe cultive
point dans les jardins; elle croît naturellement dans les marais, dans les eaux
croupiffantes, ou dans les ruiffeaux qui
coulent lentement, dans les Etangs &
les grandes pièces d'eau, dans les rivières où elle fait un agréable coup d'œil,
elle fleurit en Mai & Juin, quelquefois jufqu'en Automne. On employe
dans les Boutiques fa racine, fes feuilles, fes fleurs & fa femence. *Rai* dit que
le Nenuphar du Bréfil à fleur blanche
décrit par *Marggrave* & nommé *Agua-
pe* par les Naturels du pays, ne lui paroît pas faire une efpèce différente du

nôtre : mais il ne croit pas ce que *Theo-*
phraste & *Pline* rapportent de la sympathie admirable que le *Lotus* d'Egypte a
avec le cours du Soleil , sçavoir qu'au
coucher du Soleil cette plante ferme sa
fleur & se cache dans l'eau , & qu'à son
lever elle sort hors de l'eau & s'ouvre
toute entière ; cependant *Prosper Alpin*
& *Jean Bauhin* en parlent comme d'un
fait constant , & assûrent avoir observé la même chose dans notre Nenuphar
blanc.

Nenuphar jaune, Jaunet d'eau , Pla-
teau à fleur jaune ; *Nenuphar luteum,*
Nymphæa lutea , Offic. *Nymphæa lutea*
major , C. B. P. 193. Inst. R. H. 261.
Park. Lugd. Hist. Clus. *Nymphæa lutea,*
J. B. 3. 771. Dod. Pempt. 585. Ger.
Raii hist. 1319. *Nymphæa citrina* , Cord.
Hist. *Nymphæa flore ex toto luteo* , Cæs.
Nymphæa calice magno pentaphyllo , Linn.
Flor. Lappon. 176. *Nenuphar luteum ,*
Brunf.

Cette espèce différe de la précédente
en ce que ses feuilles sont un peu moins
rondes ou un peu oblongues , en ce
que sa fleur est jaune , en ce que son
fruit est de figure conique , contenant
des semences plus grandes que celles du

Nenuphar blanc, & en ce que sa racine est verte en dehors. Le Nenuphar jaune se trouve dans les mêmes lieux & fleurit dans le même temps que le blanc; & dans les pays où le Nenuphar blanc est plus rare, comme en Angleterre & dans les environs de Paris, on substitue à sa place le Nenuphar jaune. *Rai* observe que la fleur de ce dernier lui a semblé sentir l'Eau de Vie. Quant à l'étymologie, *Nenufar* est un mot Arabe, & on lui a donné le nom de *Nymphæa*, comme qui diroit *Nymphe*, à cause que cette plante naît & se plaît dans les eaux, où les Poëtes ont feint que les Nymphes ou les Naïades habitoient.

La racine du Nenuphar est un peu gluante, amère, & rougit fortement le papier bleu. Par l'analyse Chymique, elle donne beaucoup d'acide & d'huile, très-peu de sel volatil concret : ainsi il n'est pas surprenant qu'elle soit fort adoucissante. On employe ordinairement ses racines dans les Ptisanes rafraîchissantes, qui conviennent dans l'ardeur d'urine, dans l'inflammation des Reins & des autres viscères, dans les fièvres ardentes, les insomnies ; enfin dans tous les cas où il est nécessaire d'ap-

paiſer le mouvement violent du ſang &
des eſprits. On tient dans les boutiques
une eau diſtillée de ſes fleurs ; on en fait
un ſyrop & de la conſerve, & une huile
par infuſion & par coction. L'Eau diſtillée ſert ordinairement de baſe aux juleps & aux potions rafraîchiſſantes, dans
leſquelles on la preſcrit depuis trois juſqu'à ſix onces. Le ſyrop qu'on prépare
avec les fleurs , & qui eſt un peu ſomnifère , entre dans les mêmes Remèdes,
& ſe donne depuis demi-once juſqu'à
une once. La conſerve ſert à lier les poudres dans les bols & opiates calmantes
& narcotiques. Enfin l'huile qu'on prépare avec ſes fleurs a les mêmes propriétés d'être anodyne & calmante : on s'en
ſert dans les fièvres qui accompagnent
les délires ; on en frotte les temples du
Malade, qui s'en trouve ſoulagé. Le
miel de Nenuphar, qui ſe donne depuis
deux juſqu'à trois onces dans les lavemens emolliens & refrigérans , ſe fait
avec les calices & les étamines des fleurs
qui n'entrent point dans l'infuſion deſti-
née à faire le ſyrop. *Pline* en a impoſé,
en diſant que l'uſage de la décoction de
la racine de cette plante pouvoit rendre
impuiſſans ceux qui en buvoient pendant douze jours. L'expérience journa-

fière démontre le contraire. *Tragus* aſſûre que cette même décoction faite dans
de bon vin rouge eſt très-bonne pour
arrêter les pertes de ſang & le flux immodéré des Menſtrues , & qu'il l'a vu
réuſſir dans des cas déſeſpérés ; il en dit
autant de la ſemence. On trouve dans
les *Ephémérides d'Allemagne , Décurie 3.
années 7. & 8. pag. 77. de l'Appendix ,*
une Obſervation qui rapporte la guériſon de pluſieurs Malades attaqués de
fièvres tierces par l'application des racines de *Nymphæa* coupées ſuivant leur
longueur , & appliquées ſous la plante
des pieds.

Les fleurs de Nenuphar entrent dans
le ſyrop de Tortue , & dans la poudre
de *Diamargaritum frigidum.* Le ſyrop
entre dans les Pilules Hypnotiques ;
l'huile dans le Baume Hypnotique , &
l'Eau diſtillée dans le Looch commun
de la Pharmacopée de Paris.

Quant au Nenuphar jaune , nous
avons déja dit que cette ſeconde eſpèce ſe ſubſtitue à celle ci-deſſus , & qu'elle a les mêmes qualités , quoique dans
un dégré inférieur. Cependant on employe ordinairement les fleurs du Nenuphar blanc , & les racines du jaune. Ces
dernières entrent dans le layement ra-

fraîchiſſant, dans la poudre de Camphre & dans les Trochiſques de Camphre de la Pharmacopée de Paris.

Ptiſane rafraîchiſſante.

Prenez de la meilleure Avoine nettoyée & lavée, deux onces; de la racine de Nenuphar récente & ratiſſée, une once.

Faites bouillir le tout dans trois livres d'eau à la conſomption du tiers.

Ajoûtez-y ſur la fin du cryſtal minéral, un gros.

La colature pour boiſſon ordinaire.

Autre Ptiſane rafraîchiſſante & adouciſſante.

Prenez des racines de Guimauve & de Nenuphar lavées & ratiſſées, de chacune une once; de la graine de Lin enfermée dans un nouet, une pincée; de la Regliſſe effilée, deux gros.

Verſez ſur le tout une pinte d'eau bouillante, & laiſſez-le infuſer deux heures.

Paſſez enſuite par un linge.

La colature tiède pour boiſſon, dans

les maux de Reins, ardeurs & rétentions d'urine.

Lavement émollient & refrigérant.

Prenez des feuilles de Mauve, de Pariétaire & de Seneçon de chacune une demi-poignée.

Faites-les bouillir dans deux livres d'eau à la réduction de moitié.

Paſſez, & ajoûtez deux ou trois onces de miel de Nenuphar, pour un lavement.

Julep rafraîchiſſant & légérement hypnotique ou ſomnifère.

Prenez des eaux de Nenuphar & de Laitue, de chacune trois onces; du ſyrop de Nenuphar, une once.

Mêlez le tout pour un Julep à donner deux fois le jour dans les fièvres ardentes, les inſomnies & les agitations.

Emulſion pour boiſſon dans la gonorrhée & l'ardeur d'urine.

Prenez des quatre ſemences froides majeures, une demi-once; des ſemences de Pavot blanc, deux

gros ; & quatre Amandes douces
pelées.

Pilez le tout dans un Mortier de
marbre en versant dessus peu à peu
de la décoction d'Orge, trois livres.

Edulcorez ensuite la colature avec du
syrop de Nenuphar, une once &
demie.

La colature pour boisson.

Electuaire de Chasteté.

Prenez des semences d'Ortie & de
Jusquiame, de chacune un gros ;
du Camphre, deux gros ; de la
reglisse, quatre scrupules.

Pulvérisez le tout, & mêlez-le éxacte-
ment.

Ajoutez-y ensuite de la conserve de
fleurs de Nenuphar, trois onces ;
du syrop de la même plante,
une quantité suffisante, pour com-
poser un électuaire à prendre jusqu'à sa fin à la dose d'un gros &
demi, deux fois le jour, enveloppé
dans du pain à chanter, en buvant
immédiatement par dessus un verre de petit lait ferré.

OCIMUM.

Basilic.

ON distingue en Botanique plusieurs sortes de Basilic : mais dans la pratique de la Médecine comme dans l'usage ordinaire on n'employe guères que les deux suivans, le commun & le petit.

Le Basilic commun ou moyen, le Basilic aux sauces ou des Cuisiniers ; *Ocimum, Ocymum, Ozimum, Basilicon seu Basilicum vulgare.* Offic. *Ocimum vulgatium*, C. B. P. 226. Inst. R. H. 204. Raii Hist. 541. *Ocimum medium vulgatius & nigrum*, J. B. 3. 247. *Ocimum vulgare majus*, Park. *Ocimum magnum*, Tab. icon. 343. *Ocimum medium Citratum*, Ger. *Basilicum, sive Ocimum*, Brunf. *Ocimum medium vulgatius*, Lob. icon. 503. *Ocimum medium*, Matth. Fuchs. Lugd. Hist. *Basilica major*, Trag. 31. *Ocymum Garyophyllatum, Ocymum odoratius, Ocimum medium album & rubrum, Herba Basilica, Herba Regia*, Quorumd.

Sa racine est ligneuse, noire, fibrée, elle pousse une tige à la hauteur d'en-

viron un demi-pied & plus, touffue,
qui se divise en beaucoup de petits
rameaux quarrés, tirant un peu sur le
rouge, velus, garnis de feuilles faites
comme celles de la Pariétaire, mais
plus petites, lisses, tantôt avec des incisions ou découpures en leurs bords,
tantôt sans découpures, d'une odeur
forte, aromatique & très - agréable,
sans nul bon goût. Ses fleurs sont verticillées, & disposées en épi assez long,
peu serré aux sommités des branches,
de couleur blanche tirant sur le purpurin, fort odorantes : chacune d'elles est
en gueule, ou faite en tuyau découpé
par le haut en deux lévres ; de façon
que ces fleurs sont comme renversées :
car la partie qui devroit tenir la place
de la lèvre supérieure pend en bas, &
l'autre qui est découpée en trois Lobes
regarde en haut, le calice étant découpé par les bords en quatre quartiers dont
le supérieur est creusé en cuilleron.
Quand la fleur est passée, il lui succède
une capsule qui renferme des semences
oblongues, menues, noirâtres.

Le petit Basilic, le Basilic qui se met
dans des pots sur les fenêtres & sur les
boutiques ; *Ocimum seu Basilicum mini-*

mum, Offic. *Ocimum minimum* C. B. P.
226. J. B. 3. 247. Inst. R. H. 204.
Raii Hist. 541. *Ocimum vulgare minus*,
Park. *Ocimum Caryophyllatum minus*,
Tab. icon. 344. Ger. *Ocimum minimum
Garyophyllatum*, Lob. icon. 504. *Basi-
silica minor*, Trag. *Ozimum Leptophyl-
lum*, *Ocymum parvum crispum & globo-
sum*, *Ocimum exiguum*, *minutum*, *na-
num*, *pumilum*, *Ocimum album & nigrum minimum*, Nonnull.

Sa racine est fibreuse, fort menue :
elle jette une tige à la hauteur d'environ une palme, ou un peu plus grande, chargée de rameaux très-touffus &
un peu ligneux qui forment un globe
assez épais : ces rameaux sont garnis de
feuilles semblables à celles du serpolet
ou de la Marjolaine, arrondies, verdâtres ou tirant sur le purpurin, d'une
odeur très - forte & très - agréable qui
tient du Girofle. Ses fleurs sont petites,
disposées par anneaux ou verticillées le
long des branches & des rameaux.
Quand les fleurs sont tombées ; il leur
succède des capsules qui contiennent de
petites semences noirâtres. Cette seconde espèce est beaucoup plus tendre &
délicate que le Basilic commun, & l'on
observe que dans les pays froids, par

exemple en Angleterre, elle n'amène
pas facilement sa graine à maturité.
On cultive le Basilic dans les jardins &
dans les maisons, où il rend un parfum
des plus agréables & propre à réjouir
le cerveau & à récréer les esprits. C'est
aussi à raison de son excellente odeur
qu'on lui a donné le nom de *Basilic*,
comme qui diroit *plante* ou *herbe Royale*;
digne d'être portée dans les mains d'un
Roi, ou d'être admise dans les palais
des Rois. Ces plantes sont annuelles,
& fleurissent pour l'ordinaire en Juillet,
Août & Septembre. Toutes les différentes espèces de Basilic sont aromatiques, & ont les unes l'odeur d'Anis,
d'autres l'odeur du Baume, & quelques-
unes sont plus ou moins agréables. Les
Auteurs veulent qu'on se serve préférablement de celles qui sentent le clou de
Girofle ou le Citron.

Le Basilic contient beaucoup d'huile éxaltée & de sel volatil. Les feuilles,
les fleurs & la semence en sont estimées
Céphaliques, Cordiales & pectorales.
On en éléve dans les jardins, comme
nous avons déja dit, un grand nombre
d'espèces qui peuvent être également
employées en Médecine : mais l'usage
a donné la préférence à celles que nous

venons de décrire. On les fait sécher
à l'ombre ; on les réduit en une poudre
qu'on mêle avec la plûpart des Herbes
aromatiques préparées de la même manière. Cette poudre est appellée Céphalique, par rapport à la vertu qu'elle a de décharger le Cerveau, en faisant
couler par le nez beaucoup de férosités,
fur-tout lorfqu'on en a pris le matin
quelques pincées à jeun. Il y a des perfonnes qui s'accommodent mieux de
cette poudre, que du Tabac qui fait
une trop forte impreffion & irrite trop
vivement le nez de ceux qui n'y font pas
accoutumés. Il eft vrai qu'il y a des Auteurs, comme *Pline*, *Hollier*, *Camera-*
rius, & d'autres, qui en blâment l'ufage, s'imaginant qu'elle engendre des
fcorpions ; ce qu'ils prouvent en difant
qu'on trouve fouvent des fcorpions fous
les pots de Bafilic, & qu'on a des expériences de perfonnes, qui faifant ufage
de cette poudre avoient été attaquées
de maux de tête & de phrénéfie violentes qui les avoient fait périr, & qu'à l'ouverture qui en avoit été faite on leur
avoit trouvé dans la tête un nid de fcorpions vivans. Quand le fait ferai vrai,
ce qui n'eft pas, nous nions la caufe que
ces Médecins y affignent, & la façon
de

de raisonner aujourd'hui en Physique ne s'accorde pas avec les générations équivoques & spontanées. Le célébre *Wedelius* rapporte dans les *Ephémérides d'Allemagne*, *Decurie* 1. *année* 111, *Observat.* 79., qu'il a fait plusieurs expériences pour vérifier si la poudre de Basilic engendroit des Scorpions : mais qu'il n'a jamais pu réussir dans aucune. Ainsi sans attribuer à cette plante la vertu de produire ces insectes, il est plus naturel de penser que les Scorpions attirés par l'odeur agréable du Basilic qu'ils aiment apparemment, comme les chats aiment le *Marum* & la Cataire, se cachent plus volontiers sous les pots où l'on en éléve que sous d'autres. Quant à l'expérience de ceux dans la tête desquels on a trouvé des nids de Scorpions, on doit croire que ces insectes ayant déposé leurs œufs sur les feuilles du Basilic, ces personnes en auront attiré quelques-uns par le nez qui se seront mêlées avec la poudre qu'on en aura faite, & que ces œufs étant éclos dans les sinus frontaux par la douce chaleur du lieu, les petits Scorpions qui en sont venus auront causé les accidens qui ont fait périr les Malades.

Pour revenir aux propriétés de notre

plante, on en prend les feuilles & les fleurs en infusion comme le Thé, pour les douleurs de tête & les fluxions de cette partie : mais il faut auparavant les faire sécher à l'ombre ; car le Basilic frais entête, & il est plus doux & plus agréable quand il est sec.

Il y a des Cuisiniers assez habiles pour employer avec tant d'art le Basilic, le Thym, le Serpolet, la Sarriette & nos autres herbes aromatiques, que les mets qu'ils préparent avec ces assaisonnemens sont aussi agréables au goût que s'ils y employoient les épices des pays étrangers.

Les feuilles du Basilic commun entrent dans l'Eau générale, l'Eau hysterique, l'Eau de Menthe composée & l'Esprit carminatif *de Sylvius* de la Pharmacopée de Paris. La semence entre dans la poudre *Diarrhodon*, la poudre Réjouissante, & le syrop d'Armoise, de la même Pharmacopée ; & l'herbe entière entre dans l'onguent *Martiatum*.

Prenez du Poivre long, des feuilles séches de Basilic & de Marjolaine, & du Succin, de chacun trois gros; de la noix Muscade & du Macis, de chacun un gros.

Réduisez le tout en poudre, & enfer-
mez-le entre deux toiles, dont on
fera un bonnet piqué pour porter
sur la tête dans les Catarrhes & les
grandes douleurs de cette partie
provenantes de cause froide.

Prenez des feuilles séches de Basilic,
de Marjolaine, de Romarin, de
Bétoine & de Muguet, de chacune
parties égales.

Réduisez-les en poudre subtile, pour
s'en servir en guise de Tabac.

OCULUS BOVIS.

ŒIL de Bœuf, fausse Camomille
jaune; *Bupkthalmum vulgare*, Offic. *Buphthalmum Tanaceti minori foliis*,
C. B. P. 134. Inst. R. H. 495. *Chamœ-
lum*, *Buphthalmum caule ramoso, foliis
pinnati-fidis, laciniis linearibus dentatis
ferratis, floribus pedunculatis*, Linn. Hort.
Cliff. 414. *Chrysanthemum, quorumdam*,
J. B. 3. 122. *Buphthalmum Germanis*,
Trag. 152. *Buphthalmum vulgare, Chry-
santhemo congener*, Clus. Hist. 332. *Cotula lutea, sive tertia*; Dod. *Aster Atti-
cus*, Cord. *Buphthalmum vulgare*, Ger.
Raii Hist. 341. *Buphthalmum Matthio-*

li , sive vulgare , millefolii foliis, Park.
Buphthalm n , Oculus Bovis, Lob. icon.
772. *Chrysanthemum perenne , breviori-*
bus & incanis foliis , Tanaceti instar alatis,
Hist. Oxon. *Chamæmelon aureum,* Fuchs.
Cotula non fœtida, Lox. *Boaria , Boan-*
themum , Oculus vacca , Oculus bubulus ,
bovinus vel bovillus , Buphthalmum legi-
timum seu verum , Buphthalmum Germa-
nicum , Camomilla crocea , Cachla , Ge-
nitura vel semen Mercurii , Bellis aurea ,
Herba crispula , solidago Buphthalmica,
Nonnull.

Sa racine est dure & ligneuse, vivace ;
elle pousse des tiges à la hauteur d'un pied
& demi ou de deux pieds , grêles, garnies d'un duvet court , blanchâtre , qui
sont en grand nombre , rougeâtres près
de la terre , rameuses. Ses feuilles sont
découpées comme par paires jusqu'à la
côte , lanugineuses , dentelées en leurs
bords , semblables à celles de la Mille
feuille ou de la petite Tanaisie ; d'une
odeur de Camomille, Ses fleurs naissent
aux sommets des branches & des rameaux , radiées comme celles de la Camomille , mais plus grandes , de couleur
jaune comme le *Chrysanthemum* ordinaire , portées de même sur un calice blanchâtre & écailleux. Quand les fleurs sont

paſſées, il leur ſuccède des ſemences menues & anguleuſes. Cette plante croît dans les champs, aux bords des chemins & des ravines, en Allemagne, en Italie, en Provence & ailleurs ; on la cultive dans les parterres, parce qu'elle donne beaucoup de fleur, & que ſa fleur eſt aſſez agréable, quoique ſans odeur. D'ailleurs elle réſiſte à l'hiver, & dure long-temps ; elle fleurit en Eté, c'eſt-à-dire, en Juin & Juillet. Sa fleur a la figure d'un *œil de Bœuf*, & c'eſt ce qui lui en a fait donner le nom. Il ne faut pas la confondre avec la grande Pâquerette, qu'on appelle auſſi aſſez communément *œil de Bœuf*.

Cette plante contient beaucoup d'huile, & médiocrement de ſel eſſentiel ; elle eſt déterſive, vulnéraire, émolliente, & réſolutive. Quoiqu'elle ne ſoit pas d'un uſage familier en Médecine, comme elle entre dans l'Eau vulnéraire & qu'on la ſubſtitue à la grande Pâquerette, nous avons cru ne pouvoir nous diſpenſer de la placer ici. *Tragus* eſtime la décoction des fleurs dans le vin pour chaſſer les vers, & pour adoucir les douleurs de la Colique : il ajoûte qu'il s'eſt ſervi avec ſuccès de cette décoction dans les maladies du foie, &

que ce Remède eſt un bon Apéritif.
Selon *Jean Bauhin*, ſes fleurs ont toutes les facultés de la Camomille odorante, & on peut les employer à la place
des ſommités d'Abſinthe. En certains
cantons d'Allemagne les femmes de la
Campagne en ramaſſent les fleurs au
mois de Juin, les ſéchent & les gardent pour le beſoin ; elles en frottent
même leurs lits au lieu de ſaffran.

ŒNANTHE.

ŒNANTHE, Filipendule aquati-
que, ou Perſil de marais ; *Œnan-
the, ſive Filipendula tenuifolia*, Offic.
Œnanthe apii folio, C. B. P. 162. Inſt.
R. H. 312. Raii Hiſt. 441. *Œnanthe,
ſive Filipendula Monſpeſſulana, folio Apii*,
J. B. 3. 190. *Œnanthe Apii folio major*,
Park. *Filipendula tenuifolia*, Tab. icon.
141. *Filipendula anguſtifolia*, Ger. *Œnanthe ſpecies Dalechampii, Scrophularia
quorumdam*, Lugd. Hiſt. 785. *Œnanthe
Paſtinaca ſylveſtris folio, ſemine oblongo ;
Œnanthe anguſtifolia, ſive Selinophyllos ;
Filipendula ferè Apii hortenſis folio*, Non-
null.

Ses racinés ſont glanduleuſes, ou des

Navets noirs en dehors, blancs en dedans, suspendus par des fibres longues comme par autant de filamens, qui s'étendent plus au large ou sur les côtés qu'ils ne pénétrent avant dans la terre, d'un goût doux & assez agréable, approchant un peu de celui du Panais ; elles poussent plusieurs tiges à la hauteur d'environ deux pieds, bleuâtres, anguleuses, canelées, rameuses. Ses feuilles jouent beaucoup ; elles sont premièrement larges, répandues à terre, & semblables à celles du Persil des jardins, du goût duquel elles approchent, si ce n'est qu'elles ont un peu plus d'astriction, d'un verd presque luisant ; ensuite elles prennent la figure de celles de la *queue de Pourceau*. Ses fleurs sont disposées en ombelles aux sommités des branches, petites, composées chacune de cinq feuilles rangées en fleur de lis, de couleur blanche, tirant sur le purpurin. Lorsque les fleurs sont passées, il leur succède des semences jointes deux à deux, oblongues, canelées sur le dos, garnies à leur extremité d'enhaut de plusieurs pointes. Cette plante croît aux lieux marécageux ; on la cultive aussi dans les jardins curieux ; elle fleurit l'Eté en Juin, Juillet & Août. Selon *Jean Bauhin*, elle change un peu dans les jardins ; mais elle ne change pas juſqu'au point de reſſembler au Panais par de petites feuilles placées au-deſſous des ombelles, comme *Matthiole* la repréſente.

Cette eſpèce d'Œnanthe contient beaucoup de ſel & d'huile. Sa racine eſt d'uſage en Médecine ; on la regarde avec raiſon comme déterſive, apéritive & diurétique ; & M. *Magnol* dans le *Catalogue des Plantes des environs de Montpellier* aſſûre qu'elle a les mêmes vertus que la Filipendule ordinaire, & qu'elle peut lui être ſubſtituée ; ce qui ne doit pas être. Nous aurions pu nous paſſer d'en parler ici, puiſque la Filipendule eſt décrite ci-deſſus ; mais comme elle porte un nom commun avec une autre plante venimeuſe appellée *Œnanthe à feuilles de Ciguë*, nous avons cru en devoir donner la deſcription, afin qu'on ne la confonde pas avec cette dernière eſpèce, & que ſes propriétés ne fuſſent pas miſes en oubli.

OLEA.

Olivier.

L'OLIVIER est un arbre de grandeur mediocre, dont il y a deux espèces, qui ne diffèrent entr'elles que par accident, & que conséquemment les meilleurs Botanistes ne regardent que comme une variété, sçavoir un cultivé & l'autre sauvage. Nous ne parlerons point ici du dernier, parce qu'on ne se sert point de ses Olives; mais uniquement du cultivé à gros & à petit fruit.

L'Olivier à gros fruit, les Olives d'Espagne; *Olea major sive Hispanica*, Offic. *Oliva maxima Hispanica*, C. B. P. 472. *Olea sativa*, J. B. 1. 1. Ger. Park. Raii Hist. 1541. *Olea fructu maximo*, Inst. R. H. 599. *Oliva Crassior, circà Hispalim nascens*, Clus. Hist. 25. *Oliva superba, nucis ferè magnitudine*, Cæsalp. 73.

Ses racines sont en partie droites, en partie obliques, rampantes à fleur de terre, fermes, solides; elles portent un tronc plus ou moins élevé, noueux, dont l'écorce est lisse & de couleur cen-

K v

drée, le bois également ferré, affez folide, quelquefois tortu, de couleur jaunâtre, d'un goût un peu amer. Ses feuilles
font oblongues & étroites, prefque femblables à celles du faule, pointues, épaiffes, charnues, graffes, dures, de couleur verte-brune en deffus, ou felon
d'autres d'un verd-jaunâtre, blanchâtres
en deffous, mais fans poil, attachées à
des queues très-courtes, & pour l'ordinaire oppofées deux à deux. Il fort d'entre leurs aiffelles des pédicules qui contiennent des fleurs difpofées en grapes,
blanchâtres, femblables à celles du fureau, confiftant chacune en une feule
feuille évafée en haut & fendue en quatre parties, mais retrécie par le bas en
tuyau. Quand la fleur eft paffée, il lui
fuccède un fruit oblong ou ovale, verd,
charnu fucculent., de différente groffeur; car en Efpagne il égale une Prune
médiocre, au lieu qu'en Italie & en Languedoc il furpaffe à peine un gland ordinaire : c'eft ce qu'on appelle *Olive*, qui
d'abord eft verte, puis jaunâtre, enfin
noirâtre dans la maturité, quoiqu'il y
en ait auffi en Efpagne, qui, comme le
remarque *Cinfius*, deviennent blanches
fur la fin. Ces fortes de fruits ont un goût
fort âcre, amer, qui a je ne fçais quoi

d'acerbe & de dégoûtant , & renferment dans leur chair un noyau oblong & pierreux qui contient une semence ou amande unique de la même figure. On cultive cet arbre dans les Pays chauds & dans nos provinces Méridionales , en Languedoc, en Provence, en Italie & en Espagne. Il aime les lieux secs & argilleux , exposés au Midi ou au Levant ; il fleurit en Juin & Juillet. L'olivier dure long-temps , son bois est beau , veiné & de bonne odeur ; il brûle aussi bien verd que sec ; il charge beaucoup , est d'un grand revenu , & son fruit est de garde ; on en fait l'huile d'Olives qui est d'un si grand usage , sur-tout en aliment. Il ne demande pourtant pas à beaucoup près tant de soins que la vigne , il ne sçauroit venir dans les pays Septentrionaux , & si on l'y cultive dans les jardins il faut le garantir du froid ; encore n'y fleurit-il que tard & rarement , & quoiqu'on le cultive le plus soigneusement il ne produit néanmoins que de la fleur & peu de fruit. Il y a bien des sortes d'Olives , dont les différences se tirent de la figure , de la couleur , de la grandeur , du suc , de la variété des Lieux , ou du nom des inventeurs , qu'il seroit trop long de parcourir ; mais quoiqu'il en soit de ces différences, on n'en observe pas tant que dans les Pommes, les Poires & les Prunes, parce que l'Olivier est de sa nature moins propre à varier ses productions. Les branches ou rameaux d'olivier étoient autrefois des signes de concorde, d'amitié & de paix, comme celles de Laurier sont présentement les marques de la gloire.

Les Olives contiennent beaucoup d'huile, de phlegme & de sel essentiel. On les confit avec de l'eau & du sel, & elles deviennent ensuite agréables au goût : car avant cette préparation elles sont amères, âpres, & ont un goût insupportable. Leurs effets en général, étant ainsi préparées, sont de donner de l'appétit & fortifier l'estomac ; elles dissolvent les glaires attachées à ses parois ; elles les font couler : ce qui les rend un peu relâchantes. Enfin elles ne font jamais de mal, qu'autant qu'on en mange avec excès.

On se sert beaucoup de l'huile tirée des Olives par expression ; elle est émolliente, résolutive, adoucissante, & d'un usage aussi commun dans la Pharmacie qu'elle est utile dans la cuisine, soit pour assaisonner les salades ; soit pour apprêter le poisson, & quantité d'autres ali-

mens. Celle qui se tire de l'espèce appellé *Picholines* qu'on cultive dans la Provence & l'Italie, est la meilleure & la plus
douce par sa saveur & son odeur. Voici
comme on la prépare. On amasse au mois
de Novembre & de Décembre une grande quantité d'Olives bien mûres : car il
faut qu'elles le soient pour donner de
l'huile ; avant cela leur suc est trop
gluant. On met ces Olives à couvert pendant quelque temps dans un endroit de
la maison , où elles s'échauffent , & où
elles perdent de leur humidité aqueuse.
Ensuite on les écrase sous la meule , &
on les met dans des Cabats de jonc ou
de Palmier que l'on place les uns sur les
autres au pressoir. La première huile qui
en sort est appellée *Huile vierge*. On
arrose les Olives d'eau chaude , & en
les pressant de nouveau & assez facilement il en sort une bonne huile. On
agite ensuite les Olives déja pressées ; on
y verse encore de l'eau chaude ; on les
presse plus fortement qu'auparavant ,
& il découle une huile chargée de lie, &
moins bonne qu'aucune. Ces huiles se
séparent facilement de l'eau, parce qu'elles nagent dessus : mais il se précipite
au fond une espéce d'huile que les An-

ciens appelloient *Amurca*, & qui a fes
ufages.

L'huile vierge eft préférable aux autres pour les alimens & pour les Remèdes; elle adoucit les tranchées de la colique & les douleurs du Tenefme , &
de la Dyffenterie , foit qu'on la donne
par la bouche à une ou deux cuillerées , foit qu'on la mêle avec les décoctions émollientes en lavement, ou dans
de l'eau feule , à la dofe de deux ou trois
onces.

Plufieurs perfonnes mangent à jeun
des rôties à l'huile pour avoir le ventre
libre. On trouve dans les *Ephémérides
d'Allemagne*, *Decur*. 11. *Ann*. 111. *pag*.
188. une obfervation du Docteur *Bernard Valentin* qui dit avoir connu un
homme affligé d'une Hernie inteftina-
le qui lui caufoit fouvent une fuppreffion des matières ftercorales , en forte
qu'il étoit des femaines entières fans aller à la garderobe , & cela accompagné
de coliques & de douleurs étranges ;
dont il ne pouvoit fe délivrer qu'en avalant plufieurs jours de fuite quelques onces d'huiles d'Olives.

D'autres en avalent une ou deux cuillerées dans un verre d'eau tiède pour fe

faire vomir doucement. *Schroder* affûre qu'en Weftphalie on fait avaler une fi forte dofe d'huile d'Olives avec de la Bière à ceux qui ont été bleffés , que la fueur que ce Reméde excite a l'odeur de l'huile que les Malades ont prife. On employe encore l'huile pour faire mourir les vers, & pour brider la violence des poifons corrofifs, tels que l'Arfenic, l'Orpiment, le Mercure fublimé ; il faut la donner pour ce dernier cas en forte dofe, fi l'on veut qu'elle ait un effet fuffifant.

L'huile Omphacine recommandée par les Anciens contre les Hémorrhagies fe tiroit, felon eux, des Olives vertes : il y a même des Auteurs, qui prétendent qu'elle étoit naturelle, quoique ce foit fans fondement : car il eft certain que les Olives vertes ne fourniffent qu'un fuc vifqueux & gluant, parce que leurs principes fulphureux ne font développés que dans la parfaite maturité. Ainfi il paroît plus probable que cette huile Omphacine étoit artificielle, c'eftà-dire une infufion de Drogues aftringentes dans l'huile d'Olives ordinaire.

Quant à l'ufage extérieur de l'huile, il eft des plus anciens ; on s'en fervoit autrefois autant pour conferver la fanté

que pour la rétablir. Les Athlétes qui
se préparoient à la lutte se faisoient oindre tout le corps , pour se rendre les
muscles plus souples & se faciliter cet
exercice ; ils se rouloient ensuite dans
le sable desséché pour tempérer , dit
Hippocrate , la chaleur & l'humidité de
l'huile ; ce qui mêlé avec les sueurs du
corps dans l'exercice , formoit les *strig-*
menta qu'on faisoit racler avec ces sortes d'étrilles dont *Mercurial* nous a donné la figure dans son *Traité de la Gym-*
nastique. Ces raclures , ou pour mieux
dire , ces ordures étoient fort estimées
des Anciens pour plusieurs maladies , &
Dioscoride les vante pour détruire les
Condylômes , les Rhagades , & pour
unir les crevasses & les fissures qui se
forment aux mammelles & dans d'autres parties. *Pline* assure que le revenu
de ces raclures étoit très-considérable.
Ceux qui n'avoient envie que de se conserver de l'embonpoint , prenoient d'a-
bord le bain d'eau chaude , & se faisoient
ensuite oindre d'huile pour , en bou-
chant les pores de la peau , empêcher
la trop grande transpiration que la chaleur du bain auroit pu causer , & pour ,
en donnant plus de souplesse aux muscles , faciliter la nourriture des parties.

Aujourd'hui ces ufages font abolis : Quelques Médecins employent encore le demi-bain d'huile dans la Colique Néphrétique, pour faciliter la defcente du calcul dans la Veffie , & dans les Goutes-crampes, les contractions des Nerfs & la convulfion de quelque partie. Le Docteur *Lanzoni* affure dans les *Ephémérides d'Allemagne* , avoir guéri par le bain d'huile répété pendant huit jours, une fille attaquée de Vermine qu'il n'avoit pu détruire par d'autres Remèdes. On fçait que l'huile & le vin battus enfemble font un Baume propre pour la brûlure ; c'eft ce qu'on appelle *Baume de l'Evangile* ou *Samaritain.* Le marc ou la lie d'huile d'Olives, appellée *Amurca*, eft un bon remède pour le Rhumatifme & pour la Sciatique : on y ajoute de l'Eau-de-Vie pour la rendre plus pénétrante.

Les feuilles de l'Olivier font aftringentes ; plufieurs s'en fervent dans les Gargarifmes pour les inflammations du gofier.

Nous ne dirons rien des huiles tant fimples que compofées , qu'on trouve dans les Pharmacopées, & dont les vertus doivent autant être attribuées aux plantes qui y ont infufé qu'à la fimple huile. Il est toujours vrai de dire que l'huile d'Olives est l'ingrédient ordinaire ou la base des Baumes, des Onguens & des Emplâtres.

L'huile commune entre dans le Baume tranquille, dans celui de *Leucatel*, dans le Baume verd de Mets; dans l'onguent mondificatif d'Ache, le *Basilicum*, l'onguent de la Mère, celui des Apôtres, le *Martiatum* & autres; on s'en sert encore dans les emplâtres *Diachylon* simple, Divin, *Diapalme*, de Nuremberg, la Toile à *Gaultier*, &c. de la Pharmacopée de Paris.

L'Olivier à petit fruit, les Olives picholines, ou les menues Olives; *Olea minor*, Offic. *Oliva minores & Genuenses & ex Provincia*, C. B. P. 472. *Olea fructu oblongo minori*, Inst. R. H. 599. *Oliva minor, oblonga*, Bot. Monsp. & H. R. Monsp. *Olea communis, seu vulgatior*, Nonnull.

Cette sorte d'Olivier qui est un des plus communs & des plus recherchés, ne diffère du précédent que par la petitesse de son fruit: car, comme nous l'avons déja insinué, le fruit de l'Olivier est plus ou moins gros, suivant les lieux où il naît, celui qui croît en Provence & en Languedoc, est gros comme un Gland de chêne : mais celui qui croît en Espagne, est plus gros qu'une Muscade ordinaire. Ainsi il seroit superflu d'en donner ici une description particulière.

Les Picholines, appellées ainsi du nom de l'inventeur de leur préparation, font des Olives qu'on a coupées en plusieurs endroits, macérées dans une lessive de sarment, & trempées ensuite dans de la saumure ; elles font plutôt en état d'être mangées que les autres, parce que par les incisions qu'on leur a faites la saumure s'est distribuée plus vîte & profondément dans toute leur substance.

Les différentes huiles qui en sortent, font d'une qualité supérieure à celles qu'on tire des Olives d'Espagne. M. *Garidel* dit qu'en Provence les paysannes se servent de l'eau des Olives pour calmer les affections Hystériques ; elles la donnent aussi très-souvent aux hommes qui souffrent un semblable mal connu sous le nom de maladie Hypochondriaque : non-seulement on fait boire ladite eau, mais on la donne en Lavement. La dose en boisson est d'un bon verre.

Prenez de l'huile d'Olives , une livre ; pour un lavement à, donner
dans les grandes constipations.
Ou bien ,
Prenez des feuilles de Mauve , de Mercuriale & de Pariétaire , de chacune une poignée.
Faites-les bouillir dans une pinte d'eau
réduite à moitié.
Coulez , & ajoûtez deux onces d'huile d'Olives , pour un lavement.

Potion vermifuge huileuse.

Prenez de l'eau de Pourpier , six onces ; de la confection d'Hyacinthe
& du *semen contrà* , de chacun un
demi-gros ; du syrop de Limons ,
une demi-once , de l'huile vierge ,
une once.
Mêlez le tout , pour une Potion.

Liniment contre la brûlure.

Prenez de bonne huile d'Olives , une
once ; de la cire Vierge , deux
gros.
Faites fondre la cire sur les cendres
chaudes.
Ajoûtez-y ensuite l'huile , & gardez le
tout pour l'usage.
On en frottera les parties affectées ,

les couvrant de papier brouillard ;
ce qu'on répétera de temps en
temps.

Onguent pour le même cas.

Prenez de la meilleure huile d'Olives, une once & demie ; de la cire
vierge, une once ; & deux jaunes
d'œufs durcis sous la cendre.

Faites fondre la cire sur un feu doux,
& ajoûtez-y ensuite l'huile & les
jaunes d'œufs, remuant le tout jufqu'à ce qu'il ait acquis la consistance d'onguent, que l'on gardera
pour l'usage.

La manière de s'en servir est de prendre un peu de cet Onguent froid,
de l'étendre peu épais sur du linge, & d'en couvrir la partie brûlée ; ce qu'on répétera deux fois le
jour jusqu'à la guérison qui sera
prompte.

OLIVELLA.

CAMELÉE, Garoupe, Olivier nain
ou bâtard ; *Olivella*, Offic. *Chamelæa tricoccos*, C. B. P. 462. J. B. 1.
584. Inst. R. H. 651. Raii Hist. 1710.

Park. *Chamelæa*, Dod. Pempt. 363.
Chamelæa vera; Camer. *Chamelæa Arabum tricoccos*, Ger. *Mezereon Arabum*, Adv. Lob.

Sa racine eft dure & ligneufe, elle pouffe plufieurs tiges menues, rameufes, qui croiffant à la hauteur d'un pied & demi ou de deux pieds & même davantage, en manière d'Arbriffeau, garnies de feuilles femblables à celles de l'Olivier, mais plus mouffes, plus petites & plus noirâtres. Ses fleurs naiffent dans les aiffelles des feuilles, petites, jaunâtres, le plus fouvent d'une feule pièce coupée en trois parties. Quand les fleurs font paffées, il leur fuccède des fruits à trois noyaux, peu charnus, verds au commencement, mais en mûriffant ils deviennent rouges, couverts d'une pellicule qui eft d'un goût amer & brûlant : ces noyaux font offeux ou fort durs, & contiennent chacun une femence ordinairement oblongue. Les fruits étant cueillis & gardés quelque temps noirciffent & deviennent graiffeux comme les Olives. Cette plante croît dans les pays chauds, comme en Italie, en Provence, en Languedoc, aux lieux deferts, rudes & incultes. Selon *Clufius*, elle vient abondamment en

Espagne au Royaume de Valence &
d'Arragon , & dans toute la Catalogne;
mais beaucoup plus baſſe & plus blanche que dans la Gaule Narbonnoiſe où
elle eſt & plus vigoureuſe & plus verte.
Les curieux la cultivent en Flandres, en
Allemagne , & ailleurs ; mais dans les
pays froids il eſt difficile de la conſerver durant l'hiver , à moins qu'on ne la
mette à la cave ou dans des ſerres. Elle
fleurit en Avril , quelquefois en Eté &
dans les plus grandes chaleurs, ſelon les
lieux. Ordinairement ſon fruit eſt mûr
au mois d'Août ; il reſte attaché aux
branches comme celui de l'Epurge &
de la Lauréole ; elle demeure pareillement toujours verte. Toutes ſes parties,
ſon fruit , ſes feuilles & ſon écorce, ont
un goût âcre & brûlant.

Cette plante contient beaucoup de
ſel eſſentiel & fixe , & d'huile. Nous
ne ſçavons pas ſi la Camelée dont les
Anciens ſe ſervoient étoit la même que
la nôtre ; cela paroît même fort dou-
teux. Ils regardoient cette plante comme un purgatif des plus violens , qui
par ſa qualité cauſtique & brûlante pouvoit ulcérer l'eſtomac & les inteſtins.
Auſſi s'attachoient ils beaucoup à la
corriger, ſoit en la faiſant macérer dans

le vinaigre ou dans quelque autre acide, soit en la faisant infuser dans le
vin : mais nous ne trouvons point tant
d'énergie dans la plante que nous venons de décrire. *Jean Bauhin* nous assure qu'à l'imitation du fameux *Rondelet* qui en faisoit beaucoup d'usage de
son temps à Montpellier, il en donnoit
l'Extrait à la dose d'un ou de deux gros
mêlés avec d'autres purgatifs Hydrago-
gues dans tous les cas où il y avoit indication de purger les tempéramens
phlegmatiques & pituiteux, qu'elle purge même fort doucement, & non pas
avec la violence de la Lauréole à laquelle on la comparoit, & que cette même
plante pilée & appliquée en Cataplasme
sur le Pubis étoit un Remède des plus
efficaces pour faire couler les urines des
Hydropiques.

Opiate fondante, martiale & apéritive.

Prenez du saffran de Mars apéritif,
　une demi-once; de la Gomme Ar-
　moniac & de la Myrrhe, de cha-
　cun un gros & demi; du Diagrède
　de l'*Aquila alba*, de l'Extrait de
　Camelée, & de la poudre de Clo-
　portes, de chacun un demi-gros;
　des sels d'Absinthe & de Tamarisc,
　　　　　　　　de

de chacun un gros ; du ſaffran Oriental & de la Canelle , de chacun deux ſcrupules.

Pulvériſez le tout , & incorporez-le avec une ſuffiſante quantité de ſyrop de Chicorée compoſé de Rhubarbe , pour prendre le matin à jeun à la doſe d'un gros & demi enveloppé dans du pain à chanter , en continuant pendant douze jours & buvant par-deſſus un verre de Ptiſane apéritive.

ONOBRYCHIS.

Sain-Foin ou gros Foin; *Onobrychis*; Offic. *Onobrychis foliis viciæ, fructu echinatæ major, floribus dilutè rubentibus,* C. B. P. 350. Inſt. R. H. 390. *Polygalon Geſneri,* J. B. 2. 335. *Onobrychis,* Dod. Pempt. 548. *Onobrychis quibuſdam flore pallido, vel Polygalon,* J. B. Raii Hiſt. 936. *Onobrychis vulgaris,* Park. *Onobrychis, five Caput gallinaceum,* Ger. *Caput gallinaceum Belgarum,* Adv. Lob. *Onobrychis,* Dioſcor. Plin. & Galen. *Polygala multorum, quibuſdam Onobrychis,* Lugd. Hiſt. *Glaux, five Criſta gallinacea,* Quorumd.

Tome I.   L

Sa racine est longue, médiocrement, grosse, dure, ligneuse, garnie de quelques fibres, noire en dehors, blanche en dedans, vivace. Elle pousse plusieurs tiges longues d'environ un pied, droites, fermes, d'un verd rougeâtre; ses feuilles sont assez semblables à celles de la Vesce ou du Galega, mais plus petites, vertes en dessus, blanches & velues en dessous, pointues, attachées par paires sur une côte qui se termine par une seule feuille, d'un goût amer, & d'une odeur legèrement bitumineuse. Ses fleurs sont légumineuses, disposées en épis longs & fort serrés, qui sortent des aisselles des feuilles, ordinairement rouges, rarement blanches, soutenues par des calices velus. Quand les fleurs sont passées, il leur succède de petites gousses taillées en crête de Coq, hérissées de pointes rudes, lesquelles renferment chacune une semence qui a la figure d'un petit Rein, grosse comme une Lentille, & presque semblable au Senegré, d'assez bon goût lorsqu'elle est verte.

Il y a une autre espèce de Sain-foin qui ne diffère de la précédente qu'en ce qu'elle est plus petite en toutes ses parties, excepté en ses gousses. Il y a aussi le

Sain-foin d'Espagne , dont la fleur est couleur de feu , ou blanche , & que les Curieux cultivent dans leurs jardins. On ne doit pas non plus confondre , comme font quelques-uns , notre Sain-foin avec la Luzerne qui est aussi d'un très-grand rapport,& qu'on appelle quelquefois *Grand Treffle* ; ce font des plantes bien différentes.

Le Sain-foin est ainsi appellé , parce que c'est le foin le plus fain , le plus appétissant , le plus nourrissant & le plus engraissant qu'on puisse donner aux bestiaux. D'autres néanmoins , particuliérement les Anciens , écrivent *Sainct-foin* , comme qui diroit *Foin sacré* , à cause de son excellence. Tout le monde convient que les meilleurs prez sont ceux qui sont semés de Treffle , de Luzerne & de Sain-foin. Le Sain-foin ragoûte , nourrit & engraisse considérablement le bétail ; mais il l'échauffe un peu : il vient aisément par-tout , même dans des terrains secs & stériles : on le séme pour la nourriture des bêtes de charge : il donne beaucoup de lait aux Vaches & aux autres animaux femelles qui en mangent ; d'où vient que *Gesner* l'appelle à juste titre *Polygalon.* Il faut observer de ne pas donner du Sain-foin

verd aux Beſtiaux ; ils s'en trouveroient
mal : on doit attendre qu'il ſoit ſec ;
encore ne leur en faut-il donner qu'en
petite quantité, parce qu'il fait tant de
ſang que les bêtes qui en mangeroient
trop ſeroient en danger d'être ſuffo-
quées. Sa graine eſt très-propre à nourrir les poules, à les échauffer, & à les
faire pondre ſouvent. Un pré à Sain-
foin rapporte pendant quatre ans avec
vigueur, & communément pendant huit
à dix ans. Il y a même des terres où il
ſe plaît tant, qu'on l'y coupe quatre &
juſqu'à ſix fois l'année, & il y dure juſqu'à des vingt & trente années. Le Sain-
foin a encore cet avantage, que loin
de fatiguer la terre il engraiſſe ſi bien
un fonds de peu de valeur, que ſans le
ſecours d'aucun autre amendement ce
fonds produira des grains pendant trois
ans de ſuite, ſans ſe repoſer. Il fleurit
d'ordinaire en Juin & en Juillet ; mais
il n'eſt pas d'un grand uſage en Médecine.

Cette plante contient beaucoup d'huile & de ſel eſſentiel ; elle eſt déterſive,
apéritive & ſudorifique. Les Anciens
en faiſoient plus d'uſage que n'en font
les Modernes ; & cela ſelon les appa-
rences, parce que la connoiſſance des

Plantes étant devenue d'âge en âge plus
étendue, on en a trouvé d'autres plus
énergiques pour remplir les mêmes indications. *Dioscoride* & *Galien* se ser-
voient de ses feuilles pilées & appliquées en Cataplasme, pour résoudre les
tumeurs & les enflures La décoction
de ces mêmes feuilles séches dans le vin
est un grand remède, suivant *Pline*,
contre la strangurie. On se servoit encore en onction de son suc mêlé avec
de l'huile pour provoquer la sueur. Aujourd'hui l'on employe pour la même
intention la décoction de cette plante dans de l'eau commune, dont on
fait boire abondamment au Malade.
On a observé que le Sain-foin étant
recueilli avec soin, bien séché & conservé dans des boétes, a l'odeur du
Thé ; aussi le fait-on prendre à des Con-
noisseurs pour du Thé verd. Ses feuilles se contournent de même ; mais il
faut avoir l'attention de le cueillir un
peu avant la fleur.

ONOPORDON.

LEs Botanistes ont donné le nom d'*Onopordon* à deux sortes de Chardons qui ont quelque usage en Médecine, & dont nous allons parler.

Chardon commun, grand Chardon aux Asnes, Artichaud sauvage, Epine blanche sauvage ou des champs, *Acanthium, Spina alba*, Offic. *Spina alba tomentosa, latifolia, vulgaris*, C. B. P. 383. *Spina alba sylvestris*, Fuchsio, J. B. 2. 54. *Acanthium vulgare flore purpureo*, Tabern. icon. 686. *Carduus tomentosus, Acanthi folio, vulgaris*, Inst. R. H. 441. *Acanthium vulgare*, Park. Raii Hist. 313. *Acanthium album*, Ger. *Acanthium*, Matth. Dod. *Carduus alatus, tomentosus, latifolius, vulgaris*, Hist. Oxon. *Carduus Leucanthemus*, Schrod. *Onopordon Athenæi*, Anguill. Gesn. Hort. *Acanthium, Onopordon aliis*, Camerar. Hort. *Acanthion, sive Carduus albus*, Brunf. *Carduus sylvestris in ruderibus nascens*, Cæsalp. *Onopordum foliis decurrentibus margine spinosis*, Linn. Hort. Cliff. 393. *Spina alba agrorum, Agriocinara*,

Acantha Leuce seu Leucacantha , Nonnull.

Sa racine est tendre , blanche , douceâtre tant que la plante croît ; mais ces qualités changent par l'âge & lorsque la tige est formée. Elle pousse une tige haute de trois ou quatre coudées , c'est-à-dire de quatre à cinq pieds , plus grosse que le pouce , canelée , creuse , revêtue d'une espèce de cotton blanc , & munie dans toute sa longueur de membranes fort épineuses , sinuées , éminentes ou qui débordent , lanugineuses. Les feuilles qui en sont une continuation , sont plus grandes que la main , larges , sinuées , hérissées de petites épines sur les bords , couvertes des deux côtés d'un duvet blanchâtre , sur-tout les plus petites avant que la tige soit formée , semblables à celles de l'Acanthe. Les sommités des tiges & des rameaux portent de grosses têtes qui pour l'ordinaire sont seules , plattes & larges , composées d'écailles qui se terminent chacune en une pointe longue , aiguë & roide , d'un jaune foncé comme celles des feuilles. Ces têtes soutiennent des bouquets à fleurons purpurins , quelquefois blancs , évasés par le haut , découpés en lanières.

L iiij

Quand les fleurons sont tombés, il leur succède des semences canelées, garnies d'aigrettes, ressemblantes à celles du Cnicus, mais plus petites, de couleur diversifiée, & d'un goût âcre tirant sur l'amer. Cette plante croît aux lieux rudes & incultes, sur les bords des chemins & des fossés, le long des hayes, des levées, & presque par-tout : elle fleurit la seconde année depuis Juin jusqu'en Août, & sa racine périt dès que la graine est mûre, comme il arrive à la plûpart des autres Chardons qui ne vivent que jusqu'à la parfaite maturité de la semence.

Sa racine est d'usage en Médecine. On lui attribue une vertu apéritive, diurétique, carminative, stomachique, discussive & résolutive. Quelques-uns la recommandent pour le mal de dents; d'autres font grand cas de la graine pour les Convulsions & les mouvemens épileptiques des petits Enfans. Selon *Jean Bauhin*, ses fleurs peuvent servir à faire cailler le lait; ce qui a fait donner à la plante le nom de *Préfure*.

Chardon à grosse tête, Pet d'Asne des Parisiens; *Cardus Eriocephalus*; Offic. *Cardus capite rotundo, tomentoso*, C. B.

P. 382. Inſt. R. H. 441. *Carduus capi-*
te tomentoſo, J. B. 3. 57. *Carduus Erioce-*
phalus, Dod. Pempt. 723. *Carduus to-*
mentoſus, *Corona Fratrum dictus*, Park.
Raii hiſt. 311. *Onopordum*, Plin. Lugd.
Hiſt. *Acanthium montanum, Carduus mon-*
tanus echino lanugine obducto , Carduus
globoſus capitulo majore ſeu latiore, corona
fratrum Herbariorum, Nonnull.

Sa racine eſt groſſe , d'un goût aromatique qui n'eſt pas déſagréable , de
même que la tige & les feuilles , ſi l'on
en excepte une ſubſtance moëlleuſe ,
blanche , qui eſt ſéche & inſipide. Elle
jette une tige lanugineuſe , canelée , haute de trois à quatre coudées , diviſée en
un grand nombre de branches , ſans
piquans ; mais quoiqu'elle ne ſoit point
épineuſe , à peine peut-on y toucher
avec la main par rapport aux piquans
des feuilles. Les feuilles ſont longues
d'un pied ou d'un pied & demi , mais
étroites , revétues de duvet par deſſous
& d'un verd noirâtre par deſſus , rudes
comme la Vipérine , garnies de longues
pointes , roides & aigues , compoſées
de pluſieurs feuilles plus petites qui ſont
quatre à quatre par intervalle , ſçavoir
deux de chaque côté , l'une placée en
devant, & l'autre en arriére. Les ſom-

mets des branches portent des têtes
grosses, rondes, écailleuses, armées de
pointes peu piquantes, & entrelacées
d'un duvet blanc & délié, mais très-
épais, lesquelles donnent des fleurs à
plusieurs étamines & de diverses couleurs; & au dessous des fleurs se trouve
une pulpe ou chair blanche, d'un goût
agréable & aromatique. Quand les fleurs
sont passées, il leur succède des semences oblongues, luisantes, cendrées, canelées, médiocrement applaties, douces, & enveloppées d'une espèce de
laine ou de cotton. Lorsqu'on sépare
les têtes des tiges, il en sort un suc laiteux. Cette plante croit sur les bords
des chemins, des champs, des prez,
dans les lieux élevés, montagneux &
incultes; on la trouve en plusieurs endroits aux environs de Paris, quoiqu'elle soit plus rare que la précédente; elle
fleurit aux mois de Juillet & d'Août,
& quelquefois plus tard. Ce Chardon
qui est fort beau se propage par sa semence tombée de ses têtes, & étant
semé il subsiste l'Hiver en feuilles; mais
il ne pousse sa tige que la seconde année, où il meurt, lorsque sa graine est
parvenue à sa maturité. *Jean Bauhin*
dit qu'on l'a nommé *Corona Fratrum*,

parce que ſes branches étant toutes de
même hauteur & chargées de leurs têtes, entourent celle du milieu qui eſt
ſur le ſommet de la tige, de la même
manière que les Moines entourent pour
l'ordinaire leur Abbé, ou leur Prieur.

Cette plante eſt auſſi de quelque uſage en Médecine. *Pierre Borel*, dans la
51e Obſervation de ſa 2me Centurie, noûs
apprend qu'un Payſan avoit été guéri
d'un Cancer au nez, en y appliquant
ſouvent le ſuc de cette plante, & le marc
en cataplaſme, & qu'il tenoit ce ſecret
d'un autre Payſan qui en avoit guéri
pluſieurs. M. *Tournefort* étend cette vertu juſqu'au Cancer des mammelles. Ces
expériences ſont faciles à vérifier, cette
eſpèce de Chardon étant aſſez commune Il eſt même étonnant qu'on n'ait
rien de trop certain ſur cet article, ſur-
tout dans une maladie auſſi intéreſſante
pour la Médecine que le Cancer, qui
eſt preſque toujours regardé comme in-
curable. *Rai* dit que quelques-uns font
cuire dans l'eau les têtes de ce Chardon
avant que les fleurs paroiſſent, & que
les ayant aſſaiſonnées avec du beurre
& du poivre, ils les ſervent ſur table
en entremets comme des Artichauds,
& en font leurs délices.

L vj

OPHIOGLOSSUM.

OPHIOGLOSSE, Langue de Serpent, petite Serpentaire, herbe sans Couture ; *Ophiogloss m*, Offic. *Ophioglossum vulgatum*, C. B. P. 354. Inst. R. H. 548. *Ophioglosson*, J. B. 3. 708. Dod. Pempt. 139. Raii Hist. 126. Trag. Ges. Fuchs. Camer. Tabern. Eyst. *Ophioglossum*, *sive lingua serpentina*, Park. Cæsalp. Cast. *Lancea Christi*, *vel Luciola*, Gesn. Hort. *Ophioglosson*, *sive Henophyllon*, Lob. icon. 808. *Lingua sive Lingulaca*, Plin. *Lingula vulneraria*, Cord. Hist. *Serpentaria secunda*, Brunf. *Ophioglossum fronde ovata*, Linn. Flor. Suec. 305. *Folium unifolium*, *Monophyllum*, *Ophioglossus*, *Echioglossum*, *lingua viperina*, Quorumd.

Sa racine est garnie de plusieurs fibres assez grosses, qui sont ramassées comme en un faisceau, de même que dans l'Ellebore, sur-tout si elle trouve un terroir un peu gras. Elle pousse une queue haute comme la main, laquelle soutient une seule feuille semblable en quelque façon à une petite feuille de Poirée, mais plus grasse ; charnue, lisse & nul-

lement nerveuſe, droite, tantôt étroite & oblongue, tantôt large & arron-
die, d'un goût douceâtre mêlé de quelque viſcoſité virulente. Il ſort du ſein de
cette feuille à l'endroit par où elle tient
au pedicule, un fruit qui a la figure d'u-
ne petite langue applatie qui va ſe terminer inſenſiblement en pointe, den-
telée des deux côtés comme une lime,
& diviſée dans ſa longueur en pluſieurs
petites cellules qui renferment au lieu
de ſemence une fine farine ou pouſſière
menue, qu'elles laiſſent échapper lorſqu'elles viennent à s'ouvrir dans la maturité. C'eſt l'extrémité de l'épi faite en
langue de ſerpent, qui a procuré à cette plante le nom qu'elle porte. Elle croît
dans les prez, dans les marais & autres
lieux humides, quelquefois même dans
des endroits montagneux où il y a des
ſources ; tranſplantée dans les jardins en
des lieux ombrageux, elle y dure & re-
pouſſe tous les ans en Avril, ou au plus
tard dans le mois de Mai, reſtant en vigueur juſqu'au mois de Juin ; mais peu
après elle ſe fane entiérement, & on ne
la voit plus. Cependant ſa racine s'en-
fonce profondement en terre, de façon
qu'elle eſt difficile à arracher. *Gaſpard*
Bauhin obſerve que la langue de ſerpent

varie, ayant quelquefois la feuille si-
nuée, & l'épi qui communément est
simple, ou double, ou même triple.
Mentzelius a remarqué la même chose,
outre d'autres variétés par rapport à la
grandeur. Quelques-uns croyent que les
Anciens n'ont point parlé de cette plante, du moins les Botanistes ne conviennent point entr'eux sous quel nom elle
leur a été connue. On la trouve assez fréquemment aux environs de Paris dans
des fonds humides.

La langue de serpent contient beaucoup d'huile & de phlegme, peu de sel.
Tous les Auteurs conviennent qu'elle est
vulnéraire, soit prise intérieurement,
soit appliquée extérieurement. *Dodonée*
dit que *Baptista Sardus* prétendoit guérir
les Descentes par l'usage de la poudre de
cette plante; & *Cæsalpin* l'estimoit bonne pour les ulcères, étant pilée & appliquée en cataplasme. La maniére de s'en
servir la plus commune est de la faire
infuser au Soleil pendant du temps dans
de bonne huile d'Olives, & de passer
ensuite le tout par un linge avec une
forte expression. On a par ce moyen un
Baume très-utile pour les playes, & autant estimable que l'huile de Millepertuis. On employe encore ce Baume dans

les maux de gorge violens ; on en frotte la partie, & l'on en fait avaler quelques cuillerées au Malade.

Les feuilles de cette plante entrent
dans les Baumes *vulnéraires* & *Oppodeltoch* de la Pharmacopée de Paris.

OPHRYS.

DOUBLE-FEUILLE, Herbe à deux
feuilles, Herbe au Charpentier ou
aux Coupures ; *Ophrys seu Bifolium*, Offic. *Ophris bifolia*, C. B. P. 87. Inst. R.
H. 437. Ger. *Bifolium majus, sive Ophrys
major quibusdam*, J. B. 3. 533. Raii
Hist. 1232. *Pseudo-Orchis Bifolium*,
Dod. Pempt. 242. *Bifolium sylvestre vulgare*, Park. *Ophris*, Matth. Fuchs. Anguill. Cost. *Bifolium majus, Ophris*, Plinii, Schwenck. *Persoliata sylvestris mas*,
Brunf. *Ophrys foliis ovatis*, Linn. Hort.
Cliff. 429. *Alisma, Orchis spuria, sive
satyrium degener*, Quorumd.

Sa racine est fibreuse, grise, & s'étend
de côté & d'autre. Elle pousse une seule
tige haute, tantôt d'un demi-pied, tantôt d'un pied, quelquefois même d'un
pied & demi, ronde, laquelle porte vers
son milieu seulement deux feuilles op-

poſées l'une à l'autre , larges , nerveuſes , ſemblables à celles du Plantain commun. Sa ſommité eſt garnie de fleurs compoſées chacune de ſix feuilles, dont les cinq ſupérieures repréſentent une maniére de caſque, & la ſixiéme ou l'inférieure reſſemble en quelque façon à une figure humaine, de couleur verdâtre , ou d'un verd blanchâtre. Quand la fleur eſt paſſée , le calice devient un fruit ſemblable à une lanterne percée de trois fenétres , ou à trois côtés, qui contient des ſemences très-menues comme de la ſciure de bois. Le goût de la racine eſt un peu amer , mêlé de quelque viſcoſité acrimonieuſe, & celui de la tige & des feuilles eſt viſqueux. Cette plante ſe trouve aux environs de Paris ; elle croît dans les bois & autres lieux humides & ombrageux où elle fleurit en Mai & Juin : auquel temps il faut principalement la ramaſſer. Quoiqu'elle ne ſoit pas d'un uſage bien commun en Médecine , on employe cependant ſa racine & ſes feuilles. Il eſt à remarquer que la double-feuille varie pour la grandeur , & que la ſeconde eſpèce nommée *Ophrys trifolia* ne différe de la précédente qu'en ce qu'elle porte trois feuilles ordinairement inégales , dont les deux premiéres font oppofées, & la troifiéme qui eft plus petite naît de l'union des deux autres.

Cette plante contient beaucoup de Phlegme & d'huile, & peu de fel. Les Anciens & les Modernes s'accordent tous à la regarder comme vulnéraire, déterfive, & confolidante. On fe fert en cataplafme de fa racine pilée & appliquée fur les vieilles playes, & fur les ulcères : d'autres font infufer toute la plante, racine & feuilles, dans de bonne huile d'Olives ; & laiffant le tout expofé quelque temps au Soleil, ils s'en fervent enfuite comme d'un Baume.

OPULUS.

OBIER ou Opier, Sureau d'eau ou aquatique ; *Sambucus aquatica*, Offic. *Sambucus aquatica flore fimplici*, C. B. P. 564. *Sambucus aquatica*, J. B. 1.552. *Sambucus paluftris*, Dod. Pempt. 846. *Opulus Ruellii*, Inft. R. H. 607. *Sambucus aquatilis*, *five paluftris*, Ger. Raii Hift. 1586. *Sambucus paluftris, five aquatica*, Park. *Opulus*, Linn. Hort. Cliff. 109. *Lycoftaphylos five uva Lupina, Clinotrochos feu Lectirotaria, Plata-*

nus fœmina, Obierus five Opierus, Quo-
rumd.

Sa racine eft groffe, ferme, blanche. Elle pouffe une tige à la hauteur de cinq ou fix coudées, qui devient groffe à remplir la main, ou peu s'en faut, & fe divife en plufieurs rameaux femblables à ceux du fureau, noueux par intervalles, couverts d'une écorce liffe, cendrée, pleins d'une moëlle fongueufe, blanche, fort tendres & fragiles. Des nœuds fortent des feuilles larges, anguleufes, affez femblables à celles du petit Erable, ou de l'Alifier. Ses fleurs font de deux fortes, un peu odorantes, difpofées en parafol ; celles de la circonférence font plus grandes que les autres, & d'une belle couleur blanche, reffemblantes à des rofettes à cinq quartiers, qui reçoivent dans leur trou un piftil fortant du milieu du calice ; mais ces fleurs font ftériles, & ne laiffent aucune graine après elles. Celles qui occupent le milieu ou le centre du parafol, font plus petites, fe développent plus tard, & reffemblent à des godets coupés en cinq quartiers, dans le fond defquels il y a un trou qui reçoit la pointe du Calice ; elles font de couleur jaunâtre. Lorfque ces fleurs font paffées, le calice devient une baye un peu plus groſſe que celle du ſureau, molle, qui rougit à meſure qu'elle mûrit, & eſt d'un goût tout-à-fait déſagréable; laquelle renferme une ſemence platte, large, dure, rouge, échancrée en cœur. Cet arbriſſeau ſe plaît le long des eaux & des bords des Riviéres; il croît parmi les Aulnes dans les prez humïdes & dans les vallons ombrageux d'Italie, d'Allemagne, de France, d'Angleterre. On le trouve fréquemment dans les environs de Paris aux lieux humides & marécageux, où il fleurit en Mai; ſes bayes meuriſſent en Automne, durent tout l'Hiver, & ſervent d'appas pour attraper certains oiſeaux qui les aiment beaucoup.

Il y a une autre ſorte d'Obier que M. *Tournefort* appelle *Opulus flore globoſo*, & qui ne différe du précédent qu'en ce que ſes fleurs ſont ramaſſées en rond ou en globe épais, ordinairement blanches comme neige, mais quelquefois purpurines. C'eſt une variété à fleur ſtérile, produite par la culture & par un jeu de la nature. On l'appelle communément *Roſe de Gueldres*, *Pain blanc*, ou *Pain mollet*, & elle fait un ornement des plus agréables dans les jardins des curieux, où elle eſt devenue auſſi commune qu'el-

le étoit rare autrefois. On met ses fleurs
dans les appartemens pour le plaisir de
la vue & de l'odorat.

L'Obier est de peu d'usage en Médecine. Quelques Auteurs assûrent que
l'eau distillée de ses fleurs pousse les urines & fait vuider les graviers. *Prevotius*
dit qu'un Bouillon gras dans lequel on
fait bouillir deux gros du fruit de cette
plante avec un peu de sommités d'Absinthe, fait vomir, sans beaucoup de
peine. *Dalechamp*, *dans l'Histoire des
plantes de Lyon*, lui attribue la même vertu émétique. Selon *Cordus*, le suc de ses
bayes est amer en Automne, & modérément doux & acide; mais au Printemps suivant, lorsqu'il a été desséché
par l'Hiver, il est plus astringent.

ORCHIS.

Satyrion.

RAI se plaint avec raison qu'il y a
beaucoup d'obscurité & de confu-
sion dans l'Histoire des Orchis, tant à
cause de la multitude des espèces & de la
ressemblance que quelques-unes ont entr'elles, qu'à cause des descriptions trop
générales & imparfaites qu'en donnent

les Botanistes ; ce qui embarrasse les plus versés dans cette étude. Le mal est que les figures ne sçauroient tirer d'embarras ceux qui s'appliquent à les connoître, soit parce que les marques caractéristiques & propres à faire distinguer les diverses espèces du même genre ne peuvent être exprimées par la peinture ; de sorte qu'il faudroit un *Œdipe* pour les déviner. Sans entrer dans cet examen qui seroit ici déplacé, il nous suffira de dire qu'entre les différentes espèces d'Orchis qui naissent dans les prez, dans les forêts, sur les collines & les montagnes, aux lieux ombrageux, ou exposés au Soleil, secs ou humides, & qui fleurissent en différens temps, au Printemps, en Eté, en Automne, on employe le plus communément pour l'usage de la Médecine les espèces à racines bulbeuses, comme ayant les racines les plus charnues, & particulièrement les deux suivantes.

Orchis, Satyrion, Testicule ou Couillon de Chien mâle à feuilles étroites, de *Fuchsius* ; *Orchis, seu Satyrium*, Offic. *Orchis Morio mas foliis maculatis*, C. B. P. 81. Inst. R. H. 432. *Orchis major, tota purpurea, maculoso folio*, J. B. 2. 763. *Testiculus Morionis mas*, Dod.

Pempt. 236. Lugd. Hift. *Cynoforchis Morio mas*, Tabern. icon. 66. Germ. emac. *Tefticulus primus*, Matth. *Serapias, feu Morio maculofus, Tefticulus Caninus*, Nonnull.

Sa racine eft compofée de deux tubercules prefque ronds, charnus, gros comme des noix mufcades, dont l'un eft plein & dur, l'autre ridé & fongueux, accompagnés de groffes fibres. Elle pouffe d'abord fix ou fept feuilles, & quelquefois davantage, longues, médiocrement larges, liffes, femblables à celles du lis, mais plus petites, ordinairement marquées en deffus de quelques taches d'un rouge-brun, & quelquefois fans taches, fa tige eft haute d'environ un pied, ronde, ftriée, embraffée par une ou deux feuilles, & porte en fa fommité un long épi de fleurs agréables à la vue, purpurines, nombreufes, un peu odorantes, blanchâtres vers le centre, & parfemées de quelques points d'un pourpre foncé. Chaque fleur eft compofée de fix feuilles inégales, dont les cinq fupérieures forment en fe courbant une maniére de Coëffe : la feuille inférieure eft plus grande que les autres ; elle commence par une maniére de tête ou de cafque, & finit par une queue ou pointe aiguë comme un éperon. Les fleurs font plus ou moins ferrées dans l'épi. Quand la fleur eſt paſſée, le calice devient un fruit ſemblable à une lanterne à trois côtés, qui contient des ſemences ſemblables à de la ſciure de bois. Cette plante fleurit vers la fin d'Avril, & au commencement de Mai. On la trouve fréquemment dans les broſſailles, les boſquets & les prez. On peut bien reconnoître cet Orchis, & le diſtinguer des autres du même genre, en ce qu'il commence à fleurir le premier de tous ceux qui naiſſent naturellement chez nous : il croît en pluſieurs endroits des environs de Paris, & donne une variété qui ne différe du précédent que par accident, n'ayant point de taches noirâtres ſur les feuilles. M. Vaillant obſerve que quelquefois ſes feuilles ſe couchent & forment une roue à terre ; il ajoûte qu'il a compté juſqu'à 43 fleurs ſur un pied.

Orchis ou Satyrion à larges feuilles, grand Teſticule de Chien ; *Orchis latifolia ſeu major*, Offic. *Cynoſorchis militaris major*, C. B. P. 81. *Orchis ſtrateumatica major*, J. B. 2. 758. *Orchis militaris major*, Inſt. R. H. 432. *Orchis la-*

tifolia altera, Cluf. Hift. 267. *Orchis*
ftrateumatica vel ftratiotes major, *five mi-*
litatis, C. Gemmæ, Lob. icon. 184.
Orchis ftrateumatica, Ger. Raïi Hift.
1213. *Orchis militaris*, *five ftrateumati-*
ca, *major*, Park. *Orchis bafilica*, *Tefti-*
culus Caninus major, Nonnull.

Sa racine eft compofée, comme dans
l'efpèce précédente, de deux bulbes ou
tubercules charnus, mais plus gros, en
forme de groffes olives. Elle pouffe une
tige à la hauteur de près d'une coudée,
chargée en fa fommité d'un épi long, py-
ramidal, plus ou moins ferré, de fleurs
amples, belles à voir, blanchâtres en dedans, pointillées ou femées de taches
purpurines, plus rouges en dehors, d'u-
ne odeur forte & défagréable, lefquelles repréfentent un homme armé, ou un
foldat couvert d'un cafque, fans mains
& fans pieds. Ses feuilles font très-am-
ples, longues & larges tout enfemble,
arrondies dans les commencemens, &
fortent de terre comme dans la plupart
des Orchis dès le mois de Novembre.
Sa femence eft comme celle du précédent. Cette plante fleurit en Mai; elle
eft commune dans prefque tous les bois
des environs de Paris. Ses fleurs ont
une odeur de Bouc infuportable ; el-

les

les varient beaucoup pour la couleur. On lui trouve, de même qu'aux autres espèces d'Orchis bulbeux, un testicule flasque & l'autre plein : c'est que tous les ans la bulbe de l'année précédente se flétrit, & qu'il en renaît une nouvelle à la place.

On peut substituer aux deux Orchis précédens plusieurs autres espèces très-communes à la campagne, tant celles qui ont la racine bulbeuse, que celles qui l'ont disposée en main ouverte, & auxquelles on donne le nom de *Palma Christi* : mais quelques racines qu'on employe, il faut les choisir grosses, bien nourries, fermes, succulentes, d'un goût doux & visqueux, tirées de terre au Printemps, avant qu'elles ayent poussé leur tige. Aussi *Jean Bauhin* a-t'il observé que par rapport aux Orchis bulbeux il falloit prendre pour l'usage qu'on en veut faire, non les deux bulbes, mais la plus dure, la plus pleine & celle qui a le plus de suc ; la plus flasque & la plus ridée y étant moins propre.

Toutes les espèces d'Orchis contiennent beaucoup d'huile & de sel volatil; mais entre le grand nombre de celles que l'on trouve à la campagne, on choisit ordinairement les précédens comme

ayant les racines mieux nourries & plus
péfantes. On fçait que pluſieurs Chymiſtes ſectateurs de *Paracelſe* ont attribué
des propriétés à certaines plantes par
la reſſemblance de quelqu'une de leurs
parties avec celles du Corps humain,
ou avec quelque effet des maladies dont
il eſt attaqué. Les deux bulbes dont la
racine d'Orchis eſt compoſée & qui ſont
aſſez ſemblables aux teſticules, ont donné lieu aux Philoſophes & Médecins
tant Anciens que modernes, de même
qu'aux Chymiſtes, de croire que la bulbe pleine & bien nourrie de l'Orchis
pouvoit être utile à la génération, &
qu'au contraire celle qui l'avoiſine & qui
ſe trouve toujours plus deſſéchée & flé-
trie produiſoit un effet oppoſé : ç'a été
l'opinion de *Theophraſte*, de *Galien* & de
Pline, qui a été ſuivie de toute la Poſté-
rité. Il eſt pourtant vrai, & l'expérience nous le confirme tous les jours que
l'Orchis, quelque eſpèce que l'on choi-
ſiſſe, n'a point ces prétendues vertus,
ſur-tout ſi l'on n'employe que les ſimples bulbes ſans y rien ajoûter de plus,
étant hors de doute que la plûpart des
Remèdes, ſoit liquides, ſoit ſolides,
connus ſous le nom d'*Aphrodiſiaques* &
de *Magnanimité*, reçoivent dans leur

compofition tant d'autres ingrédiens
âcres & aromatiques, comme le Poivre,
le Gingembre, les huiles de Canelle &
de Girofle, le mufc, l'Ambre gris, &
autres drogues de cette nature, qui peuvent plutôt produire cet effet que les
fimples bulbes d'Orchis. Tout ce que
Crollius a pu dire dans fon petit Traité
de Signatura Plantarum, & tout ce que
les Chymiftes après lui ont ofé foute-
nir, ne fçauroit établir une opinion que
l'expérience journalière détruit; c'eft au
tribunal de cette dernière qu'on doit appeller d'une opinion qui n'a pour fondement qu'une autorité mal établie &
une vraifemblance de rapport fort erro-
née. Quoiqu'il en foit, il eft d'ufage de
faire fécher les bulbes d'Orchis, & de
les réduire en poudre, dont on donne
un demi-gros dans un verre de bon vin,
pour augmenter la femence, & fortifier
les parties de la génération. On tient
dans les Boutiques une Conferve eftimée dans le même cas, laquelle fe donne depuis deux gros jufqu'à une demi-
once.

Mais entre les diverfes préparations
des racines ou bulbes d'Orchis, il nous
paroît que la plus fûre eft celle qui fe
trouve dans les *Mémoires de l'Académie*

des Sciences année 1740, *page* 96. & dont nous sommes redevables à M. *Geoffroy* frere de l'illustre Médecin dont nous continuons l'ouvrage. Ce sçavant Académicien, ayant reconnu que le *Salep* qui est une racine blanche rousssâtre & transparente fort en usage chez les Turcs pour rétablir les forces épuisées, étoit une espèce d'Orchis, résolut d'essayer sur ces derniéres s'il ne pourroit pas les préparer de même pour en faire usage, sur-tout dans les endroits où les Orchis croissent en abondance : il y réussit par le moyen que nous allons décrire d'après lui.

Il faut prendre les racines ou bulbes d'Orchis les mieux nourries, leur ôter la peau, les jetter dans l'eau froide, & après qu'elles y ont séjourné quelques heures, les faire cuire dans une suffisante quantité d'eau, & les faire ensuite égouter : après quoi on les enfile pour les faire sécher à l'air, choisissant pour cette préparation un temps sec & chaud. Elles deviennent transparentes, très-dures, ressemblent à des morceaux de Gomme Adragant. On les peut conserver saines tant qu'on voudra, pourvu qu'on les tienne dans un lieu sec ; au lieu que les racines qu'on a fait sécher

ſans cette préparation , s'humectent &
moiſiſſent , pour peu que le temps ſoit
pluvieux pendant pluſieurs jours.

Ainſi préparées , on peut les réduire
en poudre auſſi fine que l'on veut : on
en prend le poids de 24 grains , qu'on
humecte peu à peu d'eau bouillante ;
la poudre s'y fond entiérement , & forme un mucilage qu'on peut étendre par
ébullition dans une chopine ou trois
demi-ſeptiers d'eau , & l'on eſt le maître de rendre cette boiſſon plus agréable en y ajoûtant le ſucre & quelques
légers parfums. Cette poudre peut auſſi
s'allier au lait qu'on conſeille ordinairement aux Malades affectés de la poitrine. M. *Geoffroy* a obſervé que c'étoit
un Remède très adouciſſant , réprimant
l'àcreté de la lymphe , & convenable
dans la Phthiſie & dans les dyſenteries
bilieuſes.

Prenez de la poudre de Racines d'Orchis ſuivant la préparation de M.
Geoffroy , un ſcrupule.

Humectez-là peu à peu d'eau bouillante , & étendez-là enſuite dans
une chopine de cette même eau.

Coupez cette liqueur avec autant de
lait de vache , & ajoûtez ſur le tout

aſſez de ſucre pour rendre la boiſſon agréable.

Partagez-la en quatre priſes à prendre dans la journée pendant quelque temps , ou en deux jours en
ne faiſant que la moitié de la doſe , dans la Phthiſie pulmonaire &
dans la Dyſenterie bilieuſe.

Cette plante a donné le nom à l'électuaire *de Satyrio* , qu'on preſcrit à la doſe d'une dragme pour réveiller les eſprits , & rétablir les forces épuiſées. On
prépare auſſi de ſes feuilles un Coſméti-
que que nous ne croyons pas plus certain que les précédens Remèdes tirés de
l'Orchis.

Opiate fortifiante & ſtimulante.

Prenez de l'électuaire de Satyrion,
une once & demie ; de la Thériaque d'Andromaque , ſix gros ;
des ſemences de Roquette , trois
gros ; des Trochiſques de Vipère ,
& du Borax de Veniſe , de chacun
deux gros ; de l'Eſſence d'Ambre
liquide , trente gouttes.

Incorporez le tout avec une ſuffiſante
quantité de ſyrop de fleur d'Orange pour prendre dans du pain à

chanter à la dose d'un gros le soir
en se couchant, le continuant pendant quelque temps.

Oreoselinum,

Persil de Montagne.

ON connoît dans les Boutiques
deux sortes de Persil de montagne, le grand & le petit.

Le grand Persil sauvage ou de Montagne; *Oreoselinum, sive Apium montanum*, Offic. *Daucus montanus, Apii folio major*, C. B. P. 150. *Libanosis altera quorumdam, aliis dicta Cervaria nigra*, J. B. 3. 165. Raii Hist. 413. *Oreoselinum Apii folio majus*, Inst. R. H. 318.
Libanotidis alterum genus, Dod. *Libano-
tis Theophrasti nigra*, Ger. Tab. *Daucus
secundus selinoides*, Lob. icon. 720. *Daucus selinoides major*, Park. *Seseli Pelopo-
nesiacum vel Peloponense, radix Cervina
nigra, Saxifragia Venetorum, Elaphobo-
seum nigrum, Cyminum sylvestre latum,
Pinastellum, Ocellus Cervi, Pas porcinus,
Pseudocostus*, Nonnull.

Ses racines sont attachées plusieurs à
une tête chevelue comme dans le Meum,
longues, grosses comme le petit doigt,

& s'étendent beaucoup dans la terre, noirâtres en dehors, blanches en dedans, empreintes d'un fuc mucilagineux, d'un goût réfineux, mais aromatique & agréable, approchant de celui du Panais, d'une fubftance un peu tendre. Elle pouffe une tige férulacée, à la hauteur de quatre ou cinq pieds, canelée, divifée en aîles. Les feuilles fortent tant de la racine que de la tige, grandes, amples, reffemblantes à celle du Perfil de Macédoine, mais plus fermes, liffes, de couleur bleuâtre, crenelées, attachées à de longues queues, d'un goût plus doux que la racine. Ses fleurs naiffent fur de grands parafols au fommet de la tige & des branches, petites, blanchâtres, tirant fur le purpurin avant que de s'ouvrir, compofées chacune de cinq petales ou feuilles difpofées en rofe. Quand les fleurs font paffées, il leur fuccède des femences jointes deux à deux, larges, ovales, applaties, rayées fur le dos, bordées d'un feuillet membraneux, de couleur rougeâtre, & qui approchent un peu de celles du Panais domeftique. Cette plante croît aux lieux montagneux parmi les pâturages; on la trouve abondamment à Fontainebleau & en plufieurs endroits de la France un peu élevés & fablonneux. Sa femence & fa racine font d'ufage en Médecine, comme dans le fuivant.

Le petit Perfil fauvage ou de Montagne ; *Oreofolinum . five Apium montanum minus*, Offic. *Apium montanum, nigrum*, C. B. P. 153. J. B. 3. 104. Raii Hift. 413. *Oreofelinum, five Veelgutta*, Dod. Pempt. 696. *Oreofelinum Apii folio minus*, Inft. R. H. 318. *Apium montanum vulgatius, & Apium montanum Parifienfium*, Park. *Selinum foliis ovato-acutis acutè ferratis & incifis*, Linn. Hort. Cliff. 92. *Polychretum Cordi ; Polymetum Gefneri ; Valdebona Italorum ; Oreofelinon nigrum ; Agriofelinon, five Apium Sylvaticum ; Montapium nigrum ; Multibona*, Nonnull.

Sa racine eft confidérablement groffe, molle, chevelue en fa partie fupérieure, blanche en dedans & en dehors, charnue, vivace, d'un goût âcre tirant fur l'amer, un peu défagréable, empreinte d'un fuc laiteux, vifqueux, réfineux. Elle pouffe une tige haute d'une coudée & plus, médiocrement groffe, ferme, canelée, noueufe par intervalles, rougeâtre, rameufe. Ses feuilles font étendues par terre, femblables à celles du Perfil des jardins, mais plus noires & plus fermes, modérément âcres & amères, embraffant la tige par un pedicule membraneux qui tire fur le purpurin, d'une odeur un peu aromatique & comme vineufe. Les fommets de la tige & des branches font chargés de fleurs blanches en parafols un peu amples, qui laiffent après elles des femences beaucoup plus âcres que les feuilles, applaties, larges, prefque rondes, d'une couleur qui avant la pleine maturité eft tantôt plus ou moins rouge, & tantôt verte. Cette plante aime les lieux montagneux & fablonneux ; elle croît aux environs de Paris, & en particulier fur le *Mont Valérien* ; elle fleurit en Juillet & Août, quelquefois plus tard, de même que le grand Perfil de montagne.

Le Perfil de montagne contient beaucoup de fel effentiel & d'huile. Sa femence a un goût âcre & aromatique : on l'employe, ainfi que fa racine, contre la Pierre, contre la jauniffe, pour réfoudre les obftructions du Foie & de la Ratte, pour exciter l'urine, & pour provoquer les Règles trop pareffeufes. La racine étant mâchée adoucit les douleurs de dents, & excite la falive, appaife les tranchées, éclaircit la vue, & produit plusieurs autres bons effets. Selon *Cordus*, sa liqueur laiteuse est plus efficace que toutes les autres parties de la Plante, les feuilles sont plus foibles, & les fleurs tiennent le milieu entre les feuilles & la racine.

ORIGANUM.

Origan.

ENTRE plusieurs espèces d'Origan connues des Botanistes, on ne se sert guéres dans les Boutiques que des deux suivantes, les seules qui se trouvent dans ce pays-ci, sçavoir l'Origan commun, & le petit Origan.

L'Origan commun, ou le grand Origan, la Marjolaine sauvage ou bâtarde, la Marjolaine d'Angleterre ; *Origanum vulgare*, Offic. *Origanum sylvestre, Cunila bubula Plinii*, C. B. P. 223. Inst. R. H. 198. *Origanum vulgare spontaneum*, J. B. 3. 236. Raii Hist. 539. *Origanum sylvestre*, Dod. Pempt. 285. *Origanum Anglicum*, Ger. *Majorana sylvestris*, Park. *Agrioriganum, sive Onitis major*, Lob. icon. 492. *Origa um Italicum*, Cæsalp. *Origanum foliis ovatis, spicis laxis erectis,*

M vj

confertis paniculatis, Linn. Hort. Cliff.
305. *Origanum Onites*, *Tragoriganum*,
Panaces Heracleum, *five Origanum Heracleoticum fylveftre*, Nonnull.

Ses racines font menues, ligneufes,
fibreufes, traçantes obliquement en terre. Elles pouffent plufieurs tiges qui s'élévent à la hauteur de deux ou trois
pieds, dures, quarrées, velues. Ses feuilles naiffent des nœuds des tiges oppofées;
les plus grandes reffemblent à celles du
Calament vulgaire, & les plus petites
à celles de la Marjolaine, velues, odorantes, d'un goût âcre & aromatique.
Ses fleurs font comme en Parafol aux
fommités des tiges dans des épis gréles
& écailleux, qui forment de gros bouquets; chacune de ces fleurs eft en gueule, ou formée en tuyau découpé par
le haut en deux lévres, de couleur incarnate, ou d'un rouge blanchâtre.
Lorfque les fleurs font paffées, il leur
fuccède des femences très-menues, prefque rondes, enfermées dans une capfule
oblongue qui a fervi de calice à la fleur.
Cette plante croît non feulement dans
les pays chauds, mais auffi dans les pays
froids, comme en Allemagne, en Angleterre, en France. On la trouve fréquemment dans les environs de Paris

aux lieux champêtres, montagneux,
fecs & expofés au Soleil, dans les broffailles & le long des hayes. Elle fe plaît
principalement fur les collines & les
montagnes, d'où lui vient fon nom. Elle fleurit en Eté. Au refte, l'Origan
commun varie beaucoup & par fes feuilles & par fes fleurs. *Tragus* obferve que
ces fleurs font de trois fortes, l'une ponceau, l'autre rouge blanchâtre, & la
derniére toute blanche. Il y en a qui
prétendent que celui d'Efpagne & d'Italie vaut mieux que le nôtre : mais fi celui-ci eft fi commun, & vient prefque
par-tout, il n'en eft pas de même du
fuivant.

Le petit Origan, ou la petite Marjolaine fauvage; *Origanum minus*, Offic.
Origanum fylveftre, humile, C. B. P.
223. Inft. R. H. 199. Raii Hift. 539.
*Origanum repens, villofum, Aurelianen-
fium*, Hort. Reg. Par. *Agrioriganum, five
Origanum fylveftre minus, Majorana fylveftris minor*, Nonnull.

Sa racine eft ligneufe, rouffâtre, fibreufe. Elle pouffe une petite tige, ordinairement unique, ronde, rouffâtre
un peu rude, haute de fix à fept pouces, laquelle fe divife au fommet en

plusieurs rameaux, qui soutiennent des fleurs en maniére de Parasol mélées de bleu & de purpurin, du reste semblables à celles du précédent, & sont garnis de feuilles opposées, petites, oblongues; velues, un peu fermes, assez souvent disposées sans ordre, qui environnent sur-tout la partie supérieure tant de la tige que des rameaux, d'une odeur aromatique & suave, comme celles de l'Origan vulgaire. Quand les fleurs sont passées, il leur succède des semences très-menues, arrondies, de bonne odeur, & d'un goût âcre. Cette plante est assez rare; néanmoins on la trouve abondamment dans les forêts d'Orleans, & ailleurs. On peut la substituer à la précédente; elle fleurit dans le même temps.

L'Origan est âcre, aromatique, détersif, & rougit fort peu le papier bleu; ce qui fait conjecturer que cette plante est remplie d'un sel volatil-aromatique-huileux, qui n'est pas entièrement dépouillé d'acide: au lieu que dans le sel volatil-huileux artificiel, l'acide du sel Ammoniac a été arrêté par le sel de Tartre. D'ailleurs l'Origan contient beaucoup de parties terrestres. Cette plante est diurétique, diaphorétique; propre à faire cracher & à provoquer les Or-

dinaires. Il faut s'en servir à la manière
de Thé dans l'Asthme, & dans la Toux
violente qui n'est pas accompagnée de
chaleur. La poudre de ses feuilles & de
ses fleurs séchées à l'ombre est cephalique, & propre étant prise en guise de
Tabac à faire couler du nez une abondante sérosité. L'infusion de ces mêmes
fleurs se donne avec succès dans la sup-
pression des Règles & de l'urine. On
regarde encore cette plante comme un
bon stomachique : car dans les indiges-
tions, les rapports aigres & les vents,
son eau distillée, son huile essentielle, le
syrop & la conserve qu'on en prépare,
font d'un secours merveilleux. L'huile
distillée d'Origan est excellente contre
la douleur de dents, lorsqu'elle est cau-
sée par la Carie ; on n'a qu'à tamponner
le trou de la dent avec un peu de Cotton trempé dans cette huile, & la douleur cessera bien-tôt. Les huiles de
Thym, de Sariette, de cloux de Girofle, produisent le même effet ; *Etmuller*
y ajoûte un peu de Camphre ; ce qui
ne peut qu'augmenter l'énergie de ce
Remède.

On employe extérieurement cette
plante dans les Lave pieds & dans les
demi-bains, qu'on prépare contre les

vapeurs, & les pâles couleurs, contre la Paralyſie & les Rhumatiſmes provenans de cauſe froide, pour le Rhume de cerveau & le Rhumatiſme du col qu'on appelle ordinairement *Torticolis*; on fait ſécher l'Origan au feu, & on l'enveloppe tout chaud dans un linge, dont on couvre bien la tête, ou le col.

Au reſte, cette plante peut ſe ſubſtituer à la Marjolaine qui eſt plus rare, ayant à peu près les mêmes vertus.

Les feuilles d'Origan entrent dans l'eau Générale & dans le ſyrop d'Armoiſe; les ſommités fleuries dans l'eau vulnéraire, dans la poudre *de Chalybe*, & l'huile de petits chiens; les fleurs entrent dans le ſyrop de Stéchas, & toute la Plante dans l'électuaire de Bayes de Laurier de la *Pharmacopée de Paris*.

Fomentation contre la Paralyſie.

Prenez des ſommités d'Origan, de Lavande, d'Abſinthe, de Thym, de Sauge, d'Hyſſope, de Romarin, de chacune une demi-poignée.

Verſez ſur le tout trois chopines d'eau bouillante, & laiſſez infuſer dans un vaiſſeau couvert: enſuite baſſinez-en la partie chaudement.

& appliquez-y le marc en cataplaſme ; ce qu'on réitérera ſuivant le
beſoin.

ORNITHOPODIUM.

ORNITHOPODE , pied ou griffe
d'Oiſeau ; *Ornithopodium , ſeu Pes
Avis* , Offic. *Ornithopodium majus* , C.
B. P. 350. Inſt. R. H. 400. *Ornithopodium flore flaveſcente* , J. B. 2. 350. *Ornithopodium* , Dod. Pempt. 544. *Ornithopodium radice nodoſa* , Parᴋ. Raii Hiſt.
931. *Ornithopodium tuberoſum Dalechampii* , Lugd. Hiſt. *Polygala* , Geſn.
Hort. *Ornithopus*, Linn. *Herniaria* , Quorumd.

Sa racine eſt petite , blanche , ſimple,
fibreuſe , chevelue , accompagnée de
certains petits grains ou tubercules. Elle
pouſſe pluſieurs petites tiges menues,
foibles , rameuſes , preſque couchées à
terre , longues d'un demi-pied ou plus
dans un terroir gras , rondes , velues.
Ses feuilles ſont plus petites que celles
de la Lentille , rangées à l'oppoſite l'une
de l'autre le long d'une côte , dont l'extrêmité eſt occupée par une ſeule feuille. Ses fleurs ſont petites , légumineu-

fes, jointes plufieurs enfemble en manière de parafol au fommet des rameaux
fur de courts pedicules, de couleur
jaune mêlée de purpurin & de blanc;
leur calice eft un cornet dentelé. Lorfque les fleurs font paffées, il leur fuccède autant de filiques applaties, courbées en faucille & réfléchies en en-
haut, compofées chacune de cinq, fix
ou fept pièces attachées bout à bout,
terminées par une forte de petit ongle
pointu; ces filiques ou gouffes naiffent
deux ou trois enfemble, difpofées comme les ferres ou griffes d'un oifeau,
d'où lui vient fon nom. On trouve dans
chacune de leurs pièces une femence
menue, prefque ronde, reffemblante
à celle du Navet ou de la Rave. Cette plante fleurit l'Eté, ordinairement
en Juin; elle croît dans les champs tant
avant qu'après la moiffon, aux lieux
fecs & incultes, fur les collines, dans
les prez arides & expofés au Soleil, le
long des chemins, dans les fables; elle
fe trouve aux environs de Paris. *Rai*
obferve en parlant du Pied d'Oifeau,
que les Botaniftes femblent avoir fait
trois plantes d'une feule.

Cette plante contient beaucoup de
fel & d'huile. Toute la plante prife in-

térieurement eſt apéritive & diurétique ; on en donne la décoction dans de l'eau commune, ou la poudre à la doſe d'un gros infuſée dans un verre de vin blanc, le matin à jeun pendant quelque temps, pour atténuer & pouſſer le calcul & les graviers des Reins & de la veſſie. On s'en ſert auſſi extérieurement, étant pi-lée & appliquée en cataplaſme pour les Hernies.

OROBUS.

OROBE, Ers ou Eres, Pois de l'i-geon ; *Orobus*, Offic. *Orobus ſiliquis articulatis, ſemine majore*, C. B. P. 346. *Orobus ſive Ervum multis*, J. B. 2. 321. Raii Hiſt. Matth. 915. *Ervum verum*, Camer. Hort. Inſt. R. H. 398. *Mochus, ſive cicer ſativum*, Dod. Pempt. 524. *Orobus receptus herbariorum*, Ger. *Oro-bus vulgaris herbariorum*, Park. *Orobus verus ſeu genuinus creditus, Piſum Colum-binum*, Nonnull.

Sa racine eſt menue, délicate, blan-châtre. Elle pouſſe pluſieurs tiges à la hauteur d'environ un pied, foibles, anguleuſes, liſſes, rameuſes dès le pied qui s'étendent au large. Ses feuilles ſont semblables à celles de la Lentille, rangées par paires le long d'une côte. Des aisselles des feuilles, comme dans les autres plantes de ce genre, sortent des pédicules qui portent au sommet des fleurs solitaires, ou deux à deux, légumineuses, petites, néanmoins plus grandes que celles de la Lentille, purpurines, quelquefois blanches, avec des lignes d'un pourpre-bleu, soutenues par des calices formés en cornet dentelé. Lorsque les fleurs sont passées, il leur succède des gousses longues d'un pouce, menues, pendantes, ondées de chaque côté, blanchâtres dans la maturité, qui renferment des semences presque rondes, ressemblantes à de petits Pois d'un rouge-brun, & d'un goût de légumes qui n'est ni amer ni désagréable. Cette plante se seme dans les champs en plusieurs Provinces de France pour la nourriture des bestiaux ; elle croît aussi naturellement parmi les Bleds en Espagne & en Italie ; elle fleurit en Avril, Mai & Juin, sa semence est mûre en Juillet. C'est une nourriture très-agréable aux Pigeons, & qui les fait beaucoup multiplier. L'Orobe se plaît en terre maigre, légére, sablonneuse. La petite espèce qu'on appelle communement *Oro-*

be de Candie, n'eſt qu'une variété de la précédente, ſuivant le ſentiment de *Jean Bauhin*, de *Parkinſon* & de *Rai*. Il y a encore une autre ſorte d'Orobe qui croît dans les foréts, mais beaucoup moins eſtimée que l'Orobe des Boutiques.

La ſemence d'Orobe eſt la ſeule partie de cette plante que l'on employe en Médecine ; elle eſt réſolutive, déterſive & apéritive. Les Anciens Médecins la réduiſoient en poudre, & la donnoient incorporée avec le miel dans l'Aſthme humide, pour faciliter l'expectoration : & même on en a fait du pain dans des années de diſette, mais de mauvais goût, & qui fourniſſoit peu de nourriture. Aujourd'hui cette ſemence eſt une des quatre farines réſolutives qu'on employe ſi communément en Chirurgie, & c'eſt ſon principal uſage.

La farine d'Orobe entre dans la poudre *Diapraſſio* de *Nicolas d'Aléxandrie*, dans l'électuaire de *Juſtin*, & dans les Trochiſques de Scille de la Pharmacopée de Paris.

Cataplaſme Réſolutif.

Prenez des farines d'Orobe, de Fève, d'Orge, & de Lupins, de chacune quatre onces.

Faites-les cuire dans une suffisante quantité de lie jusqu'en consistance de Cataplasme.

Cataplasme contre la chûte du Fondement.

Prenez de la racine de grande Consoude pilée, & de la farine d'Orobe, de chacune parties égales.

Faites cuire le tout avec une suffisante quantité de gros vin noir, ou d'eau de Forgeron, en consistance de cataplasme, que l'on réitérera suivant le besoin.

ORYZA.

RYz; Rys, Riz ou Ris; *Oryza,* Offic. *Oryza italica,* C. B. P. 24. *Oryza,* J. B. 2. 451. Matth. Ger. Park. Raii Hist. 1246. Inst. R. H. 514. *Oryza peregrina,* Trag. *Hordeum Galaticum Columella,* Hermol. Ruell. Amat. Tabern. *Hordeum Siciliense, Oryzon peregrinum, Rifum feu Rizum,* Nonnull.

Sa racine est comme celle du Froment. Elle pousse des tiges ou tuyaux à la hauteur de trois ou quatre pieds, canelés, plus gros & plus fermes que ceux du Froment ou de l'Orge, noueux par intervalles. Ses feuilles font longues, en manière de Rofeau, charnues, affez femblables à celles du Porreau. Ses fleurs naiffent aux fommités, de couleur purpurine, & forment des panicules comme celles du Millet ou du Panis. Quand les fleurs font paffées, il leur fuccède des femences oblongues ou prefque ovales, blanches, tranfparentes, dures, enfermées chacune dans une capfule jaunâtre, rude, canelée, anguleufe, velue, armée d'une arrête, le tout difpofé de part & d'autre alternativement le long des rameaux. Cette plante eft cultivée dans les pays chauds aux lieux humides & marécageux ; on fe fert de fes graines principalement en aliment, & quelquefois en Médecine. On nous les apporte féches des Indes Orientales, d'Italie, d'Efpagne, & de plufieurs autres endroits ; elles doivent être choifies nouvelles, nettes, bien nourries, dures, blanches. Le Ris eft la principale nourriture de tout le Levant, d'où il a été apporté premièrement en Grèce & en Italie. Il aime tant l'humidité qu'il croît dans l'eau même. Dans l'Ifle de Ceylan on pratique des réfervoirs pour l'arrofer , & ces inondations perpétuelles amolliffent fi fort la terre qui eft naturellement graffe , que les Moiffonneurs s'y mettent à l'eau jufqu'au genou. Selon *Porta* , on en féme une grande quantité dans des plaines humides du territoire de Salerne , où les habitans l'arrofent au moyen des canaux & des rigoles qu'ils tirent des Rivières toutes les fois qu'il en eft befoin; autrement le Ris n'y viendroit point , ou ne rapporteroit point de graines : de forte qu'il eft furprenant qu'un grain fi fec demande un fonds fi humide , & qu'une terre marécageufe produife un Bled d'un goût fi exquis & d'une nourriture auffi faine que féche. Il ne meurit qu'à force de Soleil , & la récolte ne s'en fait que vers l'Equinoxe d'Automne. Voilà pourquoi il ne fçauroit venir à bien dans les pays du Nord , quoique plus humides, parce qu'il y fait trop froid. On peut faire de fort bon pain avec de la farine de Ris ; & même il tient lieu de pain dans les Indes , étant préparé de différentes manières. Non feulement les Indiens en préparent des gâteaux & de la bouillie, mais ils en tirent encore une boiffon ou liqueur vineufe qu'ils appellent *Arak*

ou

ou *Aracle*, & qu'ils chargent de fucre & de divers aromates ; & l'on rapporte que cette boiffon les enyvre plus promptement que ne pourroit faire le vin le plus fort. Une legère décoction de Ris dans l'eau fait la bafe ou le vehicule le plus ufité parmi eux de la plûpart des Médicamens.

C'eft une opinion répandue dans le Public que le Ris engraiffe ; auffi les femmes maigres à la Cour & à la Ville en ufent fréquemment, le prenant furtout avec du lait & beaucoup de fucre ; mais cela eft contredit par le fentiment des anciens Médecins qui ont compté le Ris parmi les alimens de legère fubftance & difficiles à digérer. Pour nous, nous penfons autrement, & nous nous rangeons plutôt à l'opinion commune, n'ofant condamner la nourriture ordinaire de tant de Nations & approuvée par l'ufage de tant de fiècles Nous convenons feulement que le Ris refferre un peu ; ce qui fait qu'on l'employe utilement en plufieurs cas avec les autres Aftringens.

Le Ris contient beaucoup d'huile, & médiocrement de fel effentiel ; il eft adouciffant, & il épaiffit les humeurs ; mais il eft un peu venteux & pefant fur

Tome I. N

l'eſtomac, & même ſon uſage trop fréquent peut cauſer des obſtructions. On
ſe ſert de cette ſemence comme aliment & comme remède ; & entre toutes les préparations qui ſont d'uſage dans
le premier cas, les meilleures ſont les
ſuivantes.

On prend une boule d'étain trouée
par en-haut, & de capacité à contenir
trois ou quatre onces de Ris au plus.
Toutes les fois qu'on veut s'en ſervir,
il faut avoir ſoin de la bien écurer &
laver tant en dedans qu'en dehors. Enſuite on y met une ou deux onces de
Ris ſeulement, parce qu'il ſe gonfle toujours en cuiſant, & on la jette dans le
pot où ſe fait le Bouillon, environ deux
heures après l'avoir écumé. Dès qu'il a
acquis le dégré de coction, & de conſiſtance qui lui eſt néceſſaire, on en retire la boule d'étain, & pour lors le
Ris ſe trouve cuit dans ſa perfection.
Il blanchit le Bouillon ſans lui donner
de mauvais goût.

On répand ordinairement le Ris ſur
le potage; quelquefois on le mange ſeul,
après l'avoir fait mitonner en verſant du
Bouillon deſſus ; on y peut ajouter une
pincée de ſel, un peu de Canelle, ou
quelques cuillerées de Reſtaurans, ou

de jus de veau , pour le rendre plus nourriſſant & plus agréable. Lorſqu'on veut manger le Ris en forme de Pana-de claire , on prend ces deux onces de Ris cuit ; on les met dans une écuelle ; on les écraſe avec la cuillere & on les fait mitonner avec du Bouillon , en y ajoûtant quelque zeſtes de Citron avec une pincée de Muſcade rapée , pour en relever le goût. L'avantage qu'il y a de faire cuire le Ris dans une Boule d'Etain , c'eſt qu'il en devient plus tendre & fort blanc ; il a toujours un goût plus exquis, & ne ſent jamais la fumée ni le brûlé, parce qu'il eſt fait au Bain-Marie. D'ailleurs il ne coûte à faire ni ſoins ni peines : au lieu qu'en le préparant à l'ordinaire on eſt preſque toujours occupé à le faire cuire & à le remuer de temps en temps pendant pluſieurs heures , au hazard de le faire brûler , pour peu qu'on le perde de vue.

Quand on n'aura point de Boule d'Etain , on enfermera le Ris dans une étamine qu'on nouera de maniére qu'il y reſte les deux tiers de vuide ; il y cuira auſſi parfaitement que dans la Boule.

La crême de Ris ſe fait en réduiſant en poudre deux onces de Ris dans un

mortier de marbre ; on le fait cuire enfuite dans une pinte d'eau de fontaine
jufqu'à ce qu'il foit réduit en bouillie
claire , qu'on paffe toute chaude à travers une étamine avec une forte expreffion , & qu'on garde dans un pot de
fayence. Lorfqu'on fait chauffer un
Bouillon , on y mêle une ou deux cuillerées de cette crême de Ris qui eft en
confiftance de gelée.

Voilà les meilleures préparations du
Ris confidéré comme aliment ; à l'é-
gard de fes ufages en Médecine , il convient aux perfonnes épuifées par des
Hémorrhagies, aux femmes qui ont fouf-
fert des pertes exceffives , aux pulmoni-
ques , & aux étiques. Nous avons peu
de Remèdes plus capables d'adoucir l'â-
creté du fang ; de l'épaiffir & de le tempérer. On fait bouillir une cuillerée de
Ris dans une pinte d'eau pendant un
quart d'heure ; on y ajoûte très-peu de
fucre ou de canelle pour la boiffon des
Malades : c'eft ce qu'on appelle *Eau de*
Ris, qui eft utile dans tous les flux de
ventre accompagnés d'irritation & de
fiévre lente. Cette femence fert quelquefois de bafe aux émulfions à la place d'eau d'Orge ; on en met auffi une
ou deux cuillerées dans les Bouillons

humectans & rafraîchissans ; on en fait
des Bouillies & d'autres préparations qui
regardent autant le Régime de vie des
convalescens que les Remèdes qui conviennent dans les maladies longues.

Le Ris entre dans les décoctions pectorales & astringentes de la Pharmacopée de Paris.

Ptisane astringente.

Prenez du Ris bien net & lavé , une
demi-once ; de l'eau commune ,
quatre livres ; de la rapure de corne de Cerf enfermée dans un nouet,
une demi-once.

Faites bouillir le tout à la consomption du quart : puis retirez la cruche du feu, & faites-y infuser chaudement de la racine de grande consoude , une once ; de la reglisse effilée , deux gros.

Coulez le tout après une demi-heure d'infusion , & servez-vous de la
colature pour boisson ordinaire.

*Emulsion astringente dans les Diarrhées
accompagnée de chaleur & d'irritation.*

Prenez des quatre semences froides
majeures, trois gros ; des Amandes
N iij

douces pelées dans l'eau chaude,
. une demi-douzaine.

Pilez le tout dans un mortier de marbre , & versez peu à peu dessus de
la décoction de Ris , une livre.

Passez ensuite par un linge & édul-
corez la colature avec du syrop de
grande Consoude , une once.

Partagez le tout en trois doses à donner dans le jour dans les maladies
ci-dessus.

Bouillon de Poulet pectoral.

Prenez un Poulet que vous écrase-
rez.

Vuidez-le , & mettez dans le corps
des quatre grandes semences froides concassées & du Ris , de chacun une once ; du sucre fin , deux
gros.

Faites bouillir le tout à petit feu
dans trois pintes d'eau que vous
reduirez à moitié , & passez-le par
un linge avec une legére expression.

Ce Bouillon rafraîchit & tempère ; il
est utile aux personnes d'une complé-
xion délicate qui sentent des ardeurs &
des irritations dans la Poitrine , & qui

font travaillées d'inquiétudes & d'insomnies.

OXYCOCCUS.

CANNEBERGE , Coufines , Coufi-
nettes ou Couffinets des Marais ;
Oxycoccus, Offic. *Vitis idæa paluftris*, C.
B. P. 471. *Oxycoccus, five Vaccinia paluftris*, J. B. 1. 525. Inft. R. H. 655.
Vaccinia paluftria , Dod. Pempt. 770.
Ger. Park. Lob. Raii Hift. 685. *Aci-
naria paluftris*, Gefn. Hort. *Vaccinium
ramis filiformibus repentibus , foliis ovatis
perennantibus*, Linn. Flor. Lapp. 111.
*Oxycoccos five Oxycoccon , Granum aci-
dum , vitis paluftris , acini paluftres , fer-
pyllum acinarium , Rofmarinus paluftris ,
Vitis idæa paluftribus locis nafcens , Poterium , Vaccinium paluftre*, Quorumd.

Sa racine eft grêle , rampante , rougeâtre , garnie de fibres déliées comme
des cheveux. Elle pouffe plufieurs tiges
longues , menues comme des filamens ,
foibles , d'un rouge brun , qui fe couchent & fe répandent au large fur la furface de la terre , revêtues de feuilles
femblables à celles du Serpolet, quelquefois plus petites , dures , vertes en deffus,

d'un verd cendré en deſſous, liſſes, ordinairement refléchies par leurs bords,
portées ſur des pédicules ſi courts qu'elles ſemblent être immédiatement attachées à la tige, le long de laquelle elles
ſont rangées alternativement. Ses fleurs
naiſſent aux ſommets des rameaux, attachées une à une ou deux à deux ſur des
pédicules longs du doigt & fort déliés :
chacune de ces fleurs eſt découpée en
quatre parties pointues, réfléchies, purpurines, accompagnées en leur milieu de
pluſieurs étamines jaunes qui ſe joignent
avec le Piſtile, & forment enſemble comme un corps pointu. Quand les fleurs ſont
tombées, il leur ſuccède des bayes preſque rondes ou ovales, de couleur rougeâtre ou jaune verdâtre, ſemées de petits
points rouges, ornées d'un ombilic purpurin formé en croix, d'un goût aigre ou
acéteux, qui renferment en quatre petites
cavités des ſemences très-menues, étant
couchées ſur terre comme les tiges, &
quelquefois cachées dans la mouſſe. Cette plante croît aux lieux humides, marécageux, ombrageux, maigres, incultes, ſur les montagnes & dans les vallées
d'où découlent des ruiſſeaux, parmi des
Bruyéres où l'eau ſéjourne, dans des
bois fangeux & mouſſeux : elle fleurit

en Mai & Juin , & son fruit meurit en Juillet & Août. Selon *Dodoné*, ses bayes meurissent en Automne, demeurent cachées tout l'hiver sous la neige sans se gâter, & au Printemps les enfans & les bergers les ramassent, & les mangent sans inconvénient , étant remplies d'une pulpe ou chair molle. *Rai* observe à l'occasion de ce genre de plante , qu'on l'appelle mal à propos *Vaccinium* , d'autant que les Anciens donnoient ce nom à la Jacinthe. M. *Linnæus* dit que les Orfévres se servent de ses bayes pour relever la blancheur de l'Argent , ce que font pareillement tous les acides. On la trouve auprès de Forges en Normandie.

La Canneberge contient beaucoup de sel essentiel & d'huile. Ses fruits ou bayes sont rafaîchissans , détersifs & astringens ; ce que dénote leur saveur acide qui laisse après elle un caractére d'astriction. Ils calment le bouillonnement des humeurs, qui est excité par une bile âcre & brûlante. Ainsi l'on en donne la décoction avec succès dans les fièvres ardentes & malignes ; ils appaisent le flux de ventre bilieux ; ils fortifient l'estomac & les intestins , raniment l'appetit , arrêtent les dysenteries , & sont utiles

dans les Hémorrhagies qui viennent de
l'acrimonie des humeurs, ou de la trop
grande diſſolution du ſang. Les feuilles
& les fleurs ſervent aux mêmes uſages,
& rempliſſent les mêmes indications. On
tire des bayes, lorſqu'elles ſont meures,
un ſuc par expreſſion, que l'on confit
avec le ſucre pour en faire un Rob qu'on
employe dans les juleps rafraîchiſſans,
ſoit pour appaiſer la ſoif dans les fièvres
ardentes, ſoit pour chaſſer la malignité
des humeurs ; car on leur attribue une
vertu cordiale & alexipharmaque.

> Prenez des fleurs de Canneberge ſé-
> chées à l'ombre, deux pincées.
> Verſez deſſus de l'eau bouillante,
> deux livres.
> Laiſſez-les infuſer pendant une de-
> mi-heure, & ajoutez enſuite à la
> colature une once de ſyrop d'Epi-
> ne vinette, pour une Ptiſane à
> prendre dans les Diarrhées bilieu-
> ſes.
> Prenez des Roſes rouges ſéches &
> des Balauſtes, de chacune deux
> gros.
> Verſez deſſus trois livres d'eau de
> Plantain.
> Macérez le tout ſur les cendres chau-
> des pendant quatre heures, & dé-

Jayez enfuite dans la colature, du Rob de Canneberge, fix gros.

Le Malade prendra quatre onces de cette liqueur de trois heures en trois heures dans le crachement de fang, ou autres Hémorrhagies.

PÆONIA.

Pivoine.

ENTRE plufieurs efpèces de Pivoine connues des Botaniftes, on ne fe fert guères pour l'ufage de la Médecine que des deux fuivantes, qui font la mâle & la femelle.

La Pivoine, Pione ou Péone mâle; *Pæonia mas*, Offic. *Pæonia folio nigricante, fplendido, quæ mas*, C. B. P. 323. Inft. R. H. 273. *Pæonia mas præcocior*, J. B. 3. 492. *Pæonia mas*, Dod. Pempt. 194. Ger. Park. Raii Hift. 693. *Pæonia mas foliis Nucis*, Gefn. Hort. *Pæonia pulchrior five nobilior, Menion, Selénion five Herba Lunaris, Selenogonon, Theodonion, Glycyfide feu Dulcifidà, Pentorobon, Orobelium, Orobax, Hæmàgogon, Pafade, Aglaophotis, Rofa Benedicta, Sancta Regia; Herba Cafta*, Nonnull.

Sa racine eſt formée en Navet, groſſe
comme le pouce & quelquefois plus
groſſe, s'enfonçant aſſez avant en terre,
droite, ſe diviſant quelquefois en pluſieurs branches, de couleur rougeâtre
en dehors, blanche en dedans. Elle
pouſſe des tiges à la hauteur de deux
ou trois pieds, un peu rougeâtres, di-
viſées en quelques rameaux. Ses feuilles ſont larges, compoſées de pluſieurs
autres feuilles preſque ſemblables à celles
du Noyer, mais plus larges & plus épaiſſes, d'un verd-brun ou foncé, luiſantes,
couvertes en deſſous d'un certain duvet,
attachées à de longs pédicules rougeâtres.

. Ses fleurs naiſſent aux ſommités des
tiges, grandes, amples, à pluſieurs feuilles diſpoſées en roſe, de couleur quelquefois purpurine, quelquefois incarnate, ſoutenues par un calice à cinq feuilles, & au milieu il y a pluſieurs étamines
purpurines qui portent des ſommets ſaf-
franés. Quand les fleurs ſont paſſées, il
leur ſuccède des fruits compoſés de pluſieurs cornets blancs, velus, reluiſans,
recourbés en enbas, leſquels s'ouvrent
en meuriſſant & laiſſent voir une ſuite
élégante de ſemences, groſſes, preſque
rondes, rouges au commencement &

affez femblables à des grains de Grenade , enfuite d'un bleu obfcur & enfin
noires. Cette plante eft plus précoce ,
comme auffi plus rare & plus précieufe
que la fuivante, dont elle fe diftingue
aifément par la différence notable de fes
feuilles & de fa racine , outre que la première a les fleurs fimples , & que la fe-
conde les a ordinairement doubles. Elle
fleurit au commencement de Mai , & fes
fleurs tombent prefqu'auffitôt. *Gefner*
rapporte avoir oui dire qu'on la trouvoit
en Suiffe fur une certaine montagne ;
mais *Jean Bauhin* dit qu'il ne l'a obfer-
vée que cultivée dans les jardins. *Galien*
n'a pas moins vanté la Pivoine mâle que
Caton a fait le Chou. Elle a été célébrée
des Anciens & des Modernes à caufe de
fes grandes & nombreufes propriétés ; il
falloit ufer de bien des précautions pour
la tirer de terre, les uns voulant que ce fût
fous une conftellation , & les autres fous
une autre. Selon *Lobel*, la Canicule eft
la faifon la plus favorable pour l'arracher. C'eft la fuperftition qui lui a fait
donner tant de noms différens. Si l'on
en féme la graine au Printemps, elle refte pour l'ordinaire cachée en terre pendant un an, mais enfuite elle augmente

tous les ans par la division de ses feuilles.

La Pivoine, Pione ou Péone femel-
le; *Pæonia fæmina*, Offic. *Pæonia com-
munis vel fæmina*, C. B. P. 323. Inst.
R. H. 274. *Pæonia fæmina vulgatior*, J.
B. 3. 492. *Pæonia fæmina altera*, Dod.
Pempt. 195 *Pæonia fæmina*, Fuchs.
Gesn. Hort. Lob. Ger. Raii Hist. 694.
Pæonia fæmina vulgaris flore simplici,
Park. *Pæonium, Pionia, Dactylus idæus,*
Cynospastus, Rosa Asinorum, Rosa fatui-
na, Nonnull.
Sa racine est composée de tubercules
ou Navets attachés à des fibres, comme dans l'Asphodèle. Elle pousse une tige assez haute, sans presqu'aucune rou-
geur. Ses feuilles sont découpées tantôt
plus, tantôt moins, d'un verd-pâle en
dessus, blanchâtres & un peu velues en
dessous. Ses fleurs sont semblables à celles de la Pivoine mâle, mais moins
grandes, de couleur rouge & belle à
voir. Quand les fleurs sont tombées il
leur succède des fruits remplis de semences comme dans l'espèce précédente, mais plus petites, oblongues, & qui
noircissent en meurissant. Cette plante

eſt devenue très-commune ; on la cultive aujourd'hui par-tout dans les jardins;
elle fleurit auſſi au mois de Mai ; ſa graine meurit en Juillet, & elle s'y multiplie
aiſément en rampant dans terre.

La Pivoine eſt une des plus anciennes
plantes que l'on connoiſſe ; car on prétend qu'elle a été nommée *Pæonia* d'un
ancien Médecin nommé *Pæon*, qui em-
ploya cette plante pour guérir *Pluton*
d'une bleſſure que lui avoit faite *Hercu-
le*, à ce que rapporte *Homère* dans le
cinquiéme livre de ſon *Odyſſée*.

On ſe ſert en Médecine de la Pivoine
mâle préférablement à la femelle, quoique celle-ci ait auſſi quelques uſages. Cette plante contient beaucoup de ſel eſſentiel, d'huile & de Phlegme. On employe ordinairement ſes racines & ſes
ſemences, quelquefois même ſes fleurs,
contre les convulſions, l'Epilepſie, la
Paralyſie, les vapeurs, & les autres maladies qui dépendent de l'irritation du
genre nerveux. On les réduit en poudre
après les avoir fait ſécher à l'ombre, &
l'on en donne depuis un gros juſqu'à
deux, en Bol, en opiate, ou de quelqu'autre manière On ordonne auſſi les
racines en décoction juſqu'à une once,
lorſqu'elles ſont fraîches : on les fait

bouillir dans un Bouillon au veau, ou
dans de l'eau commune en guiſe de Ptiſane. On tient dans les boutiques une
conſerve des fleurs de Pivoine femelle,
qui ſe donne depuis demi-once juſqu'à
une once, & une eau diſtillée qu'on preſcrit depuis quatre juſqu'à ſix onces dans
les Potions & juleps anti-épileptiques.
On ſe ſert encore communément pour
la même intention du ſyrop de Pivoine ſimple, & du compoſé, dont la doſe eſt depuis demi - once juſqu'à deux
onces.

Enfin cette plante eſt une des plus
employées, comme une de celles que
l'antiquité nous a tranſmiſes avec les
plus grands éloges : car ſi l'on en croit
Galien, c'eſt un ſpécifique aſſûré contre
l'Epilepſie, ſoit qu'on porte un morceau de ſa racine pendu au col en guiſe
d'amuléte ou préſervatif, ſoit qu'on
prenne intérieurement ſa graine, ſes
fleurs, ou ſa racine. L'expérience qu'il
rapporte d'un jeune Enfant guéri par cet
amuléte eſt admirable : cet Auteur gra-
ve aſſûre qu'en ôtant cette racine pen-
due au col d'un Enfant ſujet au mal ca-
duc, il étoit tout à coup ſaiſi de convulſions qui ne ſe diſſipoient qu'en remet-
tant ce même amuléte. L'autorité de

Galien en Médecine a fait que toute la Postérité a embrassé avec confiance ce Remède, sans trop l'examiner jusqu'à ces derniers temps, où quelques Médécins du premier ordre, comme *Fernel*, *Sylvius de le Boë*, *Hoffmann*, en ont remarqué l'inutilité sur plusieurs épileptiques, & qu'il ne répondoit point à ce que *Galien* en avoit dit. Pour nous, nous pensons que cette diversité de sentimens peut se concilier, & que les uns & les autres peuvent avoir raison. Il est problable que *Galien* avoit fait son expérience en Asie, où il se peut faire que la Pivoine ait plus de vertu qu'en Europe. D'ailleurs la Pivoine mâle est rare, & on aura peut-être employé la femelle dans les cas où elle a manqué son effet.

Quoiqu'il en soit, nous ne connoissons pas encore jusqu'à présent de meilleur anti-épileptique tiré de la famille des végétaux, & elle sert presque toujours de base aux compositions destinées contre cette terrible maladie. *Arnauld de Villeneuve* raconte qu'un homme tombé en Paralysie, & qui depuis huit jours avoit perdu l'usage de la parole, fut entiérement guéri après avoir avalé trente grains noirs de Pivoine dépouillés de leur écorce : *Dioscoride* en don-

noit quinze grains concaffés & infufés
pendant la nuit dans un verre de vin
blanc contre l'incube ou cochémar.
Cette plante, felon *Rai* pouffe auffi les
Ordinaires, les vuidanges des accouchées, & emporte les obftructions des
vifcères.

Sa racine entre dans l'eau générale,
l'eau epileptique, le fyrop d'Armoife,
& le fyrop antifpafmodique de la Pharmacopée de Paris. Sa femence entre
dans le fyrop de Stéchas, & l'emplâtre
Diabotanum de la même Pharmacopée.

Ptifane contre l'Epilepfie.

Prenez des racines de Pivoine mâle
& de grande valériane ratiffées &
concaffées de chacune une once.
Verfez deffus une pinte d'eau bouillante ; puis retirez le vaiffeau du
feu, couvrez le bien, & après une
heure d'infufion donnez la colature par verrées.

Opiate dans le même cas.

Prenez des racines de Pivoine mâle
& de grande valériane féchées &
pulvérifées, de chacune une once ; de l'or fulminant, un demi-
gros.

Mêlez le tout avec une suffisante
quantité de syrop de Pivoine simple.

La dose est d'un gros pendant un
mois à prendre le matin à jeun enveloppé dans du pain à chanter,
en avalant par-dessus un verre de
la Ptisane ci-dessus.

Potion à donner dans l'accès.

Prenez des eaux de Pivoine & de
Mélisse simple, de chacune trois
onces ; de la poudre de Guttéte,
vingt grains ; de la teinture de
Camphre, de *Castorcum*, & anodyne, de chacune dix gouttes.
Mêlez le tout pour une Potion à donner par cuillerées.

Bouillon Anti-Epileptique.

Prenez de la racine de Pivoine mâle,
une demi-once ; de celles de chicorée sauvage & de Fraisier, de chacune deux gros ; des feuilles de
Chicorée sauvage, de Laitue &
d'Aigremoine, de chacune une demi-poignée ; des fleurs de Mélisse,
deux pincées.
Faites bouillir le tout avec une demi-

livre de Collet de Mouton dans trois chopines d'eau que vous réduirez à deux Bouillons.

Paſſez-le enſuite par un linge avec une legére expreſſion, & partagez le en deux doſes à prendre l'une le matin à jeun, & l'autre ſur les cinq heures du ſoir, en continuant pendant un mois.

PALIURUS.

PALIURE, Epine de Chriſt, Porte-Chapeau, l'Argalou des Provençaux; *Paliurus*, Offic. *Rhamnus folio ſubretundo, fructu compreſſo*, C. B. P. 479. *Rhamnus, ſive Paliurus folio Jujubino*, J. B. 1. 35. *Paliurus*, Dod. Pempt. 756. Lob. Ger. Raii Hiſt. 1708. Inſt. R. H. 616. *Paliurus, ſive Rhamnus tertius Dioſcoridis*, Park. *Spina Chriſti, ſeu Judaïca*, Quorumd.

Sa racine eſt dure, ligneuſe. Elle pouſſe une tige qui n'eſt pas toujours baſſe, mais qui croît quelquefois au point de mériter le nom d'Arbre, d'un bois très-ferme, droite; ſes rameaux ſont longs & épineux, mais les épines qui ſe rencontrent proche des feuilles ſont plus petites & moins nuisibles que celles des autres endroits, refléchis en enbas, rougeâtres. Ses feuilles font petites, presque rondes, pointues, de couleur verte obscure comme rougeâtre, & si femblables à celles du Jujubier qu'il n'y a rien au-deffus, finon qu'elles femblent un peu plus petites, & pas fi profondément dentelées en leurs bords. Ses fleurs font petites, jaunes, ramaffées aux fommets des branches, compofées ordinairement chacune de cinq feuilles difpofées en rond dans la rainure d'une rofette qui fe trouve au milieu du calice. Cette rofette devient par la fuite un fruit fait en bouclier, ou en chapeau, relevé au milieu, delié fur les bords, & comme bordé d'un feuillet membraneux. On trouve dans le milieu de ce fruit un noyau affez fphérique, divifé en trois loges qui contiennent pour l'ordinaire chacune une femence prefque ronde, qui a la couleur, le poli luifant, & la douceur de la graine de Lin. Cet arbriffeau croît naturellement dans les hayes en Italie, en Provence, en Languedoc; il fe plaît aux lieux champêtres, incultes, humides; il fleurit en Mai & Juin; fon fruit meurit en Automne, & tient à l'arbre tout l'hyver;

il peut même dans les pays froids soûte-
nir l'hyver, quand il n'est pas trop rude:
autrement il faut avoir soin de le mettre à l'abri & de le défendre du froid.
Quelques-uns l'appellent *Epine de Christ*,
parce qu'ils croyent que la couronne d'é-
pines que les Juifs mirent sur la tête de
nôtre Sauveur étoit faite de cet Arbrisseau : en effet il n'en est guères qui ait des
épines plus aiguës & plus roides, ni qu'on
manie moins impunément ; de-là vient
la coutume de faire avec le Paliure des
hayes vives très-commodes pour empêcher les incursions des hommes & des
animaux. *Jean Bauhin* & *Rai* sont per-
suadés que c'est le *Paliurus* de *Theophraste* & de *Dioscoride*. Sa racine, ses
feuilles & ses fruits sont d'usage en Médecine.

Le fruit de cet arbrisseau est un bon
diurétique & très-propre à chasser le
sable des Reins & de la vessie, si l'on use
pendant un assez long temps de la décoction faite avec ses fruits écrasés : mais il
ne faut pas croire qu'il soit capable de
dissoudre la Pierre dans la vessie, comme l'assurent plusieurs Empiriques, car
on n'y a jamais reconnu ce puissant effet.
On s'en sert encore avec succès dans la
Toux & dans l'Asthme humide, pour

faciliter l'expectoration. *Rai* aſſûre que la racine, la tige & les feuilles ſont aſtringentes, & arrêtent le flux de ventre, ſi l'on en boit la décoction. Ces mêmes parties pilées & appliquées extérieurement en cataplaſme guériſſent les cloux ou furoncles, & les autre tumeurs de ce genre qui s'élévent à la ſuperficie de la Peau.

PANICUM.

PANIC, Paniz ou Panis; *Panicum*; Offic. *Panicum Germanicum, ſive Panicula minore*, C. B. P. 27. Inſt. R. H. 515. Raii Hiſt. 1247. *Panicum vulgare*, J. B. 2. 440. Ger. *Panicum*, Dod. Pempt. 307. *Panicum album vulgare*, Park. *Elymus, Meline, ſeu Mel frugum, Antiquorum Paniculum, Milium agreſte ſive exiguum*, Nonnull.

Sa racine eſt forte & fibreuſe. Elle pouſſe pluſieurs tiges comme de roſeau, ordinairement à la hauteur de deux coudées, & même plus hautes dans un bon terrain, rondes, ſolides, garnies de nœuds quelquefois juſqu'à dix, leſquelles vont en diminuant inſenſiblement de groſſeur, & dont les ſommités ſont pan-

chées languiſſamment. Ses feuilles ſont
auſſi arondinacées, plus rudes & pointues que celles du Millet, plus larges
que celles du Froment, ſortant des
nœuds, longues d'une coudée pour l'ordinaire. Au ſommet de la tige eſt un épi
long de près d'un pied, rond, gros, non
diviſé comme dans le Millet, mais com-
pacte & ſerré comme une grappe de raiſin, compoſé de grains plus nombreux,
mais plus petits que ceux du Millet,
plus ronds; luiſans, enveloppés de fol-
licules blancs, jaunâtres, ou purpurins.
Dioſcoride compte le Panis parmi les
Bleds, & *Galien* parmi les légumes. On
le ſéme dans les champs en Allemagne, en France, en Italie; il demande
une terre telle que le Millet, c'eſt-à-dire legère & ſablonneuſe, mais pourtant
humide. Selon *Jean Bauhin*, quoiqu'on
liſe dans *l'Hiſtoire des Plantes de Lyon*
qu'on ne fait plus aujourd'hui aucun
uſage du Panis ni dans les boutiques
ni pour la boulangerie, parce que ſa ſemence étant ſéche & maigre fournit
trop peu de nourriture, néanmoins
Cluſius rapporte que le Panis eſt d'un
grand uſage par toute l'Allemagne,
dans la Hongrie & la Bohême, où il
ſert d'aliment, & où l'on en fait avec
la

la semence mondée de son écorce des Bouillies qui ne sont pas d'un goût désagréable.

Cette plante contient beaucoup d'huile & un peu de sel volatil. On ne se sert que de sa semence en Médecine. Elle est apéritive & propre pour adoucir l'âcreté des humeurs. On peut la substituer au Millet, dont elle a le goût & les propriétés. On prépare avec ses semences écorcées des crêmes & des bouillies d'assez bon goût. Mais *Gaspard Bauhin* d'après la plûpart des Anciens Médecins n'en estime pas l'usage fort salutaire, parce qu'elles resserrent trop le ventre, engendrent des vents, & se digèrent assez difficilement. Aussi ne substitue-t'on ces semences au Millet qu'au défaut de celui-ci ; & lorsqu'on s'en sert dans le cas d'une disette pressante il les faut faire cuire avec du Lait qui corrige en partie ces défauts. Alors on peut donner de ces crêmes avec utilité dans les grands maux de tête causés par une bile raréfiée, dans les Hémoptysies, & autres maladies où il faut adoucir & engluer un sang trop âcre & trop dissous. On en fait aussi du Pain, & c'est de-là que vient son nom ; mais ce Pain est sec & friable : il le faut laisser aux Pay-

fans., aux vignerons, aux moiffonneurs,
& aux pauvres. On peut s'en fervir extérieurement dans les cataplafmes réfolutifs : mais fon plus grand ufage eft
pour nourrir la volaille.& les petits oi-
feaux.

P A P A V E R.

Pavot.

O U T R E le Pavot blanc dont il a
été parlé ailleurs au fujet de l'*O-
pium* qu'on en tire, il y a encore trois
autres Pavots d'ufage en Médecine, fçavoir, 1°. le Pavot cornu ou *Glaucium* qui
fait un genre à part ; 2°. le Pavot rouge ou Coquelicoq ; 3°. le Pavot noir.
  Le Pavot cornu, le Glaucium à fleur
jaune ; *Papaver cornutum feu corniculа-
tum*, Offic. *Papaver corniculatum luteum,
Ceratitis, Diofcoridis, Theophrafti, fylveftre Ceratitis Plinio*, C. B. P. 171. *Papaver corniculatum luteum*, J. B. 3. 398.
Park. Raii Hift. 857. *Papaver corniculatum majus*, Dod. Pempt. 448. *Glaucium flore luteo*, Inft. R. H. 254. *Papaver
cornutum flore luteo*, Ger. Gefn. Hort.
Papaver vulgare corniculatum flavo flore,
Cluf. *Papaver fylveftre corniculatum*, *Pa-*

Papaver luteum, *Papaver maritimum*, *Glau-
cion seu Paralion*, *Papaver seu Fabulum
marinum*, *Sisimaca*, *Mimitha*, *Alnucha-
ra*, Nonnull.

Sa racine est grosse comme le doigt,
longue, noirâtre, empreinte comme
toute la plante d'un suc jaune, virulent
ou de mauvaise odeur, & d'un goût
amer. Elle pousse des feuilles longues,
larges, charnues, grasses, épaisses, velues, découpées profondément, dentelées en leurs bords, sinuées & comme
crêpées, de couleur verd de mer, qui
se couchent à terre, & résistent aux in-
jures de l'hiver, attachées par de grosses queues. Sa tige qui ne s'éléve que
la seconde année, est forte, solide,
noueuse, lisse, divisée en plusieurs rameaux, poussant de ses nœuds des feuilles plus petites que celles d'en bas, &
moins découpées, à mesure qu'elles approchent plus de la sommité, où elles
ressemblent en quelque manière à celles
du lierre. Les fleurs naissent aux sommités de la tige & des rameaux, grandes comme celles du Pavot cultivé,
composées chacune de quatre feuilles
disposées en rose, de couleur jaune, au
milieu desquelles il y a de nombreuses
étamines de la même couleur. Quand

les fleurs font tombées , il leur fuccède
des fruits où efpèces de filiques longues
d'un empan & plus , grêles ; courbées en
forme de cornes, rudes au toucher , obtufes au bout , & non pas terminées en
pointe comme celles du Fénugrec , lefquelles renferment des femences à double rang , feparées par une cloifon mitoyenne , rondes comme celles du Pavot ordinaire , & fort noires. Cette
plante croît naturellement fur les rivages
de la mer, aux lieux maritimes fablonneux , & ailleurs , même dans les pays
froids. On la trouve au bois de Boulo-
gne près Paris devant le château de Ma-
drid ; elle fe reproduit de femence, fi on
la féme dans les Jardins en Automne ,
elle viendra au Printemps , & fleurira en
Eté , c'eft-à-dire en Juin & Juillet , pour
meurir fes gouffes au mois d'Août. *Sca-
liger* dit que fes filiques ne font pas bonnes à manger.

Le Pavot cornu contient beaucoup
d'huile & de fel effentiel. *Diofcoride* affûre , & fes commentateurs le confirment,
que cette plante eft diurétique & très-
utile prife en décoction à ceux qui ont
les urines troubles & épaiffes. En Portugal , on fait boire à ceux qui font fujets
à la Pierre un verre de vin blanc , dans

lequel on a fait infuser une demi-poignée des feuilles écrasées de cette plante. *Galien* dit qu'elle est vulnéraire & détersive : mais cette Auteur avertit qu'il ne faut l'employer que pour manger les chairs baveuses des ulcères. *Garidel* rapporte qu'en Provence les Paysans se servent de ses feuilles pilées pour déterger les ulcères qui succèdent aux contusions & aux écorchures des chevaux, des mulets & des asnes, & qu'il a connu des personnes qui en ont appliqué de la même manière sur les ulcères des jambes, & qui en ont éprouvé un bon effet ; on doit y ajoûter un peu d'huile, & c'est la manière dont s'en servoit *Dodonée.*

Le Pavot rouge des champs ou sauvage, le Coquelicoq, le Ponceau ; *Papaver erraticum, seu rubrum,* Offic. *Papaver erraticum, majus, Rhœas Dioscoridi, Theophrasto, Plinio,* C. B. P. 171. Inst. R. H. 238. *Papaver erraticum, rubrum, Campestre,* J. B. 3. 395. *Papaver erraticum,* Dod. Pempt. 447. *Papaver erraticum primum,* Fuchs. *Papaver Rhœas, sive caduco flore puniceo,* Lob. icon. 275. *Papaver Rhœas,* Ger. Raii Hist. 855. *Papaver erraticum, Rhœas sive sylvestre,* Park. *Papaver foliis pinnatifidis hispidis, fructu*

O iij

ovato. Linn. Hort. Cliff. 201. *Papaver fluidum, Papaver agreste Flos Pleuriticus,* Nonnull.

Sa racine est simple, grosse comme le petit doigt, blanche; garnie de quelques fibres, amère au goût. Elle pousse plusieurs tiges hautes d'une coudée & plus, rondes, solides, herissées de poils clair-semés, mais un peu roides, rameuses. Ses feuilles sont découpées çà & là comme celles de la Jacobée ordinaire, de la corne de Cerf, où de la Chicorée, velue, d'un verd-brun, dentelées en leurs bords. Les fleurs naissent aux sommets des tiges & des rameaux composées de quatre feuilles larges, minces, d'un rouge foncé, si foiblement attachées qu'elles tombent au moindre vent ou souffle, suivies de petites têtes ou coques grosses comme des noisettes, oblongues, lisses, ayant à peu près la figure de celles du Pavot des jardins, divisées en plusieurs cellules qui renferment des semences menues, noirâtres ou d'un rouge obscur. Cette plante croît par-tout dans les champs, le long des chemins, & principalement parmi les bleds, auxquels elle donne de la grace par la beauté & la vivacité de ses fleurs.

Elle fleurit en Mai, Juin & Juillet.

On se sert particuliérement de sa fleur en Médecine. *Dodonnée*, *Gaspard Bauhin*, & les autres Botanistes, décrivent une seconde espèce de Ponceau qui est plus petite que la précédente, & dont les feuilles oblongues ne sont point découpées, mais seulement dentelées ; du reste, semblable à la premiére. La graine de Coquelicoq semée dans les jardins donne une infinité de variétés qui font le plaisir des Curieux.

La fleur de cette plante est la principale partie qu'on employe en Médecine, quoique *Schroder* assûre qu'il y a des Médecins qui appliquent extérieurement sur la région du foye la racine & les feuilles de la plante pilées pour arrêter l'hémorragie des narines. Cette fleur est gluante, & rougit un peu le papier bleu, de même que la solution d'Opium ; ce qui fait croire qu'elle a un sel qui lui est fort analogue : mais dans l'Opium ce sel qui approche assez du sel Ammoniac est mêlé avec beaucoup d'huile fétide ; au lieu que dans le Coquelicoq il ya beaucoup moins d'huile & beaucoup plus de phlegme visqueux. Aussi les fleurs de cette plante sont-elles adoucissantes & propres pour faire cracher dans les fluxions de Poitrine, dans le Rhume & dans la Toux féche : elles arrétent les pertes de fang, & pouffent doucement par les fueurs. On les employe, foit en fyrop, foit en infufion à la maniére du Thé, mettant une pincée de ces fleurs fur un demi-feptier d'eau, & en Ptifane une petite poignée dans deux pintes de liqueur : on ne les jette dans le coquemard que fur la fin, lorfqu'on eft près de le retirer du feu & d'y ajoûter la réglisse, ou les autres fleurs. On en tire auffi une eau diftillée, qu'on donne depuis trois onces jufqu'à fix : on en fait une conferve qui fe preferit depuis une demi-once jufqu'à une once, & un extrait depuis demi-gros jufqu'à un gros ; cet extrait eft anodyn, & procure un fommeil affez doux : on peut le donner avec fuccès dans la Toux opiniâtre. Tout le monde fçait que le fyrop de Coquelicoq fe fait avec l'infufion des fleurs reitérée trois ou quatre fois fur de nouvelles fleurs. Dans les rhumes opiniâtres la teinture de Coquelicoq chargée de deux ou trois infufions, & donnée par verrées, eft très-utile, particulièrement fi l'on diffout fur chaque pinte de liqueur une once de fucre Candi. M. *Chomel* affûre dans fon *Traité des Plantes Ufuelles* que dans la Colique venteuse une infusion de fleurs de Coquelicoq un peu chargée & adoucie avec du sucre lui avoit très-souvent réussi, étant prise chaudement comme du Thé; il ajoûte qu'une pareille infusion donnée le troisième ou quatriéme jour d'une pleurésie, lorsque la sueur se présente, la rend plus abondante, & que ce sudorifique est plus efficace que le sang de Bouquetin & les autres sudorifiques les plus vantés : il remarque avec raison que quand on a saigné brusquement deux ou trois fois dans cette maladie, la sueur survient ordinairement, & que pour peu que cette crise naturelle soit aidée, la maladie se termine bien-tôt avec succès.

On n'employe pas ordinairement les fruits ou les têtes de Pavot rouge ; cependant ils ne sont pas sans vertu ; leur décoction est très-adoucissante, & même un peu somnifére. On en peut donner dans les Pleurésies, les fluxions de Poitrine, les crachemens de sang , & les autres maladies du Poumon. Néanmoins *Dodonnée* en blâme l'usage , de peur, dit-il , de trop fixer la matiére morbifique sur la Pleure ; ce qu'il fonde sur leur vertu narcotique qui lui est suspecte ; on pourroit peut-être lui répondre que c'est ce dégré leger de vertu narcotique qui rend cette infusion d'un bon usage dans le commencement de ces maladies pour relâcher la crispation des fibres des membranes enflammées, & pour aider la transpiration, pourvu qu'on n'en abuse pas dans la suite, & qu'on n'empêche pas l'expectoration & la sortie des crachats par un usage trop fréquent des narcotiques donnés à contre temps. Ainsi bien loin de fixer la matiére des crachats dans le Poumon, comme le craignoit *Dodonnée*, elle peut en faciliter l'expulsion. Mais il faut une main prudente & une expérience consommée pour placer ce Remède à propos & comme il convient à l'état présent du Malade.

On distille des fleurs de Coquelicoq une eau qu'on peut faire rougir, selon *Rai*, en mettant une poignée des fleurs vers le bec du chapiteau, après que l'eau a commencé de monter; cette eau en traversant ces fleurs se charge de leur couleur; ce qui la rend tout-à-fait agréable à la vue.

Les fleurs de Coquelicoq entrent dans la décoction pectorale de la Pharmacopée de Paris.

Ptisane excellente contre la Toux seche.

Prenez des Racines de Buglose &
de chiendent, de chacune trois onces.

Faites-les bouillir dans deux pintes
d'eau à la consomption de la quatriéme partie.

Versez cette décoction bouillante sur
une once de fleurs de Coquelicoq,
& trois têtes de Pavot blanc coupées menu & enfermées dans un
nouet.

Laissez infuser le tout une heure, &
coulez ensuite en exprimant le
nouet ; puis édulcorez la colature
avec une once de sucre Candi.

Autre dans la Pleurésie, fluxion de Poitri-
ne, & Crachement de sang.

Prenez des têtes de Pavot rouge
avant que la fleur soit tout-à fait
passée, au nombre de douze ; de
l'orge mondé, une poignée.

Faites bouillir le tout dans trois pintes d'eau sans réduction : puis retirez la cruche du feu, & ajoutez-y
de la réglisse effilée, deux onces.

La colature pour boisson.

O vj

Potion ſudorifiq

Prenez de l'eau de Coquelicoq, trois onces : des os de Brochet pulvéri-
ſés, un gros ; du ſel volatil de cor-
ne de cerf, ſix grains ; du *Landa-
num* liquide de *Sydenham*, vingt-
quatre gouttes ; du ſyrop de Coquelicoq, une once,
Mêlez le tout pour trois doſes.

Autre potion contre les chûtes, où l'on craint qu'il n'y ait du ſang grumelé, ou quelque contuſion interne.

Prenez de l'eau de Pavot rouge,
deux onces ; du vinaigre de vin,
ſix gros ; des yeux d'écreviſſes préparés, & des os de Brochet pul-
vériſés, de chacun un demi-gros ;
du ſyrop de Ponceau, deux gros.
Mêlez le tout pour deux doſes.

Autre pour faire ſuer dans une Galle rentrée.

Prenez de l'eau de Pavot rouge, une
once ; de la poudre de Vipère, un
demi-gros ; du ſel volatil de Vipère, quatre grains ; du ſyrop de
Fumeterre, deux gros.
Mêlez le tout pour une doſe.

Le Pavot noir cultivé ou des Jardins; *Papaver nigrum*, Offic. *Papaver hortenſe, nigro ſemine, ſylveſtre Dioſcoridi, nigrum Plinio*, C. B. P. 170. Inſt. R. H. 237. *Papaver fimbriatum, flore purpureo & albo*, J. B. 3. 391. *Papaver nigrum, ſativum*, Dod. Pempt. 445. *Papaver nigrum*, Brunf. Caſt. *Papaver nigrum, ſativum, ſemine atro*, Fuchſ. *Papaver minus nigro ſemine*, Geſn. Hort. *Papaver nigrum ſativum, flore Pæoniæ ſimplici; Papaver nigrum, ſive vulgare; Papaver ſylveſtre, capite depreſſo & ſemine nigro*, Nonnull.

Sa racine eſt environ de la groſſeur du doigt, empreinte d'un lait amer, de même que toute la plante. Elle pouſſe une tige droite à la hauteur de deux coudées, liſſe pour l'ordinaire, quelquefois médiocrement velue, rameuſe. Ses feuilles ſont oblongues, larges, dentelées, crêpées, de couleur verd de mer. Les fleurs naiſſent aux ſommités de la tige & des branches, grandes, diſpoſées en roſe, rouges, incarnates, panachées, tantôt ſimples, tantôt doubles, frangées, ou non frangées, ſoutenues par un calice à deux feuilles, leſquelles tombent ordinairement à meſure que la fleur s'épanouit. Quand les fleurs

font passées, il leur succède des têtes ou
coques arrondies, plus ou moins groffes, couronnées d'un couvercle ou chapiteau étoilé, qui contiennent dans
leurs cavités ou cloifons membraneufes
beaucoup de petites femences prefque
rondes, noirâtres. Cette plante étant
verte eft pleine d'un fuc un peu gras &
huileux, qui répand une odeur virulente ou puante, portant à la tête, ainfi
que fa fleur, qui néanmoins orne beaucoup les jardins par fes agréables variétés ; on la cultive auffi pour l'ufage de
la Médecine, quoiqu'elle foit moins
ufuelle que le Pavot blanc, parce que
ce dernier eft regardé comme moins
dangereux à prendre intérieurement.
On féme les Pavots en Automne ou au
Printemps, & ils fleuriffent en Mai &
Juin, & durant tout l'Eté. Le Pavot
noir eft le plus commun ; & quand une
fois il y en a eu dans un jardin, on n'en
manque plus, parce qu'il fe féme de lui
même.

Les fentimens font partagés en Médecine fur les propriétés de cette efpèce
de Pavot, ainfi nommé à caufe de fa femence noire. Les uns lui attribuent, &
c'eft la plus grande partie, les mêmes
ufages qu'au Pavot blanc, quoique

dans un dégré plus foible : Les autres,
comme *Forestus* & *Schroder*, l'estiment
pernicieux, & ne veulent point absolument qu'on s'en serve intérieurement.
Nous ne sçavons pas trop surquoi ces
Médecins fondent leur opinion. Tout ce
que nous pouvons assûrer ; c'est qu'un
habile Apoticaire de notre connoissance s'en servoit indifféremment pour faire le syrop Diacode, à cause de la difficulté de trouver quelquefois des têtes
de Pavot blanc, & que l'effet lui en a
toujours paru le même. Ainsi nous sommes très-persuadés que c'est une erreur
qui s'est glissée en Médecine de donner
la préférence au Pavot blanc ; & nous
ne l'estimons pas meilleur que le noir :
car s'il est seulement un peu plus foible,
on peut en augmenter la dose de quelque chose, comme on peut la diminuer,
s'il est plus narcotique comme le pensent quelques-uns ; *Dioscoride, Livre* 4.
Chap. 60. recommande la semence de
Pavot noir pilée & infusée dans le vin
contre les flux de ventre & les pertes des
femmes. *Mesué* les fait entrer dans ses
Trochisques de Karabé & de terre sigil-
lée. On tire par expression des mêmes
semences une huile qu'on appelle *huile*
d'Œillet, dont on se sert pour les lam-

pes, que le petit Peuple mange dans les salades, & qui s'employe aussi pour les fritures.

Les têtes du Pavot noir entrent dans le Baume Tranquille, & ses feuilles dans l'Onguent *Populeum* de la Pharmacopée de Paris.

PARIETARIA.

PARIETAIRE, Paritoire, Vitriole, Casse - pierre ou Perce - muraille ; *Pariétaria*, Offic. *Pariétaria Officinarum & Dioscoridis*, C. B. P. 121. Inst. R. H. 509. *Pariétaria*, J. B. 2. 976. Dod. Pempt. 102. Ger. Raii Hist. 206. *Pariétaria vulgaris & major*, Trag. *Pariétaria vulgaris*, Park. *Helxine, urceolaris, sive Perdicium*, Cæsalp. 169. *Vitriola*, Lob. 98. *Vitriaria, herba vitri, herba muralis sive Perdicalis, Muralium, sideritis, Heraclia seu Herculana, ixine sylvestris, clibadium, Polyonymon, Amelxine, Amorgine, Melampeton, Cittampelon, Anatetamenon, Parthenium*, Quorumd.

Sa racine est fibreuse, rougeâtre. Elle pousse plusieurs tiges à la hauteur d'environ deux pieds, rondes, rougeâ-

tres , fragiles , rameuſes. Ses feuilles
ſont oblongues , ſemblables à celles de
la Mercuriale, pointues, velues , d'une
couleur verte-brune , luiſantes , rudes,
s'attachant facilement aux habits des
Paſſans , ſoutenues par de longues
queues , ſituées alternativement. Ses
fleurs ſont petites , ſortent en tas des
aiſſelles des feuilles le long de la tige ,
compoſées ordinairement chacune de
quatre étamines dont les ſommets ſont
d'un blanc purpurin , ſi élaſtiques que
ſi l'on y touche avec un ſtylet ils ſe développent ſubitement & ſecouent leur
pouſſière avec impétuoſité , d'un verd-
jaunâtre qui tire ſur le rouge , ſoutenues
par un calice d'une ſeule feuille fendue
en quatre parties au milieu deſquelles ſe
trouve le Piſtile. Lorſque ces fleurs fertiles & différentes pour la figure des
fleurs ſtériles , ſont paſſées il leur ſuccède des capſules ſeminales rudes au toucher qui contiennent une ſemence menue , oblongue , luiſante , à peu près
de la figure d'un pepin de raiſin. Cette
plante croit abondamment dans les
vieux murs , d'où lui vient ſon nom , &
quelquefois le long des hayes ou des ma-
ſures ; elle fleurit en Mai ; elle eſt fort
commune , & d'un grand uſage en Mé-

decine. On se sert particulièrement de
ses feuilles.

Par l'analyse Chymique la Pariétaire
donne assez d'huile , beaucoup de sel
fixe , beaucoup de terre , & plusieurs
liqueurs dont quelques-unes sont âcres ,
& les autres acides. Pour ce qui est du
sel volatil , on n'en tire point de concret
de cette plante ; mais elle donne de l'esprit urineux. *Boyle* , dans son Traité *de*
utilitate Philosophia Expérimentalis , dit
qu'elle a un sel nitro-sulphureux , & *Et-*
muller ne doute point qu'elle ne soit im-
pregnée de nitre , sur-tout celle qui croît
sur les vieilles murailles. Cette plante
est regardée , comme apéritive , adoucissante & résolutive ; & s'employe intérieurement & extérieurement. Quant à
son usage intérieur , soit qu'on se serve
de son suc , ou de sa décoction , ou de
son eau distillée , elle est diurétique ,
apéritive , & propre à inciser les glaires
& le Phlegme visqueux des conduits de
l'urine.

Ainsi elle est très-utile dans la supres-
sion d'urine , & dans la Gravelle. On
fait prendre son eau distillée à la dose
de trois onces avec autant d'eau de
Lys , une once d'huile d'Amandes douces , & autant de syrop de Limons , dans

les accès de colique Néphrétique. Ce remède se donne dans le demi-bain , &
réussit presque toujours. *Tragus* loue
fort la décoction de cette plante pour
emporter les Obstructions du bas ventre ; sa poudre incorporée avec le miel
passe pour être Béchique & propre dans
l'Asthme & dans la Phthisie. Le syrop
fait avec le suc de Pariétaire & le miel
blanc soulage les Hydropiques , & c'est
un remède fort estimé en Angleterre ;
on leur en fait prendre tous les matins
une once battue dans un verre d'eau de
chiendent : ce même suc entre dans une
opiate cephalique , dont *Garidel* nous
donne une description éxacte, & dont
il dit avoir éprouvé plusieurs fois les
bons effets dans les vertiges , pour prévenir l'Apopléxie , ou en empêcher les
récidives , & contre l'Epilepsie des
adultes & des Enfans. En voici la For-
mule.

    Prenez de la poudre de semences de
    Cumin , quatre onces ; du suc de
    Pariétaire dépuré & cuit en consi-
    stance d'extrait , deux onces ; de
    la poudre des feuilles & fleurs sé-
    ches de Marjolaine , une once &
    demie.

    Incorporez le tout avec une suffisante quantité de miel de Narbonne, ou du meilleur qu'on pourra trouver, pour former une opiate, dont la dose est d'un scrupule à un demi-gros pour les Enfans, & d'un gros pour les Adultes, en buvant par-dessus un gobelet de quelque liqueur convenable ; si c'est contre l'Epilepsie, on ajoûtera la fiente de Paon & la poudre de racines de Pivoine mâle.

La Pariétaire s'employe extérieurement dans les décoctions émollientes qu'on prépare pour les fomentations, les lavemens, & les demi-bains. *Dioscoride* la faisoit appliquer de son temps sur les parties où la Goute se fait sentir : il composoit de sa décoction un gargarisme pour les maux de gorge, & en faisoit injecter dans l'oreille pour en appaiser la douleur. *Tragus* s'en servoit en cataplasme sur la région de la Vessie dans la rétention d'urine, & il y ajoûtoit du vin & du cresson d'eau ; on passoit le tout quelques momens par la poële, & on l'appliquoit aussi chaud que le Malade le pouvoit souffrir. D'autres Auteurs faisoient ce cataplasme avec l'huile d'Amandes douces, ou celle de Scorpions, dans lesquelles ils faisoient frire la plante. *Camerarius* la faisoit piler avec du vinaigre, & chauffer ensuite pour l'appliquer sur les Bourses dans les grandes douleurs qu'y causent quelquefois les Hernies. Nous avons éprouvé plusieurs fois qu'une poignée de Pariétaire pilée avec deux onces demie de Pain blanc desséchée, en y ajoûtant de l'huile de Lys ou de Camomille, faisoit un cataplasme excellent contre les engorgemens inflammatoires des mammelles.

Les sommités de cette plante entrent dans le syrop de Guimauve *de Fernel*, & dans la décoction émolliente pour les lavemens de la Pharmacopée de Paris.

Lavement émollient.

Prenez du son lavé, une demi-poignée ; des feuilles de Pariétaire, une poignée.

Faites bouillir le tout dans deux livres d'eau à la réduction de moitié, puis passez & ajoûtez à la colature deux onces de miel violat, pour un lavement.

Fomentation émolliente.

Prenez des feuilles de Pariétaire, de

Mauve , & de bouillon blanc, de chacune une poignée.

Faites-les bouillir dans trois chopines de lait , & autant d'eau commune, jufqu'à la réduction de deux pintes.

Trempez-y un morceau de Flanelle , que vous exprimerez enfuite fortement, pour l'appliquer le plus chaudement qu'il fera poffible fur la partie Malade ; ce qu'on réitérera plufieurs fois le jour.

Prenez de la Pariétaire hachée menu , deux poignées.

Faites-les frire quelques momens avec du Beurre fondu , & appliquez chaudement le tout en cataplafme autour du col dans les maux de Gorge les inflammations du gofier.

Potion huileufe contre la Colique néphrétique.

Prenez de l'eau de Pariétaire, quatre onces ; de l'huile d'Amandes douces tirée fans feu , deux onces ; du fyrop de Guimauve & de Capillaire , de chacun une once.

Ajoûtez-y le fuc exprimé d'un Citron.

Mêlez le tout , & partagez-le en
deux doses à prendre à deux heures de distance l'une de l'autre.

PASTINACA.

Panais.

IL y a plusieurs espèces de Panais; mais
les deux plus connues & les plus usitées en Médecine font le Panais ordinaire des jardins , & le Panais sauvage.

Le Panais ordinaire des jardins , le
Panais domestique ou cultivé, la Paste-
nade ou Pastenaille blanche, le grand
Chervy cultivé ; *Pastinaca sativa , seu
Baucia* , Offic. *Pastinaca sativa , latifolia* ,
C. B. P. 155. Inst. R. H. 319. *Pastinaca sativa , latifolia , Germanica , luteo
flore* , J. B. 3. Part. 2. 150. *Pastinaca latifolia sativa* , Dod. Ger. Park. Raii
Hist. 410. *Elaphoboscum sativum* , Tabern. icon. 76. *Pastinaca domestica vulgi , Pastinaca major , Sisarum sativum
magnum , Pastinaca cervina , Olus Cer-
vinum , Elaphicon sive herba Cervina ,
Elaphoboscon seu Pabulum cervi , Ne-
brium , Ophigenium , Ophiactonon , Cervi
Ocellus* , Nonnull.

Sa racine est longue , plus grosse que

le pouce , charnue , jaunâtre ou rougeâtre , ayant au milieu un nerf qui par-
court fa longueur , d'une odeur qui n'eft
point défagréable , d'un bon goût. Elle
pouffe une tige à la hauteur de trois ou
quatre pieds , & même plus groffe , droite , ferme , canelée , vuide ou creufe ,
rameufe. Ses feuilles font amples , compofées d'autres feuilles affez femblables
à celles du Frefne ou du Térébinthe :
oblongues , larges de deux doigts , dentelées en leurs bords , velues , d'un verd-
brun , rangées comme par paires le
long d'une côte fimple qui eft terminée
par une feule feuille , d'un goût agréable
& un peu aromatique. Les fommités de
la tige & des branches portent de grandes Ombelles ou parafols qui foutiennent de petites fleurs à cinq petales ou
feuilles jaunes , difpofées en rofe. Lorfque les fleurs font paffées , il leur fuccède
des femences jointes deux à deux , grandes , ovales , applaties , minces , légérement canelées , bordées d'un petit feuillet membraneux , reffemblantes à celles
de l'Angélique. Cette plante eft fort
en ufage pour la cuifine ; fes racines
font ordinairement employées dans la
foupe plutôt que dans les remèdes ; voilà pourquoi on la cultive dans les jardins
potagers :

potagers : cependant ſes ſemences & ſes feuilles ſont auſſi quelquefois employées en Medécine. Elle fleurit en Juillet & Août la ſeconde année après qu'elle a été ſemée. Quand ſes racines ſont grandes ou adultes, elles contiennent un nerf qui eſt dur, & qu'on ôte lorſqu'elles ont bouilli, parce qu'il ne vaut rien à manger ; elles ſont douces & d'une ſaveur agréable ; elles nourriſſent beaucoup, & engraiſſent plus que les Raves ou les Carottes. On les mange non ſeulement cuites dans le potage, mais encore aſſaiſonnées avec du beurre ou en friture dans le carême ; car on remarque qu'elles ſont alors meilleures pour le goût & pour la ſanté, leurs ſucs ayant été préparés & digérés pendant l'hiver. Mais *Jean Bauhin* avertit de prendre garde d'arracher à la place, des racines de Ciguë ou de Cicutaire, & il dit avoir vu dans deux familles des gens qui en ayant mangé pour du Panais en étoient preſque morts, & qui en réchapèrent par le ſecours du vomiſſement, de la Thériaque, d'une poudre Cordiale, & des purgatifs. Selon *Rai*, les Anglois aſſûrent & prétendent que les Panais trop vieux cauſent le délire & la folie ; ce qui fait qu'ils les appellent alors *Panais foux*. Il y a bien des gens qui ne sçauroient souffrir le goût du Panais ; *Jean Bauhin* raconte qu'il avoit une antipathie naturelle pour cette racine , mais qu'à la fin son Pere l'ayant forcé d'en manger il les trouvoit assez bons , quoiqu'il ait toujours conservé de la répugnance pour le jus de Panais. D'autres au contraire aiment le panais à la fureur comme un mets exquis, & *Pline* nous apprend que *Tibére* en faisoit apporter tous les ans d'Allemagne.

Le Panais sauvage , ou le petit Panais ; *Pastinaca sylvestris* , Offic. *Pastinaca sylvestris latifolia* , C. B. P. 1 5 5 . Inst. R. H. 3 1 9 . *Pastinaca Germanica , sylvestris , quibusdam Elaphoboscum* , J. B. 3. Part. 2. 1 4 9 . *Pastinaca latifolia sylvestris* , Dod. Ger. Park. Raii Hist. 4 0 9. *Elaphoboscum erraticum , seu Branca Leonina* , Tabern. icon. 77. *Pastinaca spontè nata , siser sylvestre , Pastinaca sylvestris Gallica , Pastinaca minor erratica sive adulterina , Cervaria sylvestris* , Quorumd.

Sa racine est blanche , simple , jettant quelques grosses fibres sur les côtés , d'une odeur & d'une saveur qui reſſemblent à celles du Panais cultivé, dont il ne paroît pas auſſi différer autrement que par la culture. Elle pouſſe une tige haute de deux ou trois coudées, droite, roide, canelée, groſſe comme le pouce ou davantage, velue, creuſe au dedans, rameuſe, revêtue de feuilles alternes, ſemblables à celles du Panais des Jardins ; mais plus petites, d'un verd plus obſcur, quelquefois lanugineuſes, ſur-tout près de la racine. Depuis le bas de la tige juſqu'au haut il part des aiſſelles des feuilles des rameaux qui ſoutiennent des ombelles de fleurs plus petites que celles qui ſont portées ſur la tige du milieu. Ces fleurs ſont petites, jaunes, compoſées chacune de cinq petales ou feuilles. Lorſqu'elles ſont tombées, il leur ſuccède des ſemences doubles & ſemblables à celles du Panais cultivé. Cette plante diffère de la précédente, non ſeulement en ce que ſes feuilles ſont plus petites, mais auſſi en ce que ſa racine eſt plus menue, plus dure, plus ligneuſe, & moins bonne à manger ; elle croît aux lieux incultes, dans les prez ſecs, ſur les collines, & ailleurs parmi les plantes champêtres ou ſauvages. Quoique moins recherchée pour la cuiſine, on peut la

fubstituer à la précédente dans les cas
de nécessité. Quant à l'usage de la Médecine, elle n'est pas inférieure à l'autre ; elle fleurit en Eté. On prétend
que par la culture & une semaille réité-
rée de la graine du Panais sauvage dans
un bon terrain on la fait produire le
Panais domestique ; de même qu'avec la
Carotte sauvage on fait naître la Carotte
des Jardins.

Les Panais contiennent beaucoup
d'huile, de phlegme, & de sel essentiel. On s'en sert en aliment & en Médecine : on doit choisir pour le premier
usage l'espèce qui est cultivée, parce
qu'elle est plus grosse, plus tendre,
d'un goût & d'une odeur beaucoup plus
agréable, & qu'elle se digère plus facilement. Pour ce qui est de leurs propriétés Médicinales, ils excitent l'urine, & les mois aux femmes, abbattent
les vapeurs, & passent pour être vulnéraires & fébrifuges. M. *Garnier*, Docteur en Médecine à Lyon, fit part il y
a quelques années au Public des expériences qu'il avoit faites sur la semence
du Panais cultivé, à laquelle il attri-
buoit une vertu fébrifuge des plus marquées. Nous sçavions déja que dans
quelques endroits on se servoit de la

décoction de cette racine pour guérir les fièvres intermittentes, & qu'on y réussissoit affez souvent : ainfi c'eft un remède qui n'eft pas à négliger, d'autant plus qu'il eft commun & de peu de dépenfe ; & qu'en outre il arrive affez fouvent que des fièvres intermittentes d'un certain caractére, qui réfiftent même au Quinquina, cédent à d'autres remèdes qu'on auroit cru moins certains. *Céfalpin* vante fort un électuaire compofé avec la racine de Panais & le fucre pour rétablir les convalefcens, & donner de l'appétit. Nous avons déja dit d'après *Jean Bauhin* qu'il falloit prendre garde de confondre les racines de Panais avec celles de la Ciguë, auxquelles elles font affez femblables tant par la figure que par le goût douçâtre qui leur eft commun ; & c'eft ce qui arrive quelquefois aux Herboriftes qui vont fouiller l'hiver des racines à la campagne ; on en a vu arriver des accidens funeftes par méprife ; ainfi il ne les faut lever de terre qu'au Printemps, lorfque la plante commence à fe faire reconnoître par la tige & par les feuilles.

Quant à ce que *Rai* affûre que les racines de Panais trop anciennes, c'eft-à-dire, qui ont refté en terre plufieurs

années, font pernicieufes à manger ;
qu'elles boulverfent l'imagination &
caufent des délires fâcheux & difficiles
à calmer, ce fait eft confirmé par une
*Obfervation des Ephémérides d'Allemagne,
Décurie* 3. *ann.* 2. dans laquelle le Docteur *Pierre Albrecht* rapporte qu'il avoit
traité plufieurs perfonnes qui étoient
tombées dans ces accidens pour avoir
mangé de vieilles Racines de Panais, &
qu'il ne les avoit guéries qu'en leur donnant fur le champ un vomitif, & enfuite
de la Thériaque.

    Prenez des femences de Panais de jar-
din concaffées, trois gros.

    Faites-les bouillir dans deux verres
de bon vin blanc vieux & fec à la
réduction de moitié.

    Coulez, & exprimez fortement,
pour une dofe à prendre tiéde dans
les fièvres intermittentes quatre ou
cinq heures avant l'accès, le Malade reftant au lit bien couvert ; ce
qui fe répétera cinq ou fix fois de la
même manière.

    Prenez des racines de Panais culti-
vé lavées & non ratiffées, deux poignées.

    Coupez-les par tranches, & faites-
les bouillir pendant quelques mi-

nutes dans une chopine de vin blanc sec, les laissant infuser ensuite pendant la nuit sur les cendres chaudes.

Coulez le lendemain avec une forte expression, & partagez le tout en trois doses à donner tièdes de quatre heures en quatre heures dans l'intermission des accès.

PELLIBOSSA.

LYSIMACHIE, Corneille, Souci d'eau, Percebosse ou Chassebosse, *Lisimachia seu Lysimachion luteum*, Offic. *Lysimachia lutea, major quæ Dioscoridis*, C. B. P. 245. Inst. R. H. 141. *Lysimachia lutea*, J. B. 2. 901. Ger. Raii Hist. 1021. *Lysimachium verum seu legitimum*, Dod. Pempt. 84. *Lysimachia lutea, major, vulgaris*, Park. *Lysimachia foliis lanceolatis, caule corymbo terminato*, Linn. Flor. Lappon. 51. *Salicaria flore flavo seu Melino, salicaria lutea, Pellibossa*, Nonnull.

Sa racine est rougeâtre, rampante à fleur de terre. Elle pousse plusieurs tiges à la hauteur de deux ou trois pieds, droites, canelées, velues, ayant pluſieurs nœuds , de chacun deſquels ſortent trois ou quatre feuilles , quelquefois cinq , plus rarement deux , oblongues , pointues , ſemblables à celles du ſaule à large feuille , d'un verd-brun en deſſus , blanchâtres & lanugineuſes en deſſous. Ses fleurs naiſſent aux ſommets des branches , en roſette coupée en cinq ou ſix parties , jaunes , ſemblables à celles du Millepertuis , d'un goût aigre , ſans odeur. Quand les fleurs ſont paſſées , il leur ſuccède des fruits ordinairement ſphériques , qui s'ouvrent par la pointe en pluſieurs quartiers , & renferment dans leur cavité des ſemences un peu menues , d'un goût aſſez aſtringent. Cette plante croît dans les endroits humides & marécageux , proche des ruiſſeaux , & aux bords des foſſés , elle fleurit en Juin & Juillet ; c'eſt une des plus belles plantes de la campagne ; elle donne des bouquets de fleurs qui ſe mêlant avec ceux de la Lyſimachie rouge ou ſalicaire dont nous parlerons en ſon lieu , forment un agréable coup d'œil. *Rai* Obſerve que cette plante ſe trouve rarement ; mais c'eſt apparemment en Angleterre : car dans ce pays-ci , & en particulier aux environs de Paris , elle eſt fort commune. *Céſalpin* a remarqué que la Lyſimachie a quelquefois deux, trois, ou quatre feuilles oppoſées aux nœuds des tiges ; & M. *Tournefort* dit les avoir ſouvent obſervées ſur le même pied : ainſi ce ne ſont que des variétés de la même plante.

La Corneille contient beaucoup de phlegme & d'huile, peu de ſel. Les Auteurs la regardent comme fort aſtringente & vulnéraire. On ſe ſert intérieurement de ſa décoction ou de ſa poudre ſéche contre la dyſenterie, les régles trop abondantes, & les autres Hémorrhagies : cette même décoction entre dans les gargariſmes vulnéraires déterſifs contre les petits ulcères de la bouche. Extérieurement on l'applique en cataplaſme après l'avoir pilée pour nettoyer & conſolider les playes, pour le Charbon ou Bubon peſtilentiel. Sa fleur rend les cheveux blonds, & ſa poudre guérit les écorchures, même celles des pieds faites par des ſouliers trop étroits. Quand on la brûle, elle chaſſe les ſerpens, & tue les mouches qui incommodent dans les maiſons, par ſon odeur forte & âcre.

Prenez de la poudre ſéche de Corneille, un gros.

Faites-en un bol avec le ſyrop de Ro-

ses séches, ou de Coing pour donner trois fois le jour dans la dysen-
terie , ou autre Hémorrhagie interne.

Prenez de l'herbe de Chassebosse &
de l'Aigremoine , de chacun une
poignée.

Faites-les bouillir avec une demi-poignée d'Orge dans deux livres d'eau
réduites à moitié.

Coulez , & ajoûtez du miel rosat ,
une once , pour un Gargarisme
contre les ulcères de la bouche &
des gencives.

PERFOLIATA.

Perce-feuille.

ENTRE les différentes espèces de
Perce-feuille , on ne se sert guères
en Médecine que des deux suivantes.

L'Oreille de Lièvre , la Perce-feuille vivace ; *Bupleuron, Costa bovis, Auricula Leporis*, Offic. *Bupleuron folio subrotundo , sive vulgatissimum*, C. B. P.
278. Inst. R. H. 309. Raii Hist. 473.
Auricula Leporis , umbellâ luteâ, J. B.
3. 200. *Auricula Leporis Monspelien-
sium*, Gesn. Hist. Anim. *Bupleurum an-*

gustifolium, Tabern. icon. 872. *Bupleu-ron angustifolium herbariorum*, Lob. icon. 456. *Isophyllon*, Cord. Hist. *Buprestis, Gratia Dei*, *herba Coparia*, *herba vulne-raria*, Nonnull.

Sa racine est petite, ridée, verdâtre, fibrée, d'un goût âcre. Elle pousse une tige à la hauteur d'un pied & demi ou de deux pieds, grêle, lisse, canelée, noueuse, vuide en dedans, rameuse, de couleur quelquefois rougeâtre, d'au-tres fois verte. Ses feuilles, surtout cel-les de la tige, sont longuettes, étroites, simples, rangées alternativement, ner-veuses ; celles d'en-bas sont un peu plus larges. Ses fleurs naissent au sommet de la tige & des rameaux en ombelles ou parasols, de couleur jaune, semblables à celles du Fenouil ; chacune d'elles est composée de plusieurs feuilles disposées en rose. Quand les fleurs sont tombées, il leur succède des semences oblongues, assez semblables à celles du Persil, cane-lées, grises, d'un goût âcre. Cette plante qu'on appelle *Oreilles de Lièvre* parce-qu'on a cru appercevoir dans ses feuilles quelque ressemblance avec les Oreilles d'un Lièvre, croit abondamment aux lieux montagneux, le long des hayes, & parmi les broûsailles ; elle fleurit en

P vj

Juillet & Août , même plus tard , & fa
graine meurit en Automne ; c'eſt-à-dire
en Septembre & Octobre ; elle ſe plaît
ſurtout dans un terroir argilleux: On la
trouve aux environs de Paris.

L'Oreille de Lièvre contient beaucoup de ſel, & médiocrement d'huile.
Toute la plante a un goût âcre , tirant
un peu ſur l'amer. Ses feuilles ſont déterſives, deſſiccatives , & ont une vertu vulnéraire. Sa ſemence eſt échauffante , apéritive , diſcuſſive ; elle pouſſe les
ſueurs & les urines ; étant machée, elle
provoque la ſalive, & fait cracher.

La Perce-feuille annuelle, ou la vraie
Perce-feuille ; *Perfoliata vulgaris*, Offic.
Perfoliata vulgatiſſima, ſive arvenſis, C.
B. P. 277. *Perfoliata ſimpliciter dicta,
vulgaris, annua*, J. B. 3. Part. 2. 198.
Perfoliata, Dod. Pempt. 104. Matth.
Fuchſ. *Perfoliata vulgaris*, Ger. Park.
Raii Hiſt. 471. *Buplevrum perfoliatum,
rotundifolium, annuum*, Inſt. R. H. 310.
*Perfoliatum vulgatius, flore luteo, folio
umbilicato*, Lob. icon. 396. *Perfoliata
vera ſeu genuina, Diaphyllon*, Quorumd.
Sa racine eſt groſſe comme le petit
doigt , ſimple, ligneuſe, blanche, un
peu fibreuſe , d'un goût doux qui ap-

proche de celui de la Raiponce. Elle pouſſe une tige unique, à la hauteur d'un pied ou d'un pied & demi, grêle, ferme, ronde ſans poil, canelée, creuſe, nouée, rameuſe, d'une odeur un peu aromatique qui porte au nez quand on la rompt. Ses feuilles ſont rangées alternativement, ſimples, ovales, ou preſque rondes, liſſes, nerveuſes, percées par la tige ou par les branches, de couleur verd de mer, d'un goût âcre. Ses fleurs naiſſent aux ſommités des rameaux, petites, en ombelles jaunes, compoſées chacune de cinq feuilles diſpoſées en roſe, portées ſur de courts pédicules. Lorſque les fleurs ſont paſſées, il leur ſuccède des ſemences jointes deux à deux, oblongues, arrondies ſur le dos, canelées, noirâtres. Cette plante croît dans les champs parmi les Bleds, dans les bonnes terres, quelquefois auſſi dans les vignes & aux lieux ſablonneux ; elle fleurit en Juin, Juillet & Août ; elle eſt commune aux environs de Paris. On l'a nommée *Perce-feuille*, à cauſe que ſes feuilles ſont comme percées & enfilées par la tige & par les branches. Selon *Jean Bauhin*, *Dioſcoridé* & les autres anciens Auteurs n'ont point parlé de notre *Perce-feuille* ; elle eſt annuelle, & ſe multiplie de graine ;

au lieu que la précédente est vivace , &
ne périt point.

Cette plante contient beaucoup de
sel essentiel & d'huile , & est regardée
de tous les Auteurs comme vulnéraire
astringente. La décoction de toute la
plante, ou ses feuilles séches réduites en
poudre , se donnent à ceux qui par quelque chûte ou contusion violente pourroient s'être rompu quelque vaisseau
dans le corps ; elle est fort estimée pour
les Hernies prise de la même façon, &
en l'appliquant extérieurement en cataplasme bouillie dans du vin avec la farine de fèves qui est à préférer , à celle
de Froment. *Schroder* & *Simon Paulli* l'e-
stiment beaucoup pour la Hernie ombi-
licale , sur laquelle ce dernier applique
un cataplasme composé avec cette plante, la Pilofelle , la Turquette, le Plantain , & la mousse de Prunier sauvage ,
le tout bouilli dans de gros vin. *Dodonée* prétend que le même remède ré-
soud les Ecrouelles , & *Jean Bauhin* af-
sûre qu'il dissipe les Exostoses , & qu'il
est très-bon contre les fractures.

*Cataplasme contre les Hernies & les
Ecrouelles.*

Prenez de l'herbe entière de Perce-feuille, de Piloſelle, de Turquette, de Plantain, & de la mouſſe de Prunier ſauvage, de chacune une demi-poignée.

Faites bouillir le tout dans trois pintes de gros vin rouge à la réduction de moitié, & l'appliquez enſuite en tout ou en partie chaudement ſur la Hernie réduite; ce qu'on réitérera deux fois le jour juſqu'à guériſon.

Prenez de la poudre ſéche de Percefeuille, un gros.

Incorporez-le avec une ſuffiſante quantité de ſyrop de Lierre terreſtre, pour former un Bol à prendre dans du pain à chanter dans les chûtes & les contuſions internes.

PERIPLOCA.

S CAMMONÉE de Montpellier, Apocyn à large feuille de l'Ecluſe; *S am-moneum ſive Scammonium Monſpeliacum,* Offic. *Scammonia Monſpeliaca foliis rotundioribus,* C. B. P. 294. *Scammonea Monſpeliaca flore parvo,* J. B. 2. 136. *Periploca Monſpeliaca foliis rotundioribus,* Inſt. R. H. 93. *Apocynum quartum latifolium , Scammonea Valentina* , Cluf. Hift. 126. Raii Hift. 1088 *Scammonia maritima Monspeliaca* , Richier. Onomaft. Lugd. Hift. Camer. *Scammonea Monspeliaca dicta* , Park. *Scammonea Monspeliensis* , Ger. *Volubilis marina , Convolvulus Scammonia Monspeliaca dictus , Scammonia Monspeliensis floribus exiguis , Scammonia adulterina* , Nonnull.

Sa racine eft prefque de la groffeur du doigt , longue , blanche , fort fibreufe , rampant & ferpentant au loing fous la terre , pleine d'un fuc laiteux comme le refte de la plante. Elle pouffe des tiges farmenteufes , longues , à la hauteur de deux coudées , grêles , rondes , rameufes , pliantes , qui embraffent tous les corps voifins. Ses feuilles font oppofées , affez femblables à celles de l'Ariftoloche clématite , ou à celles du Cabaret , larges , épaiffes , liffes , blanchâtres , taillées en croiffant vers le pédicule , pointues , attachées à de longues queues , impregnées d'un fuc laiteux. Ses fleurs naiffent des aiffelles des feuilles , portées fur un long pédicule , ramaffées en tas , petites , blanches , étoilées , c'eft-à-dire coupées chacune en cinq parties difpofées en étoile. Lorfque les fleurs font paffées ,

il leur succède des fruits à deux guaines
semblables à celles de l'Apocyn, qui
s'ouvrent d'elles-mêmes en meurissant,
& laissent paroître une matière lanugi-
neuse, sur laquelle sont couchées des
semences aigrettées. Cette plante qui est
une espèce de *Periploca*, croît le long de
la mer près de Montpellier, dans les sa-
bles de la gaule Narbonnoise sur les
bords du Rhône, & aux lieux maritimes
du Royaume de Valence en Espagne,
selon le rapport de *Clusius*. Elle fleurit
en Juin, Juillet & Août. Son suc laiteux
épaissi par la cuisson devient noirâtre, &
ressemble baucoup à la vraie Scammonée de Syrie, non seulement par sa couleur, mais encore par sa vertu purgative.

Mais si l'on veut qu'il purge raisonnablement, il le faut donner à plus forte
dose. Les Marchands de mauvaise foi,
surtout ceux de Marseille, s'en servent
pour le mêler avec la bonne Scammonée d'Alep ou de Smirne, afin de la
donner à meilleur compte; & d'y faire
plus de profit au moyen de cette falsifi-
cation: mais ils l'altérent par ce mélange, & le Médicament ne fait plus le
même effet.

PERSICARIA.

Perficaire.

IL y a plufieurs efpèces de Perficaire ; mais nous n'en décrirons ici que deux comme étant les feules ufitées en Médecine, fçavoir la Perficaire douce, & la Perficaire âcre.

La Perficaire douce maculée ou tachée, la Perficaire ordinaire ; *Perficaria mitis*, Offic. *Perficaria mitis, maculofa & non maculofa*, C. B. P. 101. Inft. R. H. 509. *Perficaria mitis*, J. B. 3. 3. 779. *Perficaria 2ᵃ*, Tabern. icon. 857. *Perficaria*, Matth. Fuchf. Dod. Lugd. Hift. *Perficaria maculofa*, Ger. Raii Hift. 183. *Perficaria vulgaris mitis, feu maculofa*, Park. *Perficaria maculis nigris*, Gefn. Hort. *Perficaria florum ftaminibus fenis, ftylo duplici*, Linn. Hort. Cliff. 42. *Perficaria maculata. Pulicaria fæmina, Molybdæna, Plumbago, Cratæogonon, Pavonaria feu Pavonum fpeculum, Britannica, Sanguis Chrifti*, Nonnull.

Sa racine eft grêle, oblique, fibrée, ligneufe & difficile à rompre. Elle pouffe des tiges à la hauteur d'un pied, rondes , creufes , rougeâtres , rameufes , nouées. Ses feuilles font un peu larges fenblables à celles du Pefcher ou du Saule , marquées quelquefois au milieu d'une tache noire ou plombée , & quelquefois fans tache. Ses fleurs fortent en épi des aiffelles des feuilles d'en haut , attachées à de longs pédicules; chacune de ces fleurs eft Monopétale ou d'une feule feuille fendue en cinq parties , fans calice , à cinq étamines , de couleur ordinairement purpurine & luifante , quelquefois blanchâtre. Lorfque les fleurs font tombées , il leur fuccède des femences ovales , applaties , pointues , gliffantes , noirâtres. Cette plante n'eft point âcre au goût comme la fuivante ; mais elle a une faveur un peu acide ; elle croît aux lieux aquatiques , dans les marais , dans les toffés humides , dans les étangs , & le long des ruiffeaux , elle eft très-commune aux environs de Paris ; elle fleurit particulièrement en Juillet & Août.

La Perficaire commune contient beaucoup de phlegme & d'huile , & peu de fel effentiel. Elle donne en outre par l'analyfe un peu de fel volatil concret. M. *Tournefort* a remarqué avec raifon qu'étant machée & goûtée elle laiffe de l'a-

ftriction , & qu'elle rougit affez le papier
bleu ; ce qui donne lieu de penfer que
fon fel approche de la nature du fel Ammoniac , & qu'il eft chargé d'une grande quantité de terre jointe avec un peu
de fouphre. Auffi cette plante eft-elle
regardée comme aftringente , déterfive
& vulnéraire. La décoction en eft bonne pour les cours de ventre , pour la
dyfenterie , fur-tout lorfqu'on foupçon-
ne quelque ulcère dans les inteftins , &
pour les maladies de la peau. Ainfi l'on
en fait boire utilement la Ptifane à ceux
qui ont la Galle , ou d'autres éruptions
cutanées. On trouve dans les *Mémoires
de l'Académie des Sciences* , année 1703.
page 304. que le même M. *Tournefort* affûre que cette efpèce de Perficaire eft un
des plus grands vulnéraires qu'il connoif-
fe , & que fa décoction dans du vin arrête la gangrène d'une manière furpre-
nante ; ce que le Curage ne fait pas. La
fincérité de ce Sçavant homme qu'on
n'a jamais mife en doute , doit faire
compter fur ce remède comme fur un
des plus fûrs qu'on ait en Médecine
pour ces fortes de maux.

　　Les feuilles de la Perficaire entrent
dans l'Onguent mondificatif d'Ache ;
fes fommités fleuries dans le Baume

Tranquille, & le sel fixe dans la Pierre
médicamenteuse de la Pharmacopée de
Paris.

Prenez des racines de Patience sauvage & de celles d'Aunée, lavées, ratiffées & coupées par tranches, de
chacune une demi-once.

Faites-les bouillir avec une demi-livre de rouelle de Veau dans trois
chopines d'eau que vous réduirez
à deux bouillons.

Ajoûtez-y la dernière demi-heure
des feuilles de Persicaire commune, une poignée ; de celles de Fumeterre, une demi-poignée.

Paffez ensuite le tout par un linge avec
une legére expreffion, & partagez-
le en deux Bouillons à prendre
pendant neuf jours, l'un le matin
à jeun, & l'autre sur les cinq heures du soir.

On fera fondre dans chaque Bouillon un gros de sel de Glauber, &
l'on aura soin de se purger en les
commençant & en les finiffant.

Ces Bouillons conviennent dans la
Galle, les Dartes, la Teigne, les
Démangeaifons ; & dans tous les
vices de la Peau provenans de l'é-

paiſſiſſement & de l'âcreté de la
Lymphe.

Fomentation contre la Gangrène.

Prenez des feuilles de Perſicaire douce , deux poignées.

Faites-les bouillir doucement avec
une pinte de gros vin rouge juſqu'à
la diminution de moitié.

Paſſez enſuite par un linge avec une
forte expreſſion , & trempez des
linges dans ce vin que vous appli-
querez chaudement ſur la partie
gangrenée ou menacée de Gangré-
ne , les renouvellant de trois heures en trois heures.

On aura ſoin de faire boire quatre
fois le jour quatre onces de la même décoction qu'on aura miſe à
part.

*Ptiſane contre le Dévoyement & la
Dyſenterie.*

Prenez de la racine de grande Conſoude lavée , une once ; des feuilles de Perſicaire douce , une poignée.

Verſez ſur le tout une pinte d'eau
bouillante, & après une demi-heu-

re d'infusion paſſez par un linge ſans expreſſions , & ajoûtez à la colature du ſyrop de grande Conſoude , ou de Coing , une once. Le tout pour Boiſſon ordinaire.

La Perſicaire âcre ou brûlante , le Piment ou Poivre d'eau , le Curage ; *Perſicaria urens* , Offic. *Perſicaria urens , ſeu Hydropiper* , C. B. P. 101. Inſt. R. H. 509. *Perſicaria acris , ſive Hydropiper* , J. B. 3. 780. Raii Hiſt. 182. *Hydropipari* , Dod. Pempt. 607. *Hydropiper* , Matth. Ger. *Perſicaria vulgaris acris , ſive minor* , Park. *Perſicaria maſcula* , Brunf. Ruell. *Perſicaria florum ſtaminibus ſenis , ſtylo bifido* , Linn. Hort. Cliff. 46. *Mercurius terreſtris* , Parac. *Piper aquaticum ſive aquatile , Piperitis , Herba pulicaris ſive pulicaria mas , Perſicaria mordax , Zinziber caninum* , Quorumd.

Sa racine eſt petite , ſimple , ligneuſe , blanche , fibreuſe. Elle pouſſe pluſieurs tiges à la hauteur d'un pied ou d'un pied & demi , fermes , rondes , liſſes , noueuſes , tantôt rougeâtres , tantôt d'un verd tirant ſur le jaune , rameuſes. Ses feuilles naiſſent des nœuds de la tige qu'elles embraſſent par des appendices membra-

neufes, portées fur de courts pédicules ;
d'un verd-pâle, fans tache, fans poil,
femblables aux feuilles de Pefcher, d'où
ce genre de plante tire fon nom. Ses
fleurs naiffent en épi long & grêle aux
fommets de la tige & des rameaux, mo-
nopetales ou d'une feule feuille fendu
en cinq parties, fans calices, compofées
chacune de cinq étamines, de couleur
ordinairement purpurine. Lorfque ces
fleurs font paffées, il leur fuccède des
femences raifonnablement groffes,
comme triangulaires, luifantes, noirâtres. Toute la plante eft d'un goût
poivré, âcre & mordicant ; elle eft annuelle, & croît auffi aux lieux humides, aquatiques & marécageux, le long
des ruiffeaux, dans les foffés où l'eau
a croupi durant l'hiver ; elle fleurit comme la précédente en Juillet & Août
pour l'ordinaire.

Le Curage donne par l'Analyfe Chimique beaucoup d'acide, beaucoup
d'huile, beaucoup de terre, & un peu
de fel volatil concret. Sa faveur eft tout-
à-fait âcre & brûlante, & il rougit vivement le papier bleu. Son fel approche
de celui qui réfulte du mélange du fel
de Corail & du fel Ammoniac beaucoup
plus chargés d'acide qu'à l'ordinaire. On
regarde

regarde cette plante comme très-déter-
five & vulnéraire, & on l'employe à ce
fujet dans les lavemens contre le Tenefme & la Dyfenterie. On fait prendre en même temps un gros de fa poudre en Bol incorporée avec de gros vin
cuit avec du fucre en confiftance de fyrop. C'eft en outre un bon fondant &
un apéritif propre contre l'Hydropifie,
la Jauniffe & les obftructions des vifcères.
Au lieu de la faire porter dans les foulîers
comme font certaines gens, il faut en
faire bouillir une poignée dans un bouillon dégraiffé, le paffer par un linge, & y
ajoûter un demi-gros de Tartre Martial
foluble. Son eau diftillée à la dofe de
deux ou trois onces eft un fpécifique
pour la Gravelle & les Glaires de la veffie. *Ettmuller* eftime beaucoup cette même eau pour tuer les vers. Il dit même
que plufieurs perfonnes s'en fervent
pour la Vérole & la Lépre. Les feuilles
de notre Perficaire écrafées & appliquées fur la partie gouteufe foulagent
dans la douleur ; on s'en fert encore
pour appaifer celle que caufe une dent
cariée ; on en introduit une petite Bou-
lette dans le creux de la Dent ; ce qui
réuffit quelquefois.

Le Poivre d'eau eft d'un grand ufage dans la Chirurgie pour diffiper les enflures & les tumeurs Œdémateufes des jambes, des cuiffes & des autres parties. On applique l'Herbe bouillie un peu chaudement, ou des linges imbibés de fa décoction. Tous les Auteurs conviennent que le Curage pilé & appliqué fur les vieux ulcères en mange les chairs baveufes, en nettoye la pourriture, & qu'il les defféche. Cette méme Herbe réfoud les contufions des Chevaux, étant appliquée en Cataplafme, & fi l'on baffine de fon fuc leurs playes & leurs ulcères, jamais les mouches n'en approchent, méme dans la plus grande chaleur.

Nous ne nous étendrons point ici fur les vertus fingulières que quelques Chymiftes lui attribuent pour la tranf-plantation des maladies. *Crollius*, *Marcus Marci*, *Schmuck* & d'autres Sçavans, affurent qu'en appliquant les feuilles de cette plante macérées dans l'eau fur la joue dans la douleur des Dents, & fur les playes & ulcères jufqu'à ce qu'elles foient échauffées par la chaleur de la partie, & qu'enfuite on enterre ces feuilles afin qu'elles pourriffent promptement, la douleur de Dents ceffe à mefure que ces feuilles pourriffent. Les playes & les ulcères font par le même moyen auffitôt confolidés. *Rivière*, pour abréger la cure, brûle les feuilles après les avoir ôtées de deffus la partie malade. Croye ces merveilles qui voudra : pour nous, qui n'admettons en Médecine d'autorité qu'autant qu'elle eft fondée fur l'expérience, nous avouons de bonne foi que nous n'en croyons rien.

Prenez du petit lait, ou de l'eau de graine de Lin, une livre & demie ; des feuilles de Curage, une poignée.

Faites bouillir le tout à la réduction d'une livre.

Paffez-le enfuite par un linge, pour un lavement convenable dans le Tenefme & la Dyfenterie.

On accompagnera ce lavement d'un Bol fait d'un gros de la Poudre de la même plante incorporée avec de gros vin cuit avec le fucre, ou du fyrop de Rofes féches.

Prenez la moitié d'un Poulet, ou une demi-livre de rouelle de Veau.

Faites-la cuire dans trois feptiers d'eau réduits à un Bouillon.

Ajoutez la derniére demi-heure des feuilles de Curage, une poignée ;

des sommités de Marrube blanc,
deux pincées.

Passez ensuite par un linge avec une
legère expression, & faites-y fondre un demi-gros de Tartre Martial soluble, pour un Bouillon à
prendre pendant quinze jours le
matin à jeun dans la Jaunisse & les
obstructions du Mésentère, ayant
soin de se purger pendant son
usage.

*Fomentation pour dissiper les Tumeurs
Œdémateuses des jambes, des cuisses
& d'autres parties.*

Prenez de l'eau de Chaux, deux livres ; de l'eau commune, une livre.

Faites bouillir dans ce mélange des
feuilles de Poivre d'eau, deux poignées ; des bayes de Laurier écrasées, deux onces.

Réduisez le tout à deux livres , &
coulez ensuite pour une fomentation dont on bassinera chaudement les parties Œdémateuses ; ce
qu'on répétera plusieurs fois le jour.

PERVINCA.

Pervenche.

NOus ne connoiſſons que deux eſpèces de Pervenche employées
pour l'uſage de la Médecine, qui ſont
la petite & la grande.

La petite Pervenche, la Pervenche
commune à feuille étroite, le petit
Pucelage, la Violette des Sorciers; *Pervinca vulgaris*, Offic. *Clematis Daphnoides, minor, flore cœruleo vel candido*,
C.B.P.301. *Clematis Daphnoides, minor,
flore cœruleo, purpureo, violaceo ut & albo,
ſimplici ac pleno*, J.B. 2. 130. Raii Hiſt.
1091. *Clematis Daphnoides*, Dod.
Pempt. 405. *Pervinca vulgaris, anguſtifolia, flore cœruleo vel albo*, Inſt. R. H.
120. *Vinca Pervinca minor*, Ger. *Vinca
Pervinca vulgaris*, Park. *Pervinca, quòd
ſemper vireat*, Trag. *Chamœdaphne altera
Dioſcoridis* Brunf. *Daphniis, idæa Da-
phne, Laurago, Laureola, Danae Eu-
petalon, Nicephyllon ſeu Victoriæ, folium,
Muſſellago terreſtris, Hypetale, Mitrion,
Polygonoides, Clematis Ægyptia, Stepha-
ne Alexandri*, Nonnull.

Sa racine eſt fibreuſe. Elle pouſſe

plusieurs sarmens ou tiges menues, longues, rondes, vertes, noueuses, qui serpentent sur la terre & s'attachent à ce qu'elles rencontrent. Ses feuilles sont oblongues, lisses, d'un verd luisant en dessus, & plus clair en dessous, fermes, de la couleur & de la consistance de celles du Lierre, de la figure de celles du Laurier, mais beaucoup plus petites, rangées deux à deux l'une à l'opposite de l'autre, attachées par de courts pédicules, d'un goût astringent & un peu amer. Sa fleur qui part des nœuds de la tige & est portée sur un assez long pédicule, est un tuyau évasé en manière de soucoupe, découpé en cinq parties, de couleur ordinairement bleue, quelquefois blanche, & rarement rouge, sans odeur; tantôt simple, tantôt double. A cette fleur succède, quoique très-rarement, un fruit à deux siliques qui renferment des semences oblongues, presque cylindriques, sillonnées ordinairement d'un côté. Cette plante est vivace, toujours verte, & se multiplie aisément d'elle-même tant par ses racines que par ses sarmens qui s'enracinent çà & là dans terre; elle fleurit au premier Printemps, en Mars & Avril pour l'ordinaire, & reste fleurie pendant long-temps : mais elle ne donne presque jamais de fruit. M. *Tournefort* dit qu'il n'en a jamais vu en ce pays-ci, ni même en Provence, ni en Languedoc, où cette plante est très-commune. Il ajoute que pour avoir du fruit de Pervenche, il la faut planter dans un pot où il y ait peu de terre ; car alors la séve qui ne sçauroit se dissiper dans les racines est obligée de passer dans les tiges, & fait gonfler le Pistile qui devient le fruit. C'est ainsi que l'on a beaucoup de fruits des Figuiers & de la plûpart des plantes dont les racines tracent considérablement dans les pays froids. La petite Pervenche est celle qui est le plus en usage dans la Médecine : elle entre dans le *Faltran* où les vulnéraires de Suisse, parmi lesquels elle se remarque facilement ; mais quoiqu'on s'en serve plus communément que de la grande espèce, elles sont toutes deux également astringentes & vulnéraires. On la trouve presque par-tout dans les hayes, parmi les brossailles, dans les bois, dans les fossés & autres lieux couverts, humides & ombrageux. Selon M. *Tournefort*, de tous les anciens Auteurs de Botanique *Césalpin* est le seul qui ait eu la satisfaction d'observer le fruit de la Pervenche.

Q iiij

La grande Pervenche, la Pervenche à large feuille, le grand Pucelage; *Pervinca latifolia*, Offic. *Clematis Daphnoïdes major*, C. B. P. 302. Dod. Pempt. 406. Raii Hift. 1091. *Clematis Daphnoïdes major flore cæruleo & albo*, J. B. 2. 132. *Pervinca vulgaris, latifolia, flore cæruleo vel albo*, Inft. R. H. 119. *Pervinca major*, Lob. Eyft. *Provinca altera major*, Cæfalp. *Clematis Daphnoides latifolia*, Cluf. *Clematis Daphnoides major cæruleo flore*, Matth. Camer. Hort. *Clematis Daphnoides, five Pervinca major*, Ger. *Clematis Daphnoides latifolia, five vinca Pervinca major*, Park. *Vinca Pervinca folio latiore, Clematis Daphnoides grandioribus floribus cæruleis vel albis*, Quorumd.

Sa racine eft fibrée, traçante. Elle pouffe plufieurs tiges affez groffes, longues, rondes, nouées, vertes, rampantes. Ses feuilles font oppofées deux à deux le long des tiges, portées fur de longues queues, larges, polies, d'un verd luifant, d'un goût amer mêlé d'acrimonie & défagréable. Ses fleurs naiffent des aiffelles des feuilles, attachées à de courts pédicules, d'une feule pièce, en foucoupe, grandes, ordinairement de couleur bleue, quelquefois blan-

the , fans odeur. Quand ces fleurs font
tombées , il leur fuccède des fruits
oblongs , compofés de deux filiques qui
contiennent plufieurs femences oblongues , prefque cylindriques , fillonnées.
Cette plante différe de la précédente
en ce qu'elle eft beaucoup plus grande
en toutes fes parties ; on la cultive dans
les jardins où elle fait une agréable ver-
dure , étant mife en efpalier ; mais comme elle eft plus tendre que la précédente , elle périt quelquefois par le froid ,
quand l'hiver eft trop rude. Dans les
pays chauds elle fleurit prefque toute
l'année. Elle croît naturellement aux
lieux incultes , mais un peu gras, dans
les hayes & le long des chemins. On la
trouve aux environs de Paris. Cette efpèce de Pervenche ne fructifie point
non plus que la précédente , à moins
qu'on ne la tienne affujettie & qu'on
n'en coupe fouvent les farmens.

Cette plante , dont les deux efpèces
décrites ci-deffus ont les mêmes vertus ,
comme nous l'avons déja infinué , eft
amère , & rougit confidérablement le
papier bleu. Il y a beaucoup d'apparence que l'huile & la terre dominent dans
la Pervenche. Son fel approche de l'A-
lun ; mais il participe un peu du fel uri-

Q v

neux , & il eſt ſemblable à l'Alun avec lequel on méle de l'urine pour le faire mieux cryſtalliſer ; car par l'Analyſe Chymique , outre pluſieurs liqueurs acides , on tire de cette plante beaucoup de terre , beaucoup d'huile , & très-peu de ſel volatil. La Pervenche eſt vulnéraire, aſtringente & fébrifuge. Son uſage le plus ordinaire eſt pour modérer le flux des menſtrues, des fleurs blanches & des Hémorrhoïdes , lorſqu'il eſt immodéré. On verſe pour cela deux pintes d'eau bouillante ſur trois poignées de feuilles de Pervenche, on couvre le vaiſſeau ; on le retire du feu , & l'on fait boire l'infuſion par verrées à différentes heures du jour. La conſerve & l'extrait de cette plante ont les mêmes vertus. *Garidel dans ſon Hiſtoire des Plantes des environs d'Aix* , aſſûre l'avoir ſouvent donnée avec un grand ſuccès dans le crachement de ſang , en la faiſant bouillir avec des Ecreviſſes ; mais il faut continuer ces bouillons pendant du temps. Le lait coupé avec la Pervenche eſt fort bon pour les Phthiſiques & les dyſenteriques. Dans l'Hydropiſie on ſe ſert utilement du lait diſtillé dans lequel on a fait macérer pendant vingt-quatre heures la Pervenche , la Tanailie & l'Eupatoire d'*Avicenne* ; ce lait diſtillé paſſe beaucoup plus facilement que le lait coupé.

Quant à ſon uſage extérieur , on s'en ſert dans le ſaignement de nez , en mettant dans les narines un tampon de ſes feuilles pilées. *Agricola* donne avec raiſon le gargariſme de la décoction de cette plante pour un des meilleurs remèdes qu'on puiſſe employer dans l'Eſquinancie qui menace de ſuffocation. Cette méme décoction employée de la même maniére eſt également bonne contre l'inflammation des Amygdales & de la Luette ; on peut la couper avec le lait pour la rendre plus adouciſſante. La Pervenche écraſée & appliquée ſur les mammelles fait revenir le lait aux Nourrices , ſuivant le rapport de quelques Auteurs ; & *Rai* dans ſon *Hiſtoire des Plantes* , aſſûre d'après le Docteur *Hulſe* que ces mêmes feuilles récentes étendues ſur du papier brouillard avec une petite couche de charpie par-deſſus , & appliquées ſur les écrouelles en forme de cataplaſme , ſont un Remède excellent pour les diſcuter & les réſoudre. *Jean Bauhin* dit d'après *Tragus* que ſi l'on met ſuffiſante quantité de Pervenche dans un tonneau de vin trouble ,

Q vj

on le rétablira en quinze jours, sur tout
si on l'a transvasé auparavant.

Les feuilles de Pervenche entrent dans
l'eau vulnéraire, dans l'Onguent mondificatif d'Ache, & dans le Baume
Oppodeltoch de la Pharmacopée de
Paris.

Prenez de l'eau bouillante, un demi-
septier.

Faites-y infuser pendant une demi-
heure une pincée de feuilles de
Pervenche.

Coulez la liqueur par inclination,
& ajoûtez y un peu de sucre.

Cette infusion convient contre les
fleurs blanches & les Règles immodérées ; il la faut continuer quelque temps.

Prenez la moitié d'un Poulet ; du Ris
lavé, deux cuillerées.

Faites cuire le tout dans trois chopines d'eau, que vous réduirez à
deux Bouillons.

Ajoutez-y la dernière demi-heure
des feuilles de Pervenche & de
Plantain, de chacune une poignée ;
des Ecrevisses dégorgées dans l'eau
chaude, & ensuite pilées, une demi-douzaine.

Passez ensuite par un linge, avec une
forte expression, & partagez en

deux bouillons à prendre pendant
un mois, l'un le matin à jeun, &
l'autre fur les cinq heures du foir,
dans le crachement de fang & la
Phthifie.

Prenez des feuilles de Pervenche, de
Tanaifie & d'Eupatoire d'Avicenne, de chacune deux poignées.

Pilez les un peu, & faites-les macérer pendant vingt-quatre heures
dans fix livres de lait de vache
nouvellement trait.

Diftillez enfuite le tout fuivant l'Art
jufqu'à la concurrence de quatre
livres, laiffant le refte dans la cucurbite, & gardez la liqueur dans
des bouteilles bien bouchées.

Le Malade en prendra quatre verres
le jour dans l'Hydropifie afcite.

PETASITES.

PETASITE, herbe aux Teigneux
ou à la Teigne, grand Pas-d'Afne;
Petafites vulgaris, Offic. *Petafites major &*
vulgaris, C B. P. 197. Inft. R. H. 451.
Petafites vulgaris, rubens, rotundiori fo-
lio, J. B. 3. 566. *Petafites*, Dod. Pempt.
597. Trag. Fuchf. Tabern. Ger. Raü

Hiſt. 260. *Petaſites vulgaris*, Park. *Petaſites magnus , perperàm Tuſſilago major* Matthioli , Lugd. Hiſt. 1053. *Tuſſilago ſcapo imbricato Thyrſifero , floſculis omnibus Hermaphroditis* Linn. Hort. Cliff. 411. *Tuſſilago magna , major & maxima ; Perſonata ſeu Perſolata , Galerita , Petaſites flore purpureo vel punicante odorato , ſive mas ,* Nonnull.

Sa racine eſt groſſe , longue , brune en dehors , blanche en dedans , d'un goût âcre aromatique , un peu amer , d'une odeur ſuave. Elle pouſſe des tiges à la hauteur d'un demi-pied & plus , groſſes du doigt , creuſes , lanugineuſes , revêtues de quelques petites feuilles étroites , pointues , terminées par un bouquet de fleurs à fleurons purpurins & ſemblables à de petits godets découpés en quatre ou cinq parties ; tous ces fleurons ſont ſoutenus par un calice preſque cylindrique , recoupé juſques vers la baſe en pluſieurs quartiers. Les fleurs ſe flétriſſent en peu de temps , & tombent avec leur tige ; elles ſont ſuivies par des ſemences garnies chacune d'une aigrette. Après que la tige eſt tombée , il s'élève des feuilles fort grandes & amples , preſque rondes , un peu dentelées en leurs bords , d'un verd-brun en deſſus attachées par le milieu à une queue longue d'un pied ou d'un pied & demi, grosse, ronde, charnue ; ces feuilles ont la figure d'un chapeau renversé, ou d'un grand champignon porté sur sa queue. Cette plante croît volontiers & assez souvent aux lieux humides, aux bords des rivières, des ruisseaux, des lacs & des étangs ; elle fleurit au commencement du Printemps, quelquefois dès le mois de Février ou de Mars dans les pays chauds, & même dans les pays froids, lorsque le Printemps est doux & tempéré. Sa fleur naît immédiatement de la racine ; & paroît avant les feuilles, comme celle du Tussilage ou Pas d'Asne. Il y a des endroits où les feuilles croissent à la hauteur d'un homme, en sorte que passant au travers il semble qu'on se promène entre des arbres ; ces feuilles durent jusqu'à l'hiver, après lequel il en repousse de nouvelles : car la racine est très-vivace, & s'étend au loin & au large en rampant dans la terre.

Il y a une autre espèce de Pétasite à fleur blanche, plus petite que la précédente, laquelle fleurit dans le même temps, & croît sur les montagnes humides & ombrageuses, elle est plus rare

que la première efpèce , mais d'ailleurs
elle a les mêmes vertus. On fe fert en Médecine de leurs racines , & rarement de
leurs feuilles. On les joint ordinairement
à celles de la grande Bardane , & même
quelques Auteurs confondent enfemble
ces deux plantes, foit à caufe de la reffem-
blance de leurs feuilles, foit par l'analogie
de leurs vertus ; mais leurs fleurs & leurs
femences font très - différentes , auffibien que leurs racines. Le grand Pétafite , quoiqu'affez rare ici , eft néanmoins
le plus commun ; on le trouve quelquefois aux environs de Paris , & fa racine
eft plus ufitée que celle du petit.

Cette plante contient beaucoup
d'huile & de fel effentiel. Sa racine qui
eft la partie dont on fe fert communément , eft apéritive , hyftérique , réfolutive & vulnéraire. On la donne avec
fuccès dans les fièvres malignes & dans
la petite Vérole ; elle fait auffi cracher
dans l'Afthme & dans la Toux opiniâtre. Elle eft de plus recommandée pour
pouffer les urines & les ordinaires : on
l'employe pour cet effet à la quantité
d'une once fur une pinte d'eau réduite à
moitié par l'ébullition , ou en infufion
dans le vin blanc une once fur une chopine , dont on donne un petit verre le

matin à jeun pendant quelque temps.
On prépare avec cette racine un vinaigre par infusion, lequel mêlé avec le suc
de Rue & la Thériaque, est un puissant
sudorifique, qui convient dans les fièvres
malignes & pestilentielles, & dont on
fait un grand usage en Allemagne, où
cette racine porte le nom d'*Antipestilen-
tielle* ou de *racine contre la Peste* ; à cause de ses vertus contraires au venin, &
à la maladie qu'elle chasse puissamment
par les pores de la peau & par les sueurs ;
aussi a-t'on remarqué qu'elle avoit les
mêmes vertus que le *Costus* des boutiques, auquel on peut la substituer. Quelques-uns se servent encore de sa poudre
séchée pour tuer les vers. On l'employe
extérieurement pour résoudre les Bu-
bons, & pour mondifier les ulcères.

La racine de Pétasite entre dans l'eau
générale, dans l'eau Prophylactique &
dans l'Orviétan ; la racine & les feuilles,
dans l'emplâtre *Diabotanum* de la Pharmacopée de Paris.

Prenez de la poudre de racine de Pétasite, un gros.

Délayez-la dans un petit verre de
vin, pour prendre le soir à l'heure
du sommeil.

Ce Remède est propre contre la Tei-

gne, les vers, les ulcères malins, & dans
la difficulté d'uriner provenant des glaires de la veffie.

Prenez de la poudre de racine de
Pétafite féchée, un demi-gros;
des fleurs de fouphre, un fcrupule; du blanc de Baleine, douze
grains.

Incorporez le tout avec du Miel
blanc, pour former un Bol à prendre dans du pain à chanter le matin à jeun dans l'Afthme humide &
la Toux opiniâtre.

Prenez des racines de Pétafite, de
Bardane & de Scorfonére, lavées
& coupées par tranches, de chacune une demi-once.

Faites-les bouillir dans trois chopines d'eau, que vous réduirez à une
pinte.

Ajoutez-y fur la fin un petit bâton de
Regliffe effilée, & paffez enfuite le
tout par un linge, pour une Ptifane à donner dans les fièvres malignes & la petite Vérole.

PETROSELINUM.

Perfil.

ENTRE les différentes efpèces de Perfil, les plus ufuelles font le Perfil commmun, & le Perfil de Macédoine.

Le Perfil commun ou ordinaire, le Perfil de jardin ou domeftique; *Petrofelinum vulgare*, Offic. *Apium hortenfe, feu Petrofelinum vulgò*, C. B. P. 153. Inft. R. H. 305. *Apium hortenfe multis, quod vulgò Petrofelinum, palato gratum, planum & crifpum*, J. B. 3. 97. *Apium hortenfe*, Dod. Pempt. 694. Ger. Raii Hift. 448. *Petrofelinum* Brunf. Trag. Cord. in Diofcor. *Petr. felinum vulgare*, Park. *Selinon feu Apium*, Theophr. & Diofcor. *Apium verum, Apium vulgare, Apium domefticum feu fativum, Apium mas, Petrofelinon vulgi, Petrofelinum cultum, Selinum commune, Apium Hortulanum feu legitimum*, Quorumd.

Sa racine eft fimple, groffe comme le doigt, quelquefois comme le pouce, garnie de quelques fibres, blanchâtre, longue, s'enfonçant profondément en terre, bonne à manger. Elle pouffe des tiges à la hauteur de trois ou quatre pieds de la groſſeur du pouce, rondes, canelées, nouées, vuides ou creuſes, rameuſes. Ses feuilles ſont compoſées d'autres feuilles découpées, vertes, attachées à de longues queues. Ses fleurs naiſſent aux ſommets des tiges & des rameaux en ombelles ou paraſols, compoſées chacune de cinq feuilles pâles diſpoſées en roſe. Quand ces fleurs ſont paſſées ; il leur ſuccède des ſemences jointes deux à deux, menues, canelées, griſes, arrondies ſur le dos, d'un goût un peu âcre. On cultive cette plante dans les jardins potagers, où elle ſoutient aſſez aiſément le froid & le chaud, pourvu qu'on la ſéme dans une terre naturellement humide, ou arroſée ſouvent ; car le Perſil aime l'eau : voilà pourquoi il vient ſi abondamment dans un terrein gras, ſur-tout auprès des fontaines. Il pouſſe ſa tige à la ſeconde année, fleurit en Juin & Juillet, & amène ſes ſemences à maturité en Août. L'uſage de cette plante remonte à l'antiquité la plus reculée, & elle a été vantée dans tous les temps comme le plus excellent de tous les légumes.

Il y a encore deux autres Perſils qui ſe cultivent dans les jardins ; l'un qui

n'éſt qu'une variété du précédent , &
qui s'en diſtingue par ſes feuilles friſées
& crêpées, ſe nomme *Perſil friſé*, & eſt
très-agréable à voir : il y a néanmoins
des Auteurs qui mettent en doute ſi ce
dernier ne fait pas une eſpèce différente
de l'ordinaire , & *Fabius Columna* dit que
le Perſil friſé croît naturellement en Sar-
daigne , d'où ſa ſemence a été répandue
dans les autres Pays. L'autre eſpèce s'é-
léve beaucoup plus haut ; ſes feuilles
ſont auſſi plus grandes, & ſes racines vi-
vaces , bonnes à manger comme celles
du Céleri ; on l'appelle *gros Perſil*, ou
Perſil d'Angleterre.

Le Perſil contient beaucoup de ſel
âcre , & une médiocre quantité d'huile
exaltée : ce ſel eſt ſi âcre & ſi corrodant
que quand on fringue un verre à boire
dans de l'eau où l'on a lavé du Perſil &
où il en eſt reſté quelques parties de
feuilles , pour peu qu'on appuye ſur le
verre , il ſe briſe en morceaux. C'eſt encore par le ſecours de ce ſel âcre que
toutes les parties de cette plante ſont
apéritives , qu'elles lévent les obſtructions, provoquent les mois des femmes,
& produiſent pluſieurs autres effets ſemblables. Son uſage eſt très-familier dans
la cuiſine & dans la Pharmacie. La ra-

cine se met dans le Potage , & les feuilles par leur saveur agréable & aromatique rélevent plusieurs sortes de nos alimens. Cette même racine s'employe
dans les Ptisanes , Apozêmes & bouillons apéritifs. Les feuilles sont résolutives & vulnéraires : on les applique avec
succès sur les blessures & sur les contusions , après les avoir pilées , & y avoir
ajoûté un peu d'eau-de-Vie : elles dissi-
pent aussi le lait des mammelles , étant
pilées & appliquées sur le sein. La décoction de racine de Persil dans l'eau ou
dans le lait est très-utile dans la Rougeole & la petite Vérole , pour en faciliter l'éruption ; c'est un sudorifique
des plus doux , que nous avons employé souvent avec succès dans ces oc-
casions.

La semence de Persil est une des quatre semences chaudes mineures , qui
sont celles d'Ache , de Persil , d'Ammi
& de Daucus. Cette semence est atté-
nuante & diurétique, & convient dans
la Néphrétique & dans l'Hydropisie. On
en tire une eau distillée qu'on employe à
la dose de deux à quatre onces , ou seule , ou mêlée dans les potions apéritives.
Dodonée en recommandoit l'usage dans
l'Asthme humide & dans la Toux invé-

térée. Quelques Auteurs assûrent que le
Persil nuit à la vue, & qu'il l'affoiblit :
mais nous ne sçavons pas surquoi ils se
fondent. D'autres Médecins ont observé que son usage étoit très-contraire
à ceux qui tombent du haut mal, &
qu'il rendoit leurs accès beaucoup plus
violens. On trouve à ce sujet dans les
*Ephémérides d Allemagne, Decurie 3. An-
née* III. une observation du Docteur
Hannemann, & c'est le sentiment des
Anciens & des modernes, quoique quelques-uns le nient avec *Sebizius*. Ainsi
nous croyons qu'il est plus sûr à ces Malades de s'en abstenir, aussi-bien qu'aux
nourrices qui allaitent des Enfans sujets
à ce mal, ou aux convulsions : il ne convient pas même à tous les tempéramens ;
car par son huile aromatique & exaltée
il enflamme le sang, & cause des maux
de tête : ceux qui sont bilieux & qui ont
les viscères échauffés, doivent donc en
user sobrement. On trouve encore dans
les *Ephémérides d'Allemagne, ann.* 1727.
page 285. une observation du Docteur
Michael Valentini, qui assûre que la graine de Persil pulvérisée & dont on sou-
poudre la tête des Enfans est un remède
plus sûr pour en faire mourir les poux,
que la semence de Staphisaigre & le Vif-

Argent, & qu'elle guérit en même temps la Teigne humide : d'autres attribuent cette propriété de faire mourir les poux à la femence d'Ache. Le même *Valentini* ajoûte que le Perfil tire fon nom de l'abondance dont il croît naturellement autour de la ville de *Petronel* en Hongrie entre Vienne & Prefbourg ; mais nous ne croyons pas que cette étymologie fafse fortune, d'autant qu'elle n'eft fondée que fur un certain rapport qu'on s'eft imaginé appercevoir entre *Petronella* & *Petrofelinum*. D'ailleurs notre Perfil des jardins n'eft pas le véritable *Petrofelinon* des Grecs ; & quand il le feroit, à quoi bon aller chercher une étymologie fi peu vrai-femblable, tandis qu'on en a une toute naturelle que les anciens nous ont laiffée ?

La racine de Perfil entre dans l'eau générale, dans le fyrop de Guimauve, dans celui des cinq racines apéritives, & dans le fyrop d'Armoife de la Pharmacopée de Paris ; elle entre encore dans le *Philonium Romanum*, dans la bénédicte laxative, & dans l'*Hiera Diacolocynthidos* de la même Pharmacopée.

Prenez des racines de Perfil de Chardon Roland & d'Afperges, de chacune une demi-once.

Coupez

Coupez le tout par morceaux après
l'avoir ratiffé, & faites-le bouillir
dans trois chopines d'eau que vous
réduirez à une pinte.

Ajoûtez-y la dernière demi-heure des
feuilles d'Aigremoine, de Chicorée fauvage & de Cerfeuil, de chacune une poignée.

Paffez la liqueur par un linge avec
une legère expreffion ; & diffolvez-
y de l'*Arcanum Duplicatum*, deux
gros ; du fyrop des cinq racines,
une once & demie.

Mêlez, & faites un Apozême apéritif contre l'Hydropifie.

La dofe eft d'un verre tiède de quatre heures en quatre heures.

Prenez des racines de Chiendent ratiffées & concaffées, une demi-poignée ; de celles de Perfil & d'Ar-
rête-bœuf, de chacune une demi-
once.

Faites bouillir le tout dans trois chopines d'eau, que vous réduirez à
une pinte.

Ajoûtez-y fur la fin de la Régliffe effilée, deux gros.

Coulez, & dans la colature faites fondre du cryftal minéral, ou du ni-
tre purifié, un gros.

Tome I. R

Faites une Ptisane apéritive à donner pour boisson dans les embarras du foye & du Mésentere, contre les graviers, & dans l'Hydropisie.

Prenez des racines de Persil, d'Asperge, de petit houx & de Polypode de chesne, ratissées & concassées, de chacune une demi-once.

Faites-les bouillir avec une demi-livre de collet de Mouton dans trois chopines d'eau, que vous réduirez à deux Bouillons.

Ajoûtez la dernière demi-heure des feuilles d'Aigremoine & de Chicorée sauvage, de chacune une poignée.

Coulez la liqueur, & partagez-là en deux doses à prendre l'une le matin à jeun, & l'autre sur les cinq heures du soir, faisant fondre dans chacune un gros d'*Arcanum Duplicatum*, pour un bouillon apéritif.

Prenez des semences de Persil, deux gros.

Pilez-les, & les incorporez avec une suffisante quantité de miel blanc, pour un Bol à partager en quatre doses à prendre en deux jours, l'u-

ne le matin à jeun , & l'autre en fe
couchant , dans l'Afthme humide & dans la Toux invétérée.

Prenez des eaux diftillées de Perfil &
de Pariétaire , de chacune deux onces du fyrop d'*Althœa* de Fernel ,
une once ; de l'Efprit de fel dulci-
fié , dix goutes.

Mélez le tout pour une potion diurétique.

Prenez des racines de Perfil lavées ,
une once & demie.

Faites-les bouillir dans une pinte de
lait à la réduction de moitié.

Paffez le tout par un linge & partagez-le en deux dofes à donner
chaudement à trois heures l'une
de l'autre dans la Rougeole & la
petite Vérole , pour faciliter l'é-
ruption.

Prenez des feuilles de Perfil , une poignée ; de la mie de Pain blanc ,
deux onces.

Pilez le tout dans un mortier de marbre ou de bois , & appliquez-le fur
les mamelles , pour un cataplafme à
faire évader le lait.

Le Perfil de Macédoine , l'Ache ou
le Perfil de Rochers ; *Apium feu Petro-*

*felinum Macedonicum,*Offic. *Apium Macedonicum ,* C. B. P. 154. Inft. R. H. 305. Raii Hift. 463. *Apium five Petrofelnum Macedonicum multis ,* J. B. 3. 102. *Petrofelinum Macedonicum ex Lobelio ,* Dod. Pempt. 697. *Daucus fecundus Diofcoridis ,* Col. 107. *Petrofelinum Macedonicum ,* Matth. *Petrofelinum Macedonicum verum ,* Ger. *Petrofelinum Macedonicum quibufdam ,* Park. *Apium petraum , Petrapium feu Apium faxatile , Petrofelinum verum feu legitimum Antiquorum ,* Nonnull.

Sa racine eft longue, groffe, blanche, ridée, ligneufe, d'un goût âcre. Elle pouffe une tige à la hauteur d'un pied & demi, affez groffe, velue, rameufe. Ses feuilles font femblables à celles du Perfil des jardins, mais plus amples, un peu plus découpées, plus dentelées, luifantes, approchantes de celles de la Coriandre ou de la Boucage d'un verd-clair, d'une faveur moins piquante que celles de notre Perfil ordinaire. Ses fleurs naiffent aux fommets des branches en ombelles arrondies & blanchâtres, compofées chacune de cinq feuilles difpofées en rofe. Lorfque ces fleurs font paffées, il leur fuccède des femences menues, velues, oblongues;

odorantes, aromatiques, d'un goût âcre
& chaud qui approche de celui du cumin. Cette plante croît naturellement
en Macédoine où elle vient entre les
pierres & rochers ; ce qui lui a fait donner les différens noms qu'elle porte. Aussi est-ce le vrai *Petroselinon* des Anciens
& il ne faut pas croire comme quelques-
uns, que notre Persil des jardins n'en
différe que par la culture : mais ce n'est
pas d'aujourd'hui qu'on en impose au
Public sous des noms spécieux. Tout le
monde, dit *Galien* à cette occasion, fait
cas du Persil de Macédoine, & l'achete
bien cher comme étant le plus exquis.
Cependant le lieu où il croît naturellement est escarpé, & a trop peu d'étendue pour en donner une si grande quantité. Ainsi, ce qui est arrivé à l'égard du
Miel Attique & du vin de Falerne, est
arrivé pareillement à l'égard du Persil de Macédoine : car de même que les
Marchands rusés & avides du gain dé-
bitent presque dans toutes les Villes du
monde du Miel Attique & du vin de Falerne qui ne sont pas véritables & qu'ils
ont contrefaits ; de même aussi le Persil de Macédoine dont l'abondance n'est
pas capable de suffire à toutes les nations
qui le recherchent, se vend pour tel pres-

que par-tout. Au reste, on ne doit pas tant s'en embarrasser ; on peut bien y substituer d'autre Persil, sans que pour cela la Thériaque où il entre en soit moins bonne.

Le Persil de Macedoine se cultive dans les jardins ; il aime un terrein sablonneux & pierreux. Il n'y a guère que sa semence qui soit d'usage ; on doit la choisir nouvelle, bien nourrie, nette, de couleur obscure, d'une odeur & d'un goût agréable & fort aromatique ; le Persil ordinaire est préférable pour la cuisine & pour certains autres cas, mais on prétend que le Persil de Macédoine le surpasse par sa vertu aléxipharmaque.

Quoique cette plante soit étrangére dans son origine, la facilité avec laquelle elle croît dans nos jardins l'a comme naturalisée dans ce pays-ci ; car elle ne craint que le trop grand froid. Sa semence qui est d'usage en Médecine, contient beaucoup d'huile exaltée & de sel volatil ; elle n'est pas si âcre que celle du Persil ordinaire ; on l'employe dans la Thériaque, & elle est propre pour exciter les mois aux femmes ; pour atténuer & diviser les humeurs grossières qui forment les obstructions, & pour chasser les vents.

PEUCEDANUM.

QUeue de Pourceau , Fenouil de Porc , Peucedane ; *Peucedanum ,* Offic. *Peucedanum Germanicum* , C. B. P. 149. Inft. R. H. 318. *Peucedanum minus , Germanicum* , J. B. 3. 36. *Peucedanum* , Dod. Pempt. 317. Trag. Ger. Raii Hift. 416. *Peucedanum , fæniculum Porcinum* , Lob. icon. 471, *Peucedanum vulgare* , Park. *Pinaftellum , five faiaria herba , Marathrophyllon , Marathrum feu fæniculum fylveftre , Cauda Porcina , fæniculum agrefte vel fuarium , Peucedanon foliis anguftioribus* , Quorumd.

Sa racine eft longue , groffe , chevelue , noire en dehors , blanchâtre en dedans , pleine de fuc , rendant quand on y fait des incifions , une liqueur jaune , d'une odeur de Poix , virulente ou puante. Elle pouffe une tige à la hauteur d'environ deux pieds ; creufe , canelée , rameufe. Ses feuilles font beaucoup plus grandes que celles du Fenouil , laciniées , & dont les fubdivifions qui font de trois en trois , font longues , étroites , plattes , reffemblantes aux feuilles

R iiij

de Chiendent. Les sommets de la tige
& des branches portent des ombelles ou
parasols amples, garnis de petites fleurs
jaunes à cinq feuilles disposées en rose.
Lorsque ces fleurs sont passées, il leur
succède des semences jointes deux à
deux, presque ovales, plus longues
que larges, rayées sur le dos, bordées
d'un feuillet membraneux ; d'un goût
âcre & un peu amer. Cette plante croît
aux lieux marécageux, ombrageux, maritimes, sur les montagnes, & dans les
prez humides ou secs, elle fleurit en
Juillet & Août ; sa graine meurit en
Automne, & c'est alors qu'on ramasse
sa racine qui est d'usage : mais il vaut
mieux l'arracher au Printemps, par ce
qu'elle est dans ce temps-là plus pleine
de suc. Cette racine est très-vivace. Selon *Tragus*, elle est difficile à arracher,
& elle exhale une odeur forte & sulphu-
reuse qui porte à la téte de celui qui la
déterre. C'est pour cela que les Anciens
prenoient des précautions avant que
d'entreprendre de l'arracher, en se frottant la téte & le nez de quelque bonne
odeur, dans la crainte d'être surpris de la
douleur de tête ou de quelque vertige :
mais je me souviens, ajoûte *Tragus*, d'a-

voir quelquefois tiré de terre cette racine, fans qu'il m'en foit arrivé aucune incommodité.

Si l'on en croit les Botaniftes, le grand Peucedane d'Italie ne différe du précédent que parce qu'il eft plus grand en toutes fes parties. Il y en a même qui prétendent que celui de France qui a les feuilles plus étroites & plus courtes ; n'eft qu'une variété du Peucedane d'Allemagne ou commun. Ce qu'il y a de certain, c'eft que l'on convient qu'au défaut de ce dernier on peut employer notre Fenouil de Porc, lequel fe trouve affez ordinairement en France , & en particulier aux environs de Paris.

Cette plante contient beaucoup d'huile & de fel effentiel. Tous les Auteurs conviennent qu'elle eft apéritivè, Béchique & Hyftérique. On ne fe fert ordinairement en Médecine que de fa racine : on fait épaiffir fur le feu , ou au foleil , le fuc qui en fort par les incifions qu'on y a faites ; ce fuc eft réfineux & gommeux, & il eft très-utile, fuivant *Tragus*, dans la Toux opiniâtre & pour la difficulté d'uriner. Pour cela on le fait deffécher , on le réduit en poudre , & on l'incorpore avec le miel : fa dofe eft d'un gros fur une once de

R v

miel blanc. On fait une Gelée, ou une conſerve, de cette racine qui pouſſe les mois & les vuidanges ; on l'eſtime encore pour les maladies Hypochondriaques.

Quant à ſon uſage extérieur, elle nettoye les playes & les ulcères, étant pilée & appliquée deſſus. *Schroder* la vante beaucoup en cataplaſme pour la migraine, & tous les anciens Médecins l'eſtimoient propre ſingulièrement contre toutes les maladies des Nerfs, comme la Léthargie, la Phrénéſie, l'Epilepſie & la Paralyſie : mais aujourd'hui elle eſt peu employée en Médecine, à cauſe de ſa mauvaiſe odeur.

Cette racine entre dans la poudre *Diapraſſi* de *Nicolas*, dans l'Electuaire Lithontriptique, & dans la *Triphera Magna* du même Auteur.

Prenez du ſuc épaiſſi & deſſéché de la racine de Queue de Pourceau, deux gros : du Miel blanc, une once & demie.

Ajoûtez-y un peu de ſyrop de Tuſſilage, pour former une Opiate à prendre dans du pain à chanter à la doſe d'un gros & demi le matin & le ſoir, dans l'Aſthme humide & dans la Toux invétérée.

Prenez de la conferve de Queue de Pourceau, & de l'extrait de Gentiane, de chacun une demi-once; du faffran de Mars apéritif, deux gros ; de la Myrrhe de la gomme Ammoniac, de chacun un gros ; du fel de Tamarifc, un demi-gros ; de la Canelle, un fcrupule.

Mêlez, & faites une Opiate avec le fyrop des cinq racines apéritives à prendre à la dofe de deux gros tous les matins, dans la Jauniffe ; la fuppreffion des Mois, la Caxéxie, & les maladies Hypochondriaques.

PHASEOLUS.

HARICOT, Féverole, Phafeole ou Phafiole, Fêve peinte ou à vifage, Fêve ou Pois de Mer ; *Phafeolus vulgaris*, Offic. *Smilax hortenfis, five Phafeolus major*, C. B. P. 339. *Smilax hortenfis*, J. B. 2. 255. Raii Hift. 884. *Phafeolus vulgaris*, Lob. icon. 59. Inft. R. H. 412. Park. *Dolichos Theophrafti*, Anguill. *Phafelus, Phafiolus, Smilax domeftica feu fativa Phafiolifera, Dolichus communis, Lobus feu filiqula, Phafeolus*

R vj

Turcicus, Faba Turcica multicolor ; Pi-
fum Turcicum, Quorumd.

Sa racine eſt grêle , fibreuſe. Elle
pouſſe une tige longue , ronde , rameuſe , qui grimpe ſur des échalats comme
le Liſeron , & s'attache aux corps voi-
ſins qu'elle rencontre , juſqu'à former
des tonnelles ou berceaux dans les jardins. Ses feuilles en ſortent par intervalles trois à trois à la manière des Treffles , aſſez larges , pointues par le bout,
charnues , preſque ſemblables à celles
du Lierre , liſſes , ſoutenues par des
queues longues & vertes. Des aiſſelles
des feuilles naiſſent des fleurs légumi-
neuſes ou papilionacées , blanches ou
purpurines. Quand ces fleurs ſont
paſſées , il leur ſuccède des gouſſes longues d'un demi-pied au moins , qui fi-
niſſent en pointe ; étroites , applaties , à
deux coſſes d'abord charnues , vertes ,
& qui ont la figure d'une naſſelle , d'où
cette plante tire ſon nom , jaunâtres &
membraneuſes en ſe ſéchant. Les ſemences qu'elles contiennent ſont aſſez groſſes , ſemblables à un Rein , très-polies ,
tantôt blanches , quelquefois pâles , jaunâtres , rougeâtres , griſes , violettes , ou
noirâtres , tantôt veinées & ſemées de
différentes lignes ou taches de toutes ſor-

tes de couleurs qui réjouiſſent la vue. Cette plante ſe mange en gouſſe quand elle eſt encore verte & tendre, ou bien ſa ſemence dépouillée de ſes coſſes. On la ſéme au Printemps dans les champs & dans les jardins ; elle fleurit l'Eté, & meurit l'Automne ; elle eſt annuelle. On peut conſerver les Haricots avec leurs coſſes pendant toute l'année, en les confiſant au vinaigre ; ils engraiſſent les terres où ils ſont ſemés ; ils ſont abondans en fruits, qui ſe gardent long-temps & s'enflent en cuiſant. C'eſt un manger aſſez agréable au goût, & qui ſe ſert quelquefois ſur les meilleures tables.

Les Haricots contiennent beaucoup d'huile, de ſel eſſentiel, & de phlegme. Perſonne n'ignore l'uſage de ces légumes dans la cuiſine, & que leurs ſemences fourniſſent un aliment utile & commode ; elles conviennent en tous temps à ceux qui ont l'eſtomac bon, & qui ſont jeunes & robuſtes, ou qui font beaucoup d'éxercice : mais les perſonnes délicates, les gens d'étude & ſédentaires, doivent s'en abſtenir, parce qu'elles ſont venteuſes, qu'elles chargent l'eſtomac, & ſont difficiles à digérer.

Les Haricots ſont apéritifs, émolliens, & réſolutifs ; ils excitent l'urine,

les mois & les vuidanges aux femmes;
leur farine s'employe dans les cataplafmes pour amollir & réfoudre les tumeurs ; & quoiqu'on préfére ordinairement la farine des Féves de marais , celle-ci ne lui eft point inférieure. Dans les
cours de ventre , lorfqu'il y a indication de les arrêter , la bouillie faite avec
le lait & la farine d'Haricots eft un bon
remède. La cendre des tiges & des
gouffes de cette plante brûlée eft apéritive ; on en fait bouilir une once dans
une pinte d'eau , qu'on filtre enfuite ,
& qu'on fait boire aux Hydropiques.
Les Bouillons d'Haricots avec un peu
de fel & de beurre font fort utiles aux
convalefcens épuifés par une longue
maladie ; ils les rétabliffent promptement : mais il faut les faire legers , pour
qu'ils ne chargent pas l'eftomac.

Décoction contre les douleurs après l'Ac-
couchement , & la diminution des
vuidanges.

Prenez des feuilles d'Armoife & de
Camomille Romaine , de chacune une poignée ; des Haricots , une
once.
Faites bouillir le tout dans trois cho-

pines d'eau que vous réduirez à une pinte.

Coulez la décoction , & donnez-la tiéde verre à verre & d'heure en heure , en y ajoutant quelques gouttes d'eau de Canelle , s'il y a de la foibleſſe.

Prenez de la racine de grande Conſoude ratiſſée & pilée , & de la farine d'Haricot , de chacune parties égales.

Formez-en un cataplaſme avec une ſuffiſante quantité de gros vin , ou d'eau de Forgeron , pour appliquer ſur le fondement dans la chûte de l'inteſtin *Rectum*.

Prenez des farines d'Haricots & de Lentille , de chacune deux onces.

Faites-les cuire dans de l'Oxycrat juſqu'à la conſiſtance de Bouillie.

Ajoûtez-y ſur la fin du Beurre frais , une once & demie ; de l'huile roſat , une once.

Mêlez , & faites un Cataplaſme convenable dans le commencement de l'inflammation , pour diminuer la fluxion , & réſoudre legèrement.

PHILLYREA.

PHILARIA ou Filaria; *Phillyrea vulgaris*, Offic. *Phillyrea folio Ligustri*, C. B. P. 476. Inst. R. H. 509. *Phillyrea latiusculo folio*, J. B. 1. 539. Raii Hist. 1585. *Phillyrea latiore folio*, Ger. *Phillyrea latifolia, foliis ferè non serratis*, Park. *Cyprus latiore folio*, Dod. *Phillyrea 3ª*. Cluf. 52. *Phillyrea media*, Camer. *Phillyrea Narbonensis*, Lob. *Philyca Dalechampii*, Lugd. Hist. *Ilatrus*, Cæsalp. *Linternus, Olea Amasia, Mahaleb, Almahaleb, Machaleb seu Macalep*, Nonnull.

Sa racine est grosse, ferme, enfoncée profondément en terre. Elle pousse plusieurs tiges à la hauteur de huit ou dix pieds, rameuses, revêtues d'une écorce blanchâtre ou cendrée, un peu ridée. Ses feuilles sont assez semblables à celles du Troesne ou du Lentisque, mais plus amples, & plus longues, charnues, d'un verd foncé, opposées les unes aux autres ou deux à deux le long de la tige & des branches, toujours vertes, d'un goût astringent. Ses fleurs naissent plusieurs ensemble des aisselles des feuilles femblables à peu près à celles de l'Olivier, petites, chacune d'elles étant un godet découpé en quatre parties, de couleur blanche-verdâtre ou herbeufe. Après que ces fleurs font paffées, il leur fuccède des bayes fphériques ou rondes, groffes comme celles du Myrte, noires quand elles font meures, difpofées en petites grappes, d'un goût douceâtre accompagné de quelque amertume, & approchant de celui des bayes de Genièvre, qui contiennent chacune un petit noyau rond & dur. Cet arbriffeau croît abondamment dans les hayes & les bois aux environs de Montpellier ; il fe plaît dans les endroits pierreux, rudes incultes : il fleurit en Mai & Juin, & fon fruit eft meur en Septembre ; il étoit autrefois plus cultivé qu'il ne l'eft aujourd'hui, & l'on ne fçait pas d'où vient qu'on l'a négligé : car comme fon feuillage eft toujours verd on en fait des Berceaux & des Paliffades qui font fort agréables. Il s'eléve facilement de graine & de bouture. On le tond comme l'on veut, en buiffon ou en boule, en haye, en efpalier, quelquefois même on le met en caiffe. Les Herboriftes confondent fouvent l'*Alaterne* avec le

Phillyrea, & les jardiniers vendent l'un
pour l'autre sous le même nom de *Filaria.*

Le Phillyrea contient boucoup d'huile & de sel essentiel. On cultive cet arbrisseau dans les jardins, parce qu'il gar-
nit beaucoup, & qu'il s'arrange fort aisément, pour former des cabinets de ver-
dure, & pour tapisser des murs exposés
à l'ombre devant lesquels on auroit de
la peine à faire venir d'autres arbres.
Quant à son usage en Médecine, il est
fort borné. Dioscoride assûre que ses
feuilles sont astringentes & rafraîchissantes, propres par conséquent pour sou-
lager les inflammations de la gorge, &
pour guérir les ulcères du gosier en se
servant de leur décoction en gargarisme. M. *Lemery* en recommande les fleurs
pilées avec du vinaigre & appliquées sur
le front, pour appaiser la douleur de
tête.

    Prenez de l'Orge entier, une pincée;
        des feuilles de Filaria, une demi-
        poignée.
    Faites Bouillir le tout dans une pinte
        d'eau réduite à moitié.
    Passez-le ensuite par un linge, &
        ajoûtez-y du syrop de Meures, une

oncé ; du Cryſtal minéral , un demi-gros , pour un gargariſme rafraîchiſſant.

Prenez des fleurs de Phillyrea , une
poignée.

Pilez-les un peu , en les arroſant de
Vinaigre , pour les appliquer enſuite en cataplaſme ſur le front dans
la douleur de tête violente.

PHYTOLACCA.

MORELLE à grappes , grande Morelle des Indes , Vermillon , Lacque ou herbe de la Lacque , Mechoa-
can du Canada ; *Salonum racemoſum ,*
Offic. *Phytolacca Americana majori fru-
ĉtu* , Inſt. R. H. 299. *Solanum racemoſum Indicum* , H. R. Par. *Solanum racemoſum Americanum* , Raii Hiſt. 662. *Solanum magnum rubrum , Virginianum ,*
Park. *Solanum Indicum caule rubro ,*
Nonnull.

Sa racine eſt longue d'un pied , groſſe comme la jambe d'un homme , quelquefois comme la cuiſſe , & même plus ,
blanche , vivace durant pluſieurs années.
Elle pouſſe une tige à la hauteur de
cinq ou ſix pieds , groſſe , ronde , fer-

me , rougeâtre , divifée en plufieurs rameaux. Ses feuilles font placées fans ordre , amples , veineufes , liffes & douces au toucher, d'un verd-pâle, & quelquefois rougeâtre , prefque reffemblantes en figure à celles du *Solanum* ou de
la Morelle commune. Il naît au haut de
la tige des pédicules qui foutiennent de
petites fleurs difpofées en grappe : chaque fleur eft en rofe compofée de plufieurs feuilles rangées en rond , de couleur rouge-pâle. Lorfque cette fleur
eft paffée , le Piftile qui en occupe le
milieu devient un fruit ou une baye
prefque ronde , molle , pleine de fuc,
femblable à un petit bouton applati en
deffus & en deffous, laquelle en meuriffant prend une couleur rouge-brune,
& renferme quelques femences prefque
rondes , noires , difpofées en rond. Cette plante a été inconnue aux Bauhins ;
elle a été apportée de la Virginie en Europe ; on la cultive pour fa beauté dans
quelques jardins en France , où elle
vient affez aifément : mais fa racine
quoique vigoureufe ne réfifte pas toujours à la rigueur du froid de notre climat , fi on ne la garantit du froid durant l'hiver ; elle reffemble au Mechoa-
can.

Quoique le *Phytolacca* soit d'un usage fort borné en Médecine, il mérite
cependant à cause de sa grande beauté
de n'être pas tout à fait oublié, & nous
lui devons une place dans ce Recueil,
tandis qu'il occupe un rang si distingué
dans les jardins des Botanistes.

On employe cette plante dans une
composition célébre appellée le *Baume
Tranquille*, & elle peut par cet endroit
passer pour une plante très-anodyne.
Bien qu'on la range parmi les *Solanum*,
elle est moins Narcotique que les autres
espèces de ce genre. M. *Lemery*, dans
son *Dictionnaire des Drogues simples*, dit
qu'on tire de ses bayes un suc de couleur purpurine tirant sur le violet, ap-
prochante un peu du Carmin, qui est
bon pour la Teinture. Quelques Médecins ont proposé de substituer ces bayes
aux grains de Kermès dans la confection
Alkermes, & cela sans raison ; car outre que les propriétés salutaires de ces
bayes ne sont pas suffisamment connues
pour les prendre intérieurement, mais
qu'au contraire elles sont suspectes, on
doit respecter ces Anciennes compositions éprouvées depuis une longue suite
d'années, & toutes les réformes qu'on
en a voulu faire jusqu'ici n'ont servi

qu'à les rendre moins bonnes. Ainſi,
quoiqu'il paroiſſe y entrer des drogues
inutiles, ou mal aſſorties, néanmoins
le mélange intime qui ſe fait du tout
enſemble forme un produit que l'expérience a conſtamment trouvé bon, &
que toutes les réformes ne peuvent jamais égaler.

PILOSELLA.

PILOSELLE, Oreille de Rat ou de
Souris, *Piloſella, ſive Auricula Mu-*
ris, Offic. *Piloſella major repens hirſuta*,
C. B. P. 262. *Piloſella majori flore, ſi-*
ve vulgaris repens, J. B. 2. 1039. *Pilo-*
ſella major, Dod. Pempt. 67. Matth.
Fuchſ. Lugd. Hiſt. *Dens Leonis, qui Pi-*
loſella Officinarum, Inſt. R. H. 469. *Pi-*
loſella, Auricula muris, Tabern. Icon.
196. *Piloſella repens*, Ger. Raii Hiſt.
242. *Piloſella minor vnlgaris repens*,
Park. *Hieracium repens vulgare majus*,
Volk. *Hieracium foliis integerrimis ovatis,*
caule repente, ſcapo unifloro, Linn. Hort.
Cliff. 388. *Piloſella lutea, Holoſtium*,
Nonnull.

Sa racine eſt longue comme le doigt,
menue, garnie de fibres. Elle pouſſe

plusieurs tiges grêles , sarmenteuses , velues , qui rampent à terre & y prennent
racine. Ses feuilles sont oblongues , arrondies par le bout , ressemblantes à des
Oreilles de Rat ou de Souris , revêtues
de poils , vertes en dessus , veineuses ,
blanchâtres & lanugineuses en dessous ,
d'un goût astringent. Ses fleurs sont à
demi-fleuron , semblables à celles de
l'*Hieracium* , mais plus petites , jaunes ,
soutenues chacune par un calice écailleux & simple , & portées sur un pédicule delié & velu. Après que les fleurs
sont passées , il leur succède des semences menues , noires , cunéiformes ,
aigrettées. Cette plante est commune ; elle croît aux lieux arides & maigres , sur les côteaux incultes , dans
les terres sablonneuses , & aux bords
des grands chemins. Elle fleurit en
Mai , Juin & Juillet. On la trouve
quelquefois mêlée avec les vulnéraires
de Suisse. Les Botanistes prétendent que
les Anciens n'ont fait aucune mention
de cette plante si connue , & qu'ils ne lui
ont point donné de nom.

La Piloselle est très-amère , & rougit
un peu le papier bleu. Par l'analyse
chymique , outre plusieurs liqueurs acides , elle donne beaucoup d'huile & de

terre, un peu d'esprit urineux , & nul
sel volatil concret ; ce qui montre qu'elle contient un sel approchant de l'Alun ,
enveloppé dans beaucoup de souphre, &
mêlé avec un peu de sel Ammoniac.
Ainsi cette plante est astringente , vulnéraire & détersive. Son extrait donné à la
dose de deux gros est très-utile pour les
ulcères internes , qui sont souvent des
suites de la Phthisie & de la Dysente-
rie. On se sert aussi du suc dépuré , ou
de la décoction de la plante entiére ,
que l'on prend depuis quatre jusqu'à six
onces trois fois le jour pour les mêmes
Maladies : & M. *Garidel* dans son *Histoi-*
re des Plantes des environs d'Aix , dit
qu'en Provence on fait une Omelette
avec l'herbe hachée , que l'on fait manger avec succès aux dysenteriques. *Pena*
& *Lobel* recommandent la même décoction pour chasser le calcul des Reins &
de la vessie , & *Tragus* pour la Jaunisse
& pour prévenir l'Hydropisie. Mais un
Remède éprouvé dans la fièvre tierce
est l'infusion de cette plante dans le vin
blanc pendant vingt-quatre heures ,
dont on donne au Malade un demi-septier , qu'on lui fait prendre une heure
avant l'accès. La Piloselle est encore recommandée par *Tabernamontanus* , comme

me un spécifique contre les Descentes
des petits Enfans ; on leur donne pour
cela un demi-gros de la poudre des feuilles séches dans un verre de sa décoction,
& on l'applique pilée extérieurement en
cataplasme sur la Hernie. Quelques-uns
s'en servent en gargarisme contre les ulcères de la bouche & les inflammations
du Gosier ; & le Docteur *Hulse*, dans
l'*Histoire des Plantes de Rai*, en vante
fort le suc en fomentation contre les
dartres miliaires qu'il desséche & guérit. Le suc ou la décoction de cette plante durcit le fer & l'acier qu'on y trem-
pe à plusieurs reprises. *Simon Paulli*, dans
son *Quadripartitum Botanicum*, dit qu'on
trouve vers le solstice d'Eté ou la S.
Jean, non seulement aux racines du petit *Polygonum* rampant à feuille de Chiendent, mais aussi à celles de la Pilofelle,
des coques ou grains semblables à ceux
du Kermès, qu'il soupçonne être des
œufs d'insecte, parce que les ayant en-
fermés dans un tuyau de plume d'oye
bouché avec un cornet de papier, puis
exposés au soleil, il en sortit au bout de
six ou sept jours un insecte qui ne vêcut
pas long-temps & qui avoit des aîles. Il
ajoûte qu'il communiqua en 1623. cette Observation dans l'Université de Ley-

de à *Stapel* & à d'autres de ses Confréres étudians en Botanique.

Les feuilles de la Pilofelle entrent dans le Baume vulnéraire de la Pharmacopée de Paris.

Prenez des sucs dépurés de Pilofelle, de Brunelle & de Lierre terreftre, de chacun quatre onces ; du fyrop de grande Confoude, une once & demie.

Mélez le tout, & partagez-le en trois dofes à prendre dans la journée, dans les hémorrhagies.

Prenez des racines de Petit Houx, d'Afperge & de Perfil, ratiffées & concaffées, de chacune une once.

Faites-les bouillir dans trois chopines d'eau pendant une demi-heure, & ajoûtez enfuite des feuilles de Pilofelle, d'Aigremoine & de Pimprenelle, de chacune une poignée.

Réduifez le tout à une pinte ; puis ajoûtez-y du Séné mondé, une once ; de la Rhubarbe concaffée, deux gros, du fel de *Glauber*, une demi-once ; du fel d'Abfinthe & de Tamarifc, de chacun un demi-gros.

Retirez le vaiffeau du feu, & laiffez

le tout infuser chaudement pendant quatre heures.

Coulez ensuite par un linge avec
une forte expression, & partagez
en trois doses à donner tiédes en
trois jours le matin à jeun, ajoûtant
à chacune une once de syrop de
fleurs de Pêcher.

Cet Apozème convient dans la Jaunisse & dans l'Hydropisie commen-
çante.

Prenez de l'Orge entier, une pincée ; des feuilles de Pilofelle &
d'Aigremoine, de chacune une demi-poignée ; des fommités d'Abfinthe & de Millepertuis, de chacune une poignée.

Faites bouillir le tout dans une pinte d'eau à la réduction de moitié.

Coulez par un linge, & ajoûtez du
miel Rosat, une once ; pour une
injection vulnéraire & déterfive.

PIMPINELLA.

PIMPRENELLE, Pimpernelle, Pimpi-
nelle, Pimpenelle, ou Bipinelle ;
Pimpinella vulgaris, Offic. *Pimpinella fan-
guiforba minor hirfuta & lævis,* C. B. P.

160. Inst. R. H. 157. *Sanguisorba minor,* J. B. 3. 113. *Pimpinella Sanguisorba.* Dod. Pempt. 105 *Pimpinella vulgaris, sive minor,* Park. Raii Hist. 401. *Pimpinella hortensis,* Ger. *Sideritis secunda Dioscoridis* Col. 124. *Poterium inerme, filamentis longissimis,* Van. Roy. Flor. Leyd. Prodr. 240. *Pampinula, Elatine pampinaria, Peponella, Bipinnella, Bipennula, Sorbastrella, Sorbaria, Sanguinaria, Sissuiepteris, Protomedia Casignetes, Dionysio Nymphades,* Quorumd.

Sa racine est longue, ronde, grêle, divisée en plusieurs branches rougeâtres, entre lesquelles on dit qu'il se trouve quelquefois certains grains rouges qu'on appelle *Cochenille sylvestre,* & qui servent à la teinture, d'un goût astringent mêlé de quelque amertume. Elle pousse plusieurs tiges à la hauteur d'un pied ou d'un pied & demi, rougeâtres, anguleuses, rameuses, garnies d'un bout à l'autre de feuilles qui sont arrondies, dentelées en leurs bords, rangées comme par paires le long d'une côte grêle, rougeâtre, velue. Ces tiges soutiennent en leurs sommets des têtes rondes comme en peloton, garnies de petites fleurs formées en rosettes à quatre quartiers , de couleur purpurine , ayant en leur milieu une touffe d'étamines fort longues. Ces fleurs font de deux fortes , les unes ftériles qui ont un paquet d'étamines , les autres fertiles qui ont un Piftile. Quand les fleurs fertiles font paffées , il leur fuccède des fruits à quatre angles , ordinairement pointus par les deux bouts ; de couleur cendrée dans leur maturité , qui contiennent quelques femences oblongues , menues , d'une couleur brune-rouffâtre , d'une faveur aftringente & un peu amère , & d'une odeur foible qui n'eft pas défagréable. Cette plante qui eft commune , croît naturellement en des lieux arides & incultes , fur les montagnes & les collines , dans les prez , dans les pâturages ; on la cultive dans les jardins potagers , & elle eft fort en ufage dans les cuifines , fur-tout pour les falades. Elle fleurit en graine en Juin , Juillet & Août ; elle eft très-vivace , & dure long-temps dans les jardins , s'y multipliant de femence. On fe fert principalement de cette efpèce , quoiqu'on puiffe auffi employer la grande Pimprenelle des prez qui aime les lieux gras & qui a beaucoup de rapport avec la précédente , mais qui en diffé-

re par la grandeur de toutes ses parties.
Toute la plante est d'usage en Médecine.

Il paroît que le mot *Pimpenella* est
de fraîche date, & c'est le sentiment
de *Rai*. Quoiqu'il en soit, les Herbo-
ristes ont donné le même nom à des
plantes bien différentes, appellant notre Pimprenelle commune *Pimpenelle*
par excellence, ou *Pimpenelle Sangui-
sorbe*, comme étant singulièrement propre à étancher le sang, & le *Tragoseli-
num* dont nous parlerons ailleurs *Pimpenelle Saxifrage*. Ils les distinguoient
principalement, en ce que l'une est velue, & l'autre glabre ou sans poil, suivant ce vers Léonin :

> *Pimpinella pilos, Saxifraga non habet*
> *ullos.*

La Pimprenelle a un goût d'herbe
salé, & rougit fort peu le papier bleu :
Analysée, elle donne plusieurs liqueurs
acides, beaucoup de sel volatil concret,
beaucoup d'huile, & beaucoup de terre. Ainsi il n'est pas surprenant qu'elle
soit détersive, vulnéraire, diurétique,
propre à purifier le sang, & à rétablir
le ressort des parties. Cette plante s'employe intérieurement & extérieurement.

On s'en sert ordinairement dans les salades : mais elle se digére difficilement
& rend le ventre paresseux, quand on
en fait trop d'usage. Ceux qui sont sujets à la Gravelle, se trouvent bien de
son infusion dans l'eau commune à
froid. Quelques-uns en mettent trois
ou quatre feuilles dans leur verre avant
que d'y verser du vin, & les laissent ainsi tremper pendant tout le repas ; ce
qui rend ce vin apéritif, & propre à
pousser les urines : Il faut cependant faire attention que l'odeur aromatique
qu'elle communique au vin porte quelquefois à la tête, & qu'ainsi cette façon d'en user ne convient pas à ceux qui
sont sujets à la migraine, & aux douleurs de cette partie. *Rai* prétend que
c'est dans ses parties volatiles aromatiques que consiste sa vertu cordiale, qui
la rend propre pour préserver de la
Peste & des maladies contagieuses. *Ju-
les Paulmier* assure avoir appris d'un
Chasseur d'*Henry second*, Roi de France, que cette plante mangée fréquemment par ceux qui ont été mordus d'un
chien enragé les preserve de la rage.
On ordonne les feuilles de Pimprenelle
dans les bouillons & dans les décoctions
apéritives & vulnéraires ; elle arrête les

Hémorrhagies, quelles qu'elles foient ;
tant intérieures qu'extérieures. Ainfi elle eft en même temps aftringente & apéritive , femblable en cela à plufieurs autres Plantes , qui ont ces mêmes vertus,
lefquelles quoiqu'oppofées en apparence font fouvent produites par les mêmes principes , les qualités d'ouvrir &
de refferrer étant rélatives : car une
plante eft réputée apéritive , lorfqu'elle
a la propriété d'incifer & de divifer les
matiéres qui forment les obftructions
entre les fibres de nos vifcères , & de
leur procurer la fluidité convenable
pour rentrer dans les voies de la circu-
lation , ou pour s'échapper en tranfpi-
rant par les pores de la peau : mais cette même Plante devient aftringente ,
lorfqu'ayant emporté & diffipé ces obftructions , elle donne lieu aux fibres
de reprendre leur reffort , lequel étant
rétabli dans fon état naturel refferre les
embouchures des vaiffeaux Capillaires.
M. *Garidel* dit avoir éprouvé plufieurs
fois que la meilleure façon de faire ufage de la Pimprenelle contre les Hémorrhagies , eft de la donner en décoction,
ou en poudre , après l'avoir fait fécher
à l'ombre. *Rai* affûre la même chofe , &
raconte que le Docteur *Boyle* l'em-

ployoit avec succès mêlée avec le sucré Rosat dans l'hémorrhagie du nez, le crachement de Sang, & la Phthisie pulmonaire.

Quant à son usage extérieur, on broye les feuilles de cette plante, & on les applique en cataplasme sur les playes récentes : ce qui guérit promptement. La poudre séche répandue sur les ulcères chancreux empêche qu'ils ne s'étendent, & ne fassent du progrès.

Les feuilles de Pimprenelle entrent dans le syrop de Guimauve , dans celui d'*Althœa* de *Fernel* , dans le mondificatif d'Ache, & dans l'emplâtre de Bétoine de la Pharmacopée de Paris.

Prenez des feuilles de Pimprenelle & de Tabouret, de chacune une poignée.

Faites bouillir le tout dans trois chopines d'eau réduites à une pinte.

Coulez ensuite par un linge sans expreffion, & ajoûtez une once de syrop de Coing, pour une ptifane à donner dans l'Hémorrhagie du nez, de la matrice, & dans la dyfenterie.

Prenez de la poudre de Pimprenelle

féchée à l'ombre, une demi-once.

Incorporez-là avec une fuffifante quantité de fyrop de Guimauve, pour prendre le matin en bol à la dofe d'un gros & demi dans du pain à chanter, dans le crachement de fang & la Phthifie pulmonaire.

On fera bien d'avaler par-deffus trois onces d'eau diftillée de la même plante.

Prenez des racines de petit Houx & d'Afperge, ratiffées & concaffées, de chacune une demi-once.

Faitez-les bouillir avec une demi-livre de collet de Mouton dans trois chopines d'eau que vous réduirez à deux bouillons.

Ajoûtez-y la dernière demi-heure des feuilles du Chicorée fauvage, d'Aigremoine, de Pimprenelle & de Scolopendre, de chacune une demi-poignée; de la limaille de fer & de la Rhubarbe concaffée & fufpendue dans un Nouet, de chacune deux gros; des fleurs de Souci, deux pincées.

Paffez enfuite le tout par un linge

avec une légère expreſſion, & partagez-le en deux Bouillons, à prendre pendant neuf jours le matin à jeun, & ſur les cinq heures du ſoir, dans la cachékie, la Jauniſſe, l'hydropiſie, & les obſtructions des viſcères du bas ventre.

Prenez de la racine de grande Conſoude lavée, une demi-once; des feuilles de Bugloſe, d'Aigremoine, de Pimprenelle & de Ceterach, de chacune une demi-poignée, des quatre ſemences froides majeures ſuſpendues dans un Nouet, une demi-once; des fleurs de Mauve & de Viollette, de chacune une pincée.

Joignez-y un Poulet dont le ventre ſera farci d'Orge & de ſemence de Pavot blanc.

Faites bouillir le tout dans trois chopines d'eau, que vous réduirez à deux Bouillons.

Paſſez enſuite par un linge avec expreſſion, & partagez en deux doſes à prendre pendant quinze jours le matin & le ſoir dans la Toux opiniâtre, le crachement de ſang, la douleur de Poitrine, & les inſomnies.

PINGUICULA.

GRASSETTE, herbe graſſe ou hui-leuſe; *Pinguicula*, Offic. *Sanicula montana , flore calcari donato* , C. B. P. 243. *Pinguicula Geſneri* , J. B. 3. 546. Inſt. R. H. 167. Raii Hiſt. 751. *Pinguicula* , Cluſ. Hiſt. 310. *Pinguicula , ſive Sanicula Eboracenſis* , Ger. Park. *Pinguicula nectario cylindraceo lo·gitudine petali* , Linn. Flor. Lapp. 11. *Cucullata , quibuſdam Crias Apuleii* , Ludg. Hiſt. 1206. *Dodecatheon Plinii* , *Liparis, Oleoſa , Viola humida & paluſtris , Sanicula rotundifolia & pinguis* , Quorumd.

Sa racine eſt fibreuſe , & conſiſte en quelques fibres blanches , aſſez groſſes , eu égard à la petiteſſe de la plante. Elle pouſſe ſix ou ſept feuilles , & quelque-fois davantage , couchées ſur la terre , d'un verd-pâle tirant ſur le jaune , un peu groſſes & luiſantes , comme ſi elles étoient frottées d'huile ou de beurre , longues de deux pouces , larges d'envi-ron un pouce , un peu obtuſes en leur extrêmité , unies & ſans dentelure. Il s'éléve d'entre ces feuilles quelques pédi-cules hauts comme la main ; qui ſoutiennent chacun en son sommet une fleur purpurine, violette, ou blanche, semblable à celle de la violette, mais d'une seule pièce coupée en deux lèvres & recoupée en plusieurs parties, terminée dans son fond par un long éperon. Quand la fleur est passée, il lui succède un fruit ou coque enveloppée du calice dans sa partie inférieure, laquelle s'ouvre en deux quartiers, & laisse voir un bouton qui renferme plusieurs semences menues, presque rondes. Cette plante croît dans les prez & autres lieux humides & marécageux, sur les montagnes arrosées des eaux qui proviennent de la fonte des neiges ; on la trouve aux environs de Paris ; elle aime les pays froids ; elle est vivace, & se multiplie de graine sans être cultivée ; car on la cultive difficilement dans les jardins. Elle fleurit au Printemps, & passe vîte.

La Grassette contient beaucoup de phlegme & d'huile, peu de sel essentiel. Elle est vulnéraire & consolidante ; car ses feuilles froissées entre les doigts & appliquées sur les coupures & autres playes récentes, les guérissent promptement. Le suc onctueux & adoucissant qu'on exprime, sert d'un liniment mer-

veilleux pour les fiffures & gerfures des
mamelles : on en fait auffi un fyrop qui
purge affez bien les férofités. Quelques-
uns jettent une poignée de fes feuilles
dans un bouillon au veau ; ce qui le
rend laxatif, & propre dans les confti-
pations. Mais le principal ufage de cette plante eft extérieur. *Dalechamp* affûre qu'un cataplafme fait de fa racine pilée guérit en peu de jours la Sciatique,
& quelque douleur que ce foit. *Camerarius* & *Simon Paulli* confeillent le même cataplafme fpécialement contre les
Hernies des Enfans ; ce dernier dit avoir
appris des gens de la campagne que
les feuilles & les racines de la Graffette
contufes ou écrafées toutes fraîches rendent les cheveux blonds , fi on les en
frotte. Les Payfannes en Dannemark fe
fervent du fuc gras de fes feuilles en
guife de Pommade ; elles en frottent
leurs cheveux dont elles forment enfuite des boucles & des treffes de différentes manières. Cette efpèce de pommade fait tenir la frifure au mieux.
M. *Linnæus* dit qu'il y a peu de Médecins qui connoiffent les vertus de
cette plante, & fur tout de la graiffe
de fes feuilles, qu'il trouve fingulière
comme celle du *Ros folis*, il ajoute

que les Lapponnes verſent par-deſſus
ces feuilles fraîches le lait de leurs Rennes récemment trait & encore tout
chaud, après quoi elles le laiſſent repoſer pendant un jour ou deux, pour
qu'il s'aigriſſe; ce qui lui fait acquérir
plus de conſiſtance, ſans que la ſéroſité s'en ſépare, & le rend très-agréable
au goût, quoiqu'il y ait moins de crême. Le lait étant ainſi préparé, il n'eſt
plus beſoin d'employer de nouvelles
feuilles pour un nouveau procédé; mais
il ſuffit de mettre une demi-cuillerée
de lait caillé ſur de nouveau lait pour
changer celui-ci en ſa nature, de façon
que ce changement peut aller à l'infini,
ſans que le dernier ſoit moins fort en
rien que le premier : néanmoins ſi on le
garde trop long-temps, il ſe convertit
en ſéroſité, que ces femmes appellent
Syra. Le même Auteur rapporte d'après
Jean Bauhin que dans les Alpes les Pâ-
tres guériſſent les crevaſſes des mammelles de leurs vaches en les oignant
avec le ſuc gras & mielleux des feuilles
de la Graſſette; ſur quoi il fait cette ré-
fléxion, que les Lappons pourroient
employer le même remède pour guérir
le pis de leurs Rennes, qui étant fendu
verſe ſouvent du ſang au lieu de lait.

Clusius nous apprend que cette plante est
appellée par les Anglois méridionaux
Whytroot, comme qui diroit *Tue-brebis*,
parce qu'elle fait mourir les Moutons
qui en mangent, faute d'autre nourriture.

Bœcler dit qu'on fait cas en Médecine du vin Médicamenteux Antiphthisi-
que de *Murali*, où entre le suc de la
Graffette.

Fin du premier volume du Supplément.